伤寒论

【白话精解】

王竹星 主编

天津出版传媒集团

天津科学技术出版社

本书具有让你"时间花得少,阅读效果好"的方法

◆ 建议配合二维码一起使用本书 ◆

我们为本书特配了智能阅读助手,他可以为你提供本书配套的读者权益,帮助你提高阅读效率,提升阅读体验。

针对本书,你可能会获得以下读者权益:

线上读书群
为你推荐本书专属读书交流群,入群可以与同读本书的读者,交流本书阅读过程中遇到的问题,分享阅读经验。

微信扫码
添加智能阅读助手

另外,还为你精心配置了一些辅助你更好地阅读本书的读书工具与服务,比如,阅读打卡、读书卡片等。

阅读助手,助你高效阅读本书,让读书事半功倍!

图书在版编目(CIP)数据

伤寒论白话精解/王竹星主编.-- 天津:天津科学技术出版社,2010.5(2020.6月重印)
 ISBN 978-7-5308-5360-3
 Ⅰ.①伤… Ⅱ.①王… Ⅲ.①伤寒论—研究 Ⅳ.①R222.29
 中国版本图书馆CIP数据核字(2010)第048534号

伤寒论白话精解
SHANGHANLUN BAIHUA JINGJIE
责任编辑:孟祥刚
责任印制:王 莹

出　　版:	天津出版传媒集团
	天津科学技术出版社

地　　址:天津市西康路35号
邮　　编:300051
电　　话:(022)23332402
网　　址:www.tjkjcbs.com.cn
发　　行:新华书店经销
印　　刷:三河市宏顺兴印刷有限公司

开本 710×1000　1/16　印张 20　字数 336 000
2020年6月第1版第4次印刷
定价:69.80元

前　言

　　人生活在社会,实质上仍寄生于自然界。人类的衣食住行、生老病死无不与自然界密切相关。自然环境和自然条件是人类赖以生存的物质基础,人与自然界是一个有机的整体。自然界的各种变化,又直接或间接地影响着人体,这种影响直接反映在人类机体因其变化而产生的一系列链条式的反应上。属于生理范围的,即是生理的适应性;超越了这个范围,即是病理性反应。

　　古书上说:天以五气饲养人,燥气凑肝,焦气凑心,香气凑脾,腥气凑肺,腐气凑肾;地以五味饲养人,酸入肝,辛入肺,苦入心,咸入肾,甘入脾。人处于自然界,五脏外应五时,机体只有与自然界和谐统一,才能维持其生命。若自然界气候反常,或是人体本身情志刺激太过,破坏了人与自然的和谐统一性,使人的五脏之气的协调受到侵扰,疾病便会接踵而来。

　　一年四季的气候各不相同。春温、夏热、秋凉、冬寒,这是一年四季中气候变化的一般规律。人体在四季气候的规律性影响下,以不同的生理功能来适应。在病理上,也同样受自然界气候变化的影响。当气候变化过于剧烈,超过了机体调节功能的一定限度,或由于机体本身不够健全,不能与外在的变化相适应时,则会产生疾病。如春天多温病,夏天多热病,秋天多燥病,冬天多伤寒。

　　人体不仅与自然界是一个有机的整体,而且人体本身也是一个有机的整体,如人脏腑之间、经络之间、脏腑与经络之间,既相互依存,又相互制约。它们在生理上相互资生,又在病理上相互影响,相互制约,相互发生传变,即一脏有病或先病,可传变他脏或使其后病。《黄帝内经》认为,人体是一个以脏腑为核心的有机整体,这个有机整体的平衡关键在于五脏的平衡。人体所有的病症,其根源离不开心、肝、脾、肺、肾五大循环系统的范畴。

　　人体五脏更有不同的分工,使其平衡协调则无病,否则就会产生疾患。"心者,君主之官。"为高级中枢神经活动的主宰,是五脏六腑四肢百骸之君王,是一身之主;肝主藏血,有贮藏和调节血液的功能,故有"肝主血海"之说;脾主运化水谷精微,输布全身,维持生命。脾与胃互为表里。脾胃为人体气血生化之源,被称为后天之本;肺朝百脉,主一身之气,司呼吸,吸入清气与脾运化的水谷精微结合,化为元气,维持生命;肾主藏精,包括生殖之精和五脏六腑的精华,故肾被称为先天之本。且肾与膀胱相表里,其作为先天之本在养生中非常关键。肾气旺,人耳聪目明,精力充沛,皮肤亮润,可延缓衰老达数十年之久。

  古人以"天、地"概观整个自然界,"天地一体"即谓自然界是一个统一的整体,正如"天地者,万物之上下也。""天有四时五行,以生长化收藏,以生寒暑燥湿风。人有五脏化五气,以生喜怒悲忧恐",即天地万物之间都是互相影响的、相互作用、相互联系、相互依存,而非孤立地存在。天地之间有四时五行的变化,不同的气候下,一切生物有生长、发展、消亡的过程,人体五脏也随之有所变化,产生喜怒悲忧恐五态。"…

  本书从不同的角度阐述了人与自然、人的五脏间的关系,并对其所产生的病理、病机、疗法加以阐释说明。使大家更好地了解人与自然、人与地域之间和谐统一的关系,即人类能够很好地适应周边环境的变化,则不会产生疾患,若无法适应其变化,就会产生疾患。还从人体五脏之间相生相克的规律入手,阐释其相互滋长、相互搏击的辩证关系,给读者以启示、沉思。

序

◆ **原文**

论曰：余每览越人入虢之诊，望齐侯之色，未尝不慨然叹其才秀也。怪当今居世之士，曾不留神医药，精究方术，上以疗君亲之疾，下以救贫贱之厄，中以保身长全，以养其生，但竞逐荣势，企踵权豪，孜孜汲汲，惟名利是务，崇饰其末，忽弃其本，华其外而悴其内，皮之不存，毛将安附焉。卒然遭邪风之气，婴非常之疾，患及祸至，而方震栗，降志屈节，钦望巫祝，告穷归天，束手受败，赍百年之寿命，持至贵之重器，委付凡医，恣其所措，咄嗟呜呼！厥身已毙，神明消灭，变为异物，幽潜重泉，徒为啼泣。痛夫！举世昏迷，莫能觉悟，不惜其命，若是轻生，彼何荣势之云哉！而进不能爱人知人，退不能爱身知己，遇灾值祸，身居厄地，蒙蒙昧昧，蠢若游魂。哀乎！趋世之士，驰竞浮华，不固根本，忘躯徇物，危若冰谷，至于是也。余宗族素多，向余二百，建安纪年以来，犹未十稔，其死亡者，三分有二，伤寒十居其七。感往昔之沦丧，伤横夭之莫救，乃勤求古训，博采众方，撰用《素问》、《九卷》、《八十一难》、《阴阳大论》、《胎胪药录》，并平脉辨证，为《伤寒杂病论》合十六卷。虽未能尽愈诸病，庶可以见病知源，若能寻余所集，思过半矣。夫天布五行，以运万类，人禀五常，以有五藏，经络府腧，阴阳会通，玄冥幽微，变化难极。自非才高识妙，岂能探其理致哉！上古有神农、黄帝、歧伯、伯高、雷公、少俞、少师、仲文，中世有长桑、扁鹊，汉有公乘阳庆及仓公，下此以往，未之闻也。观今之医，不念思求经旨，以演其所知，各承家技，终始顺旧，省疾问病，务在口给，相对斯须，便处汤药，按寸不及尺，握手不及足，人迎趺阳，三部不参，动数发息，不满五十，短期未知决诊，九候曾无仿佛，明堂阙庭，尽不见察，所谓窥管而已。夫欲视死别生，实为难矣。孔子云："生而知之者上，学则亚之，多闻博识，知之次也。"余宿尚方术，请事斯语。

〔译文〕

每当我阅览，秦、越人入虢国为虢国太子治病和到齐国望齐王面色而知病的记载时，无不感慨、赞叹他的医术高超。感慨之余总是惊叹现在的人们，不潜心研究医药、医术，以便上疗君亲之病，下救百姓之疾，对己以维护身体健康、保养生命，而只是拼命争逐荣华权势，一心仰慕权贵豪门，追求名利，崇尚修饰这些表面的东西，而忽视生命的根本，使外表华美而体内枯槁。若皮肤都不复存在了，毛又将附在哪里呢？一旦突然遭受外来的邪气，染上不平常的疾病，这才震惊战栗。于是，降志

序

屈节,虔诚地寄望于巫医来消灾去疾。巫祝技穷,则归咎于天命,束手待死。更加可叹的是,有的人把自己宝贵的生命交给庸医,听任他的摆布。人死,精神灭,含冤九泉之下,活着的人只能为他伤心流涕,真是痛心啊!整个社会都是混混沌沌,没有谁能觉悟,不珍惜自己的生命,他们如此轻生,哪里还谈得上什么荣华富贵和权势呢?这些人进不能爱护了解他人,退不能珍惜了解自己,一旦遭遇病祸,身处困境,则愚昧无知,愚蠢得象没有头脑的人,真可悲啊!那些附炎趋势的人们,一生都在为虚伪浮华的名利权势而奔波,根本不注意生命这个根本的保养和调谐,危险得如履薄冰、如临深谷,竟到了如此严重的地步啊!

医圣张仲景的宗族本来人很多,从前有二百多人。但从建安元年以来,不足十年的时间里,宗族中就有三分之二的人死去了。其中患伤寒病的占十分之七。曾一度为以往兴旺的家族的沦落衰亡而感慨,为横遭夭折的人未能得到拯救而悲哀。于是,发奋研究古代的医书,广泛采取各种治疗方法,依据《素问》、《灵枢》、《八十一难》、《阴阳大论》、《胎胪药录》等有关内容,并且结合自己诊脉辨证的体会,写成《伤寒杂病论》共十六卷,虽然不能全部治愈各种疾病,或许可以据其察病知源。若能运用此书,就可以弄懂一大半治病的道理了。

自然界通过分布的金、木、水、火、土五行来生化万物,人禀五行之气而有五脏。人身的脏腑、经络和腧穴,它们阴阳表里上下内外交会贯通,其道理玄妙深奥,千变万化难以穷尽,假若不是才干卓越,见识高妙的人,那么高深的道理怎样才能掌握呢?像这样的人,上古时代有神农、黄帝、歧伯、伯高、雷公、少俞、少师、仲文,中世纪也有长桑君和扁鹊,汉代有公乘阳庆和仓公,除此以外,再未听说了。再看当今的医生,不去考虑探求经典要义以扩展自己的知识,只是各自继承自己的家传技艺,始终墨守陈规旧法。给人看病询问病情,只求口头上应付病家,对着病人诊视片刻,便开方处药;诊脉只按寸部不及尺部,只摸手部脉而不管足部脉;人迎、寸口、趺阳三部脉不相互参照;测定脉的至数不满五十就停止了切脉;不能明确诊断短期内的病情;各部脉象竟无一点模糊的印象;明堂、阙庭等部位都没有诊察。这些就是古人所说的"以管观天"了。这样的人要想判别生死,救人性命,实在是太难啊!

孔子说:一生下来就很聪明的人为上等;通过学习而知者,则次一等;多闻广记,而知者,又次一等。医圣一向崇尚医术,愿奉行聪明加勤奋以求知这些话。

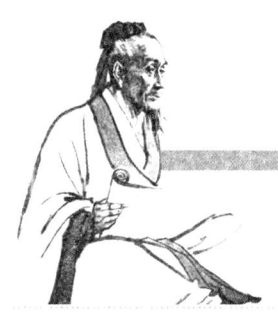

目 录

卷第一

辨脉法第一 ……………………………………………… 2
平脉法第二 ……………………………………………… 15

卷第二

伤寒例第三 ……………………………………………… 33
辨痉湿暍脉证第四 ……………………………………… 46
辨太阳病脉证并治上第五 ……………………………… 51
　桂枝汤方 ……………………………………………… 56
　桂枝加葛根汤方 ……………………………………… 57
　桂枝加附子汤方 ……………………………………… 59
　桂枝去芍药汤方 ……………………………………… 60
　桂枝去芍药加附子汤方 ……………………………… 60
　桂枝麻黄各半汤方 …………………………………… 61
　桂枝二麻黄一汤方 …………………………………… 63
　白虎加人参汤方 ……………………………………… 63
　桂枝二越婢一汤方 …………………………………… 64
　桂枝去桂加茯苓白术汤方 …………………………… 65
　甘草干姜汤方 ………………………………………… 66
　芍药甘草汤方 ………………………………………… 66
　调胃承气汤方 ………………………………………… 66

| 四逆汤方 | 66 |

卷第三

辨太阳病脉证并治中第六	69
葛根汤方	69
葛根加半夏汤方	70
葛根黄芩黄连汤方	71
麻黄汤方	71
小柴胡汤方	72
大青龙汤方	73
小青龙汤方	74
桂枝加厚朴杏子汤方	75
干姜附子汤方	81
桂枝加芍药生姜各一两人参三两新加汤方	81
麻黄杏仁甘草石膏汤方	82
桂枝甘草汤方	82
茯苓桂枝甘草大枣汤方	83
厚朴生姜半夏甘草人参汤方	83
茯苓桂枝白术甘草汤方	84
芍药甘草附子汤方	84
茯苓四逆汤方	85
调胃承气汤方	85
五苓散方	86
茯苓甘草汤方	87
栀子豉汤方	88
栀子甘草豉汤方	88
栀子生姜豉汤方	89
栀子厚朴汤方	90
栀子干姜汤方	90
真武汤方	91
小柴胡汤方	95

目录

小建中汤方	97
大柴胡汤方	99
柴胡加芒硝汤方	99
桃核承气汤方	100
柴胡加龙骨牡蛎汤方	101
桂枝去芍药加蜀漆牡蛎龙骨救逆汤方	103
桂枝加桂汤方	105
桂枝甘草龙骨牡蛎汤方	106
抵当汤方	108
抵当丸方	109

卷第四

辨太阳病脉证并治下第七 ································· 111
  大陷胸丸方 ································· 112
  大陷胸汤方 ································· 113
  大柴胡汤方 ································· 114
  小陷胸汤方 ································· 115
  文蛤散方 ································· 117
  五苓散方 ································· 117
  白散方 ································· 117
  柴胡桂枝汤方 ································· 119
  柴胡桂枝干姜汤方 ································· 120
  半夏泻心汤方 ································· 121
  十枣汤方 ································· 122
  大黄黄连泻心汤方 ································· 123
  附子泻心汤方 ································· 124
  生姜泻心汤方 ································· 125
  甘草泻心汤方 ································· 125
  赤石脂禹余粮汤方 ································· 126
  旋覆代赭汤方 ································· 127
  桂枝人参汤方 ································· 128

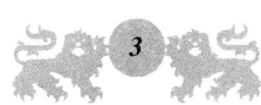

瓜蒂散方	129
白虎加人参汤方	130
黄芩汤方	131
黄芩加半夏生姜汤方	131
黄连汤方	132
桂枝附子汤方	133
去桂加白术汤方	133
甘草附子汤方	133
白虎汤方	134
炙甘草汤方	134

卷第五

辨阳明病脉证并治第八	137
调胃承气汤方	145
大承气汤方	146
小承气汤方	146
猪苓汤方	151
蜜煎方	154
猪胆汁方	155
茵陈蒿汤方	156
吴茱萸汤方	158
麻子仁丸方	160
栀子柏皮汤方	164
麻黄连轺赤小豆汤方	164
辨少阳病脉证并治第九	165

卷第六

辨太阴病脉证并治第十	169
桂枝加芍药汤方	171
桂枝加大黄汤方	171

目录

辨少阴病脉证并治第十一 ········ 172
- 麻黄细辛附子汤方 ········ 177
- 麻黄附子甘草汤方 ········ 178
- 黄连阿胶汤方 ········ 178
- 附子汤方 ········ 179
- 桃花汤方 ········ 180
- 猪肤汤方 ········ 181
- 甘草汤方 ········ 182
- 桔梗汤方 ········ 182
- 苦酒汤方 ········ 182
- 半夏散及汤方 ········ 183
- 白通汤方 ········ 183
- 白通加猪胆汁汤方 ········ 184
- 真武汤方 ········ 184
- 通脉四逆汤方 ········ 185
- 四逆散方 ········ 186

辨厥阴病脉证并治第十二 ········ 188
- 乌梅丸方 ········ 193
- 当归四逆汤方 ········ 196
- 当归四逆加吴茱萸生姜汤方 ········ 197
- 麻黄升麻汤方 ········ 199
- 干姜黄芩黄连人参汤方 ········ 200
- 白头翁汤方 ········ 203
- 桂枝汤方 ········ 203

卷第七

辨霍乱病脉证并治第十三 ········ 208
- 四逆加人参汤方 ········ 209
- 理中丸方 ········ 210
- 通脉四逆加猪胆汁汤方 ········ 212

辨阴阳易差后劳复病脉证并治第十四 ········ 212

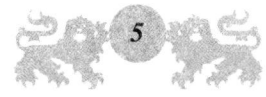

目录

　　烧裤散方 ·· 213
　　枳实栀子豉汤方 ·· 214
　　牡蛎泽泻散方 ·· 215
　　竹叶石膏汤方 ·· 216
辨不可发汗病脉证并治第十五 ·· 217
辨可发汗病脉证并治第十六 ··· 224
　　四逆汤方 ··· 230
　　小柴胡汤方 ·· 234

卷第八

辨发汗后病脉证并治第十七 ··· 239
　　甘草干姜汤方 ··· 242
　　芍药甘草汤方 ··· 243
　　调胃承气汤方 ··· 243
　　四逆汤方 ··· 243
　　蜜煎方 ··· 248
辨不可吐第十八 ·· 250
辨可吐第十九 ·· 251

卷第九

辨不可下病脉证并治第二十 ··· 255
　　小承气汤方 ·· 267
辨可下病脉证并治第二十一 ··· 269
　　桂枝汤方 ··· 280

卷第十

辨发汗吐下后病脉证并治第二十二 ·································· 284
　　栀子甘草豉汤方 ·· 292
　　栀子生姜豉汤方 ·· 293

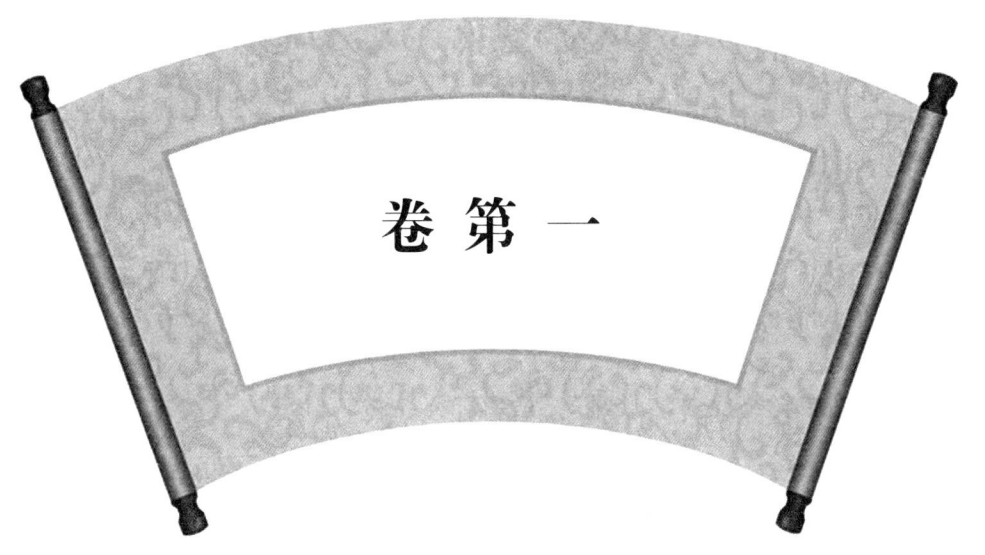

辨脉法第一

〔题解〕辨有分辨、辨析之义。辨脉法,即辨别脉象之大法,包括辨脉的阴阳,各种病脉及所主疾病。

◆ 原文

问曰:脉有阴阳,何谓也?答曰:凡脉大、浮、数、动、滑,此名阳也;脉沉、涩、弱、弦、微,此名阴也。凡阴病见阳脉者生,阳病见阴脉者死。

〔译文〕

问:脉象有阴脉阳脉之分,说的是什么意思呢?答:大体说来,凡脉象表现为大、浮、数、动、滑的,为有余之脉,属于阳脉;凡脉象沉、涩、弱、弦、微的,为不足之脉,属于阴脉。凡阴性病症出现阳脉的,这是正能胜邪,疾病向愈,预后良好;凡阳性病症出现阴脉的,这是正不胜邪,多属危候。

◆ 原文

问曰:脉有阳结①、阴结②者,何以别之?答曰:其脉浮而数,能食,不大便者,此为实,名曰阳结也,期十七日当剧。其脉沉而迟,不能食,身体重,大便反鞕(此处读yìng)。名曰阴结也,期十四日当剧。

〔注释〕

①阳结:燥热内结所致的大便秘结。
②阴结:阴寒凝结所致的大便秘结。

〔译文〕

问:如何区分阳结证和阴结证的脉象呢?答:病人脉象浮而数,能饮食而大便秘结的,这是燥热实邪内结,名叫阳结。大约到第十七天,病会加重。病人脉象沉而迟,不能饮食,身体困重,大便反而结硬的,这是阴寒实邪内结,名叫阴结。估计到第十四天时,病就会加重。

◆ 原文

问曰：病有洒淅恶寒③，而复发热者何？答曰：阴脉不足，阳往从之；阳脉不足，阴往乘之。曰：何谓阳不足？答曰：假令寸口脉微，名曰阳不足，阴气上入阳中，则洒淅恶寒也。曰：何谓阴不足？答曰：尺脉弱，名曰阴不足，阳气下陷入阴中，则发热也。

〔注释〕

③洒淅恶寒：形容如冷水浇洒身上一样恶寒。

〔译文〕

问：有一种病人既有恶寒，又有发热症状的病症，这是什么原因呢？答：阴不足则阳气得以乘之，所以发热；阳不足则阴气得以乘之，所以恶寒。问：阳不足是什么？答：以脉为例，假如寸口脉微，为阳不足，阳虚则阴气乘之，阴盛则寒，就出现如凉水洒在身上般畏寒的症状。问：什么叫阴不足呢？答：尺部脉弱，为阴不足，阴不足则阳气乘之，阳盛则热，所以就会发热。

◆ 原文

阳脉浮，一作微。阴脉弱者，则血虚，血虚则筋急也。其脉沉者，荣气微也。其脉浮，而汗出如流珠者，卫气衰也。荣气微者，加烧针④，则血留不行，更发热而躁烦也。

〔注释〕

④烧针：即温针、火针、燔针。针刺入穴，用艾绒缠绕针炳燃烧，使热气透入，叫烧针。

〔译文〕

病人寸脉浮，尺脉弱的，是阳气浮于外，阴血虚于内。卫阳衰虚而不能外固，故汗出如流珠；阴血亏虚不能濡养筋脉，故产生筋脉挛急。若病人脉沉的，是营气衰弱。营气衰弱的人，若再用烧针治疗，就会更伤营阴、更助阳热，产生发热和躁扰心烦的变证。

◆ 原文

脉蔼蔼⑤如车盖者，名曰阳结也。一云秋脉。
脉累累⑥如循长竿者，名曰阴结也。一云夏脉。
脉瞥瞥⑦如羹上肥⑧者，阳气微也。

脉萦萦⁹如蜘蛛丝者,阳气衰也。一云阴气。

脉绵绵⑩如泻漆之绝⑪者,亡其血也。

〔注释〕

⑤蔼蔼:盛大之貌。

⑥累累:强直而连连不断之貌。

⑦瞥瞥:虚浮貌。

⑧羹上肥:形容如肉汤上漂浮的油脂。

⑨萦萦:纤细貌。

⑩绵绵:连绵柔软貌。

⑪泻漆之绝:绝,落也。泻漆,谓漆汁下泻。泻漆之绝,形容脉象如倾泻漆时漆汁下落前大后小、连绵柔软的样子。

〔译文〕

脉象盛大好像车盖般的,是阳气偏盛所致,名为阳结脉;脉象强直连连不断,如摸长竿一样的,是阴气偏盛所致,名为阴结脉。脉象轻浮于上,状如肉汤上的油脂飘浮样的,这是阳气衰微的表现。脉象极其细小,状如蜘蛛丝一般的,即阴气衰微的征象。脉象绵软无力,前大后细,似漆汁泻下之状的,这是大失血后血脉空虚的征象。

◆ **原文**

脉来缓,时一止复来者,名曰结。脉来数,时一止复来者,名曰促。一作纵。脉阳盛则促,阴盛则结,此皆病脉。

〔译文〕

脉搏跳动缓慢,时而一止又复跳的,叫做结脉。脉搏跳动急促,时而一止又复跳的,叫做促脉。脉促是阳盛所致,脉结是阴盛所致,皆为有病的脉象。

◆ **原文**

阴阳相搏⑫,名曰动。阳动⑬则汗出,阴动⑭则发热。形冷恶寒者,此三焦伤也。若数脉见于关上,上下无头尾,如豆大,厥厥⑮动摇者,名曰动也。

〔注释〕

⑫阴阳相搏:阴气和阳气相互搏击。

⑬阳动:指寸部脉动。
⑭阴动:指尺部脉动。
⑮厥厥:动摇貌。

〔译文〕
动脉,即阴阳之气相互搏结,脉气不能贯通三部所致。若寸部出现动脉的,为阳虚不能固外,就要汗出;尺中见动脉的,为阴虚阳乘,就要发热;既不汗出,又不发热,而见形寒畏冷的,这是三焦阳气受伤,不能通达于外的缘故。动脉的形态是脉跳快,仅见于关部,上无头下无尾,如豆粒般大小,摇动不定,这就叫动脉。

◆ 原文
阳脉浮大而濡,阴脉浮大而濡,阴脉与阳脉同等者,名曰缓也。

〔译文〕
寸部脉浮大而柔软,尺部脉也浮大而柔软,寸脉等同于尺脉,为阴阳之气平和之象,名叫缓脉,为正常人和缓之脉。

◆ 原文
脉浮而紧者,名曰弦也。弦者,状如弓弦,按之不移也。脉紧者,如转索无常也。

〔译文〕
脉象浮而紧的,叫做弦脉,不过弦脉的形状端直,状如弓弦,按之不移动;而紧脉却形如转紧的绳索,按之移动。以此辨别二者。

◆ 原文
脉弦而大,弦则为减,大则为芤⑯,减则为寒,芤则为虚,寒虚相搏,此名为革⑰,妇人则半产漏下,男子则亡血失精。

〔注释〕
⑯芤:脉浮沉有力,中取无力,状如葱管。
⑰革:脉浮而且大,举之劲急有力,按之不足,外坚而中空,状如鼓革。

〔译文〕
脉象弦而大,弦而中取无力,即为阳气衰减的征象;大而中取无力,实即芤脉,为血虚的表现。阳气衰减生寒,血虚则脉芤,弦芤并见,这就叫革脉。见此脉的妇女,多是流产或崩漏下血之后;男子如见此脉,多有失血或失精的疾患。

◆ 原文

问曰:病有战而汗出,因得解者,何也? 答曰:脉浮而紧,按之反芤,此为本虚,故当战而汗出也。其人本虚,是以发战,以脉浮,故当汗出而解也。若脉浮而数,按之不芤,此人本不虚,若欲自解,但汗出耳,不发战也。

〔译文〕

问:有的病先发寒战,继而出汗,病随汗后而愈,这是什么道理呢? 答:此类患者脉象浮而紧,当是表证无疑,但重按中空,这又是正气不足的表现。正气不足,欲驱邪外出,势必与邪激争,故会发寒战。因为脉象浮,是正气驱邪于外,故应当汗出而愈。若脉象浮而数,重按不中空,说明正气不虚。正气充盛,足以驱邪,邪气不能与正气争,故仅只汗出,表邪自解,因而不会再发寒战。

◆ 原文

问曰:病有不战而汗出解者,何也? 答曰:脉大而浮数,故知不战汗出而解也。

〔译文〕

问:也有的患者并没发寒战,病就自然随汗出而愈了,这又是什么道理呢? 答:此类病人脉象大而浮数,表明正气旺盛,足可驱邪,故可知不发寒战就可汗出而愈。

◆ 原文

问曰:病有不战不汗出而解者,何也? 答曰:其脉自微,此以曾发汗、若吐、若下、若亡血,以内无津液,此阴阳自和,必自愈,故不战不汗出而解也。

〔译文〕

问:有的病人既不发寒战,亦不出汗而自行病愈的,是什么道理呢? 答:此类病人的脉象必然微弱。这是病中曾经发过汗,或经过涌吐,或经过泻下,或曾经失血的缘故,以致体内津液亏乏,汗源不足,但是邪气也已衰,此时,阴阳只要能自趋调和的,就能既不发寒战也不出汗而自愈。

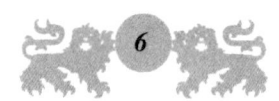

◆ **原文**

问曰：伤寒三日，脉浮数而微，病人身凉和者，何也？答曰：此为欲解也，解以夜半。脉浮而解者，濈然汗出也；脉数而解者，必能食也；脉微而解者，必大汗出也。

〔译文〕

问：患伤寒三天的病人，脉象浮数而微，不发热而身上凉和，这是什么原因呢？答：这是病即将痊愈的征兆，病解的时间，大概在半夜。若脉浮而病解的，为正气驱邪于外，故应全身畅汗而病解；脉数而病解的，为胃气旺盛，病人应当能饮食；脉微而病解的，是病邪已衰，故一定会出大汗而病愈。

◆ **原文**

问曰：脉病⑱欲知愈未愈者，何以别之？答曰：寸口、关上、尺中三处，大小浮沉迟数同等，虽有寒热不解者，此脉阴阳为和平，虽剧当愈。

〔注释〕

⑱脉病：即诊察疾病。

〔译文〕

问：怎样才能判断疾病是否已经痊愈呢？答：若寸口、关上、尺中三部的脉象大小、浮沉、迟数相等，即为阴阳平和之象。此时，尽管发热畏寒等症状未除，病情似乎较重，也会痊愈。

◆ **原文**

师曰：立夏得洪一作浮大脉，是其本位，其人病身体苦疼重者，须发其汗。若明日身不疼不重者，不须发汗。若汗濈濈自出者，明日便解矣。何以言之？立夏脉洪大，是其时脉，故使然也。四时仿此。

〔译文〕

老师说：病人在立夏出现洪大脉，为夏令本应见的脉象。此时，若病人出现身体疼痛重着，必须用发汗法治疗；若第二天身体已经不疼重了，则不需再发汗了；若全身畅汗者，第二天病就会解除。这是什么道理呢？因为立夏季节见脉象洪大，是夏令本脉。脉能应时，表示正气充足，能够顺应时令变化，故知道病当痊愈。其他季节的脉象亦可依此类推。

◆原文

问曰:凡病欲知何时得,何时愈。答曰:假令夜半得病者,明日日中愈,日中得病者,夜半愈。何以言之?日中得病夜半愈者,以阳得阴则解也;夜半得病,明日日中愈者,以阴得阳则解也。

〔译文〕

问:有些疾病,怎样根据起病的时间,而预知病愈的时间?答:假设半夜得病,第二天中午即可痊愈;中午得病,到了午夜也会好转。原因是中午为阳,半夜为阴,阳不和得阴就会调和,所以中午得病半夜就会解除;阴不和得阳也会调和,故半夜得病,第二天中午可愈。

◆原文

寸口脉浮为在表,沉为在里,数为在府,迟为在藏。假令脉迟,此为在藏也。

〔译文〕

寸口脉浮的为病在表,脉沉的为病在里,脉数的为病在府,脉迟的为病在脏。若有迟脉出现,即病在脏。

◆原文

趺阳脉[19]浮而涩,少阴脉如经[20]者,其病在脾,法当下利。何以知之?若脉浮大者,气实血虚也。今趺阳脉浮而涩,故知脾气不足,胃气虚也。以少阴脉弦而浮—作沉。才见,此为调脉,故称如经也。若反滑而数者,故知当屎脓也。《玉函》作溺。

〔注释〕

[19]趺阳脉:即足背动脉,在足背第二、第三蹠骨间,属足阳明胃经。
[20]少阴脉如经:如经,如常之义。少阴脉如经,指少阴脉正常。

〔译文〕

趺阳脉浮而涩,而少阴太溪脉正常的,主病在脾,依理应当腹泻,这是怎么知道的呢?若脉见浮而大的,是气实血虚,现在趺阳脉不是浮大,而是浮而涩,可知是脾胃虚弱,故应当腹泻。此处所述的少阴脉正常,是指少阴脉弦而浮,这是少阴经气调和之脉,故说少阴脉如常。若少阴脉反见滑而数的,则为邪热内郁,应当出现解脓血大便的症状。

◆ 原文

寸口脉浮而紧,浮则为风,紧则为寒。风则伤卫,寒则伤荣,荣卫俱病,骨节烦疼,当发其汗也。

〔译文〕

寸口脉浮而紧,浮为风邪外受,紧为寒邪外束,浮紧并见,为风寒侵表之象。卫气就会被风邪所伤,而营气则会被寒邪所伤。营气、卫气皆病,骨节疼痛就会出现,这是风寒袭表,经气不畅所致,所以应当采用发汗法治疗。

◆ 原文

趺阳脉迟而缓,胃气如经也。趺阳脉浮而数,浮则伤胃,数则动脾,此非本病,医特下之所为也。荣卫内陷,其数先微,脉反但浮,其人必大便硬,气噫而除㉑。何以言之?本以数脉动脾,其数先微,故知脾气不治,大便硬,气噫而除。今脉反浮,其数改微,邪气独留,心中则饥,邪热不杀谷㉒,潮热发渴,数脉当迟缓,脉因前后度数如法,病者则饥,数脉不时,则生恶疮也。

〔注释〕

㉑气噫而除:噫,嗳气。气噫而除,指气机因嗳气而得以畅通。

㉒不杀谷:即不能消化饮食。

〔译文〕

趺阳脉迟而缓,主胃气调和无病。若趺阳脉浮而数,浮是胃气受损,数乃脾气被扰,为脾、胃俱伤。这并非脾胃原来就虚弱,而是医生误用下法造成的。误下使脾气损伤,营卫之气内陷,故数脉变微,而脉浮仍在。由于脾虚不能运化,故大便硬,得嗳气证减;其脉仍浮,主邪气独留胃中,所以腹中饥饿,却不能消化水谷,潮热,口渴。若数脉转为迟缓,并与病前脉的至数相同,同时知饥能食,这是脾胃功能恢复正常。若病人脉数始终不去,为邪热稽留不去,时间久了,就会生恶疮。

◆ 原文

师曰:病人脉微而涩者,此为医所病也。大发其汗,又数大下之,其人亡血,病当恶寒,后乃发热,无休止时,夏月盛热,欲著复衣;冬月盛寒,欲裸其身。所以然者,阳微则恶寒,阴弱则发热,此医发其汗,使阳气微,又大下之,令阴气弱。五月之时,阳气在表,胃中虚冷,以阳气内微,不能胜冷,故欲着复衣。十一月之时,阳气在里,胃中烦热,以阴气内弱,不能胜热,故欲裸其身。又阴脉迟涩,故知亡血也。

〔译文〕

老师说:病人脉微而涩的,为医生误治所造成的病变。因误用峻汗药发汗,致阳气虚弱,又多次用峻泻药攻下,又损伤阴液,致阴阳俱虚,故病人畏寒,接着又发热,并且发热畏寒没有休止,夏天天气炎热,却想多穿衣服,冬季天气寒冷,却想裸露身体。这样的原因是,阴阳俱损,阳气衰弱就畏寒,阴血不足就要发热。五月的天气正值盛夏,阳气趋表,里阳微弱,不能胜阴寒,故想多穿衣服;十一月正值冬令,阳气内潜,阴气内弱,不能胜内热,故胃中烦热,意欲裸体减衣。此外,病人尺部脉迟涩,更是营血不足的有力证据。

◆ 原文

脉浮而大,心下反硬,有热,属脏者,攻之,不令发汗;属府者,不令溲数,溲数则大便硬。汗多则热愈,汗少则便难,脉迟尚未可攻。

〔译文〕

脉象浮而大,浮为邪气在表,大为实邪。脉浮而心下硬满,可出现情况:如果热邪内结成实,而有便硬等症的,当用下法治疗,不可使用发汗法;若里实未成,病势偏于表,则当先用汗法,不可先攻里,也不可用渗利小便法。因为小便多,津液更伤,大便就会燥结。表证宜汗,若汗出透,邪随汗泄,就会热退病愈;若汗出不透,热不得泄,津液受损,则会导致大便难。若迟脉出现,则迟脉主寒,须慎用攻下法。

◆ 原文

脉浮而洪,身汗如油,喘而不休,水浆不下,形体不仁,乍静乍乱[23],此为命绝也。又未知何藏先受其灾,若汗出发润,喘不休者,此为肺先绝也。阳反独留,形体如烟熏,直视摇头者,此为心绝也。唇吻反青,四肢瘛习[24]者,此为肝绝也。环口黧黑,柔汗[25]发黄者,此为脾绝也。溲便遗失,狂言,目反[26]直视者,此为肾绝也。又未知何藏阴阳前绝,若阳气前绝,阴气后竭者,其人死,身色必青;阴气前绝,阳气后竭者,其人死,身色必赤,腋下温,心下热也。

〔注释〕

[23]乍静乍乱:忽而安静,忽而烦躁。
[24]四肢瘛习:四肢振颤摇动不休。

㉕柔汗:冷汗。
㉖目反:即戴眼。

〔译文〕
　　濒临死亡的脉证表现为:脉象浮而洪,身上汗出如油,气喘不止,汤水不进,身体麻木不仁,失去知觉,神情忽而安静忽而躁扰。可以根据其他症状判断,哪一脏的脏气先绝。若汗出头发湿润而又气喘不休的,这是肺气先绝;若阳热独盛,肤色如烟熏一样,并伴有两目直视摇头的,这是心气先绝;若口唇青紫,四肢震颤、摇动不休的,这是肝气先绝;若口的周围呈青黑色,冷汗淋漓,皮色泛黄的,这是脾气先绝;若大小便失禁,言语狂乱,两目直视的,这是肾气先绝。另外,对某一脏来说,又有阴先绝或阳先绝的区别,这可从死后的表现来判断。若阳气先绝,阴气后绝的,这种人死后,身体必发青色;而阴气先绝,阳气后绝的,身体必然出现红色,而且腋下及心窝部仍然温暖。

◆ 原文
　　寸口脉浮大,而医反下之,此为大逆,浮则无血,大则为寒,寒气相搏,则为肠鸣。医乃不知,而反饮冷水,令汗大出,水得寒气,冷必相搏,其人即饐㉗。音噎,下同。

〔注释〕
㉗饐:同噎,指咽喉部有气逆噎塞感。

〔译文〕
　　寸口脉浮大无力,浮为阳气虚浮在外,大为中虚有寒,浮大相合,则里寒盛而虚阳外浮,其证属虚。医生却反用严重的错误的攻下之法。误攻下后阳气更虚,里寒更甚,里寒凝滞,肠道气机受阻,则产生肠鸣,医生却不晓得此道理,反而使用饮冷水的方法,来发其汗,使得水寒之气相搏结,因此,气逆噎塞的变证就发生了。

◆ 原文
　　趺阳脉浮,浮则为虚,浮虚相搏,故令气饐,言胃气虚竭也。脉滑则为哕㉘,此为医咎,责虚取实㉙,守空迫血㉚,脉浮,鼻中燥者,必衄也。

〔注释〕
㉘哕:即呃逆。
㉙责虚取实:用治疗实证的方法治疗虚证。
㉚守空迫血:用劫减迫阴血的治法对待空虚之证。

〔译文〕

趺阳脉浮,浮为虚,虚则胃中不和,胃虚气逆,所以发生气逆而噎塞的症状,如果脉象滑的,为胃虚寒饮内停之象,寒饮上逆,皆会出现呃逆。均为医生误治的过失,他们误用治实证的方法治疗虚证,对于空虚之证,反而使用攻逐实邪法来劫迫阴血,致使胃气虚竭。若脉浮而鼻中干燥的,鼻孔势必出现出血。

◇ 原文

诸脉浮数,当发热而洒淅恶寒。若有痛处,饮食如常者,畜积有脓也。

〔译文〕

凡是脉象浮数的,一般多见于表证,当有发热、畏寒的症状。若还伴有身体某一部位疼痛,而且饮食同于正常人,这是局部将患痈肿的表现。

◇ 原文

脉浮而迟,面热赤而战惕者,六七日当汗出而解,反发热者,差迟㉛。迟为无阳,不能作汗,其身必痒也。

〔注释〕

㉛差迟:差,同瘥,指病愈。差迟,指病愈的时间延迟。

〔译文〕

脉象浮而迟,颜面发热潮红,同时全身伴有发冷颤抖的,到六七天时,应当汗出而愈。如果没有出汗,反而发热的,那么,就会延迟病愈的日期。这是因为,病人脉象迟,这是里阳不足。里阳衰虚,不能蒸化津液作汗外出,邪郁肌表而不得解,所以发热无汗并必伴皮肤瘙痒,于是,病愈的时间就必然延长。

◇ 原文

寸口脉阴阳俱紧者,法当清邪㉜中于上焦,浊邪㉝中于下焦。清邪中上,名曰洁也;浊邪中下,名曰浑也。阴中于邪,必内栗㉞也。表气微虚,里气不守,故使邪中于阴也。阳中于邪,必发热头痛,项强颈挛,腰痛胫酸,所为阳中雾露之气。故曰清邪中上,浊邪中下。阴气为栗,足膝逆冷,便溺妄出。表气微虚,里气微急,三焦相溷㉟,内外不通。上焦怫音佛,下同。郁,藏气相熏,口烂食龂㊱也。中焦不治,胃气上冲,脾气不转,胃中为浊,荣卫不通,血凝不流。若卫气前通者,小便赤黄,与热相搏,因热作使,游于经络,出入藏府,热气所过,则为痈脓。若阴气前通者,阳气厥

微,阴无所使,客气内入,嚏而出之,声嗢㊲咽塞。寒厥相追,为热所拥,血凝自下,状如豚肝。阴阳俱厥,脾气孤弱,五液注下。下焦不盍,一作圖。清便下重,令便数难,齐筑湫痛㊳,命将难全。

〔注释〕

㉜清邪:指雾露之邪。

㉝浊邪:指水湿之邪。

㉞内栗:内心感觉寒栗。

㉟溷:混乱不清。

㊱食龂:牙齿糜烂。

㊲声嗢:发声不利。

㊳齐筑湫痛:齐,同脐。筑,捣也。齐筑湫痛,指脐腹部疼痛如杵捣的样子。

〔译文〕

寸口脉三部都呈紧象,寸部脉紧,是雾露等清邪中于上焦,尺部脉紧,是水湿等浊邪中于下焦。因雾露之邪轻清,飘浮在上,多伤人的上焦,故谓之洁,谓之清;水湿之邪重浊沉下,伤人多伤下焦,故谓之浑,谓之浊。清邪伤上伤表,就会出现发热、头痛、项强、腰痛、腿酸等表证;浊邪犯下犯内,就会表现出心中寒栗、足膝发凉、大小便失禁等症。这些都是因为表气虚弱,里气不能内守,外邪得以乘虚侵袭所致。无论是病邪乘表虚而外入伤上,或乘里虚内入伤下,均可造成三焦混乱,表里内外不得通调。如果上焦邪气郁滞不通,内热熏灼于上,就会引起口腔和牙龈糜烂。若中焦不调,脾胃运化机能就会受到影响,导致胃气上逆,脾失运化,营卫之气的生化和转输受到破坏,营卫之气不能通调,血脉也就不畅了。此时,倘若卫气先得通畅,内郁的邪热随卫气外泄,小便必然黄赤,或经络,或脏腑,凡邪热经过之处,由于邪热熏灼,就会发生痈肿;倘若营阴先得通畅,那么,就会导致卫气虚弱,阴无所使,卫外不固,外邪得以内入,里气与之抗争,就有打喷嚏、声音混浊难出、咽部梗塞等征象。若外受的寒气与内在的逆气相搏结而不生热,血被热迫,就会呈现出大便下血如猪肝色的症状。若阴阳俱竭,中焦脾气衰败,使体液尽泄于下,下关不固,就会出现大便次数频繁而有后重感,脐腹部拘急绞痛,这时生命就危在旦夕了。

◆原文

脉阴阳俱紧者,口中气出,唇口干燥,踡卧足冷,鼻中涕出,舌上胎滑,勿妄治也。到七日以来，其人微发热，手足温者，此为欲解；或到八日以上，反大发热者，此为难治。设使恶寒者，必欲呕也；腹内痛者，必欲利也。

〔译文〕
脉寸部和尺部都呈紧象，同时出现鼻塞流涕、用口呼吸、唇口干燥、身体倦曲而卧、足冷、舌苔滑等症，为表里俱病，虚实混淆，既有寒邪郁闭肌表，又有阳虚里寒。当此之时，治当精思明辨，分清表里之偏重，妥善处置，切勿随意乱投药物。若病人畏寒发热，有恶心想吐的感觉，这是表寒偏重，病势偏重于表，治宜解表为主，兼顾其里；若病人腹痛，腹泻，又是里寒偏盛，里证为重为急，治当先救其里，后治其表，或温里解表兼施。病至七八天后，若出现微发热而手足转温和的，即正复邪退、疾病向愈的佳兆；若反而发大热的，为正衰邪盛、虚阳外越的征兆，这时病就比较难治了。

◆ 原文
脉阴阳俱紧，至于吐利，其脉独不解；紧去入安㊴，此为欲解。若脉迟，至六七日不欲食，此为晚发㊵，水停故也，为未解；食自可者，为欲解。病六七日，手足三部脉皆至，大烦而口噤㊶不能言，其人躁扰者，必欲解也。若脉和，其人大烦，目重睑㊷内际黄者，此欲解也。

〔注释〕
㊴紧去入安：《玉函》《成本》"入"作"人"。
㊵晚发：以后续发的疾病。
㊶口噤：口不能张开。
㊷睑：《伤寒论条辨》《医宗金鉴》皆作"睑"。

〔译文〕
脉寸关尺三部都紧，并有呕吐，腹泻，是寒邪内盛之象出现。若脉紧不解的，知邪气仍盛，其病未解；若紧脉已消，脉转和缓的，是阳复阴退之象，将要解除其病。若脉象由紧转迟，到了六七天，不想吃东西，这是续发水饮内停之病，未解其病；若食欲恢复正常的，是中阳恢复，水饮得去之兆，其病向愈。病至六七天后，如果寸口、趺阳、少阴三处脉都至数如常，同时出现心烦厉害、牙关紧咬不能说话、手足躁扰不安，此为正邪交争、病邪将退的佳兆；若病人脉象调和如常，出现心烦异常、脸微肿、目黄的，亦为病将愈的征象。

◆ 原文

脉浮而数,浮为风,数为虚,风为热,虚为寒,风虚相搏,则洒淅恶寒也。

〔译文〕

脉象浮而数,是风邪伤表的脉证。浮为风邪在表,数为卫阳不足。风属阳邪,阳盛于表,故而发热;卫阳不足,不能温分肉,故畏寒。卫阳不足,复为风寒所束,故身体就像冷水浇洒一样怕冷。

◆ 原文

脉浮而滑,浮为阳,滑为实,阳实相搏,其脉数疾,卫气失度。浮滑之脉数疾,发热汗出者,此为不治。

〔译文〕

脉象浮而滑,浮主热在外,滑主邪气盛,浮滑脉并见,为阳热亢盛之象。若病人的脉象由浮滑转为数疾,并出现发热、汗出而不解的,为阳热亢盛至极,气血运行失去常度,阴液行将枯竭,为较险恶的病情。

◆ 原文

伤寒咳逆上气,其脉散者死,谓其形损故也。

〔译文〕

伤寒病,咳喘气逆,若见脉形散乱无根,以及大骨陷下等形损之证的,是元气将散、脏气将绝的征象,属于死证。

平脉法第二

〔题解〕所谓"平脉",有几重含义。一是指正常人的脉象,如四时平脉、五脏平脉、阴阳相等之脉等。二是指辨脉。平,通"辨",平脉,即含辨脉之义,包括四时太过不及之脉、脏腑阴阳乘侮之脉、百病错杂之脉、生死不平之脉等。

◇ **原文**

问曰:脉有三部,阴阳相乘①,荣卫血气,在人体躬。呼吸出入,上下于中,因息游布,津液流通。随时动作,效象形容,春弦秋浮,冬沉夏洪。察色观脉,大小不同,一时之间,变无经常,尺寸参差,或短或长,上下乖错,或存或亡。病辄改易,进退低昂,心迷意惑,动失纪纲。愿为具陈,令得分明。师曰:子之所问,道之根源。脉有三部,尺寸及关,荣卫流行,不失衡铨。肾沉心洪,肺浮肝弦,此自经常,不失铢分。出入升降,漏刻②周旋,水下百刻,一周循环。当复寸口,虚实见焉,变化相乘,阴阳相干。风则浮虚,寒则牢坚,沈潜水滀,支饮急弦。动则为痛,数则热烦,设有不应,知变所缘。三部不同,病各异端,大过可怪,不及亦然。邪不空见,终必有奸,审察表里,三焦别焉。知其所舍,消息③诊看,料度府藏,独见若神。为子条记,传与贤人。

〔注释〕

①阴阳相乘:阴阳相因、阴阳相依之义。
②漏刻:古代计时器。
③消息:斟酌之义。

〔译文〕

问:人的脉象有寸关尺三部,是阴阳相互依存、维系的反映。脉的搏动与营卫气血及肺气密切相关。在人体内,营卫气血随呼吸出入、气息的活动而循环上下、敷布周身,故有脉的跳动。人与天地相应,四时气候的变化,势必影响到人,故脉随四时而有变化,呈现多种多样的形态。例如春天脉象弦,秋天脉象浮,冬天脉象沉,夏天脉象洪。同时,病人的脉象,有大小的区别,即使在一个时间内,也往往变化不定。此外,尺部和寸部脉象可参差不齐,或见短脉,或见长脉;上部和下部的脉象可以不一,有的有脉搏存在,有的脉搏消失。并且,人自生下来,病脉搏就会发生变化,或见脉搏跳得快,或见脉搏跳得慢,或见脉浮,或见脉沉。这些都容易使人心迷意惑,动辄就丢掉纲领,请老师详加陈述,以便清楚明白。老师答:你所提到的,正是医道中的根本问题。脉有三部,就是寸关尺。营卫、气血的流行,如尺之量长短,秤之称轻重,准确无误。故肾脉沉,心脉洪,肺脉浮,肝脉弦,此为各脏正常的本脉,不会有丝毫差错。随呼吸出入,人体营卫之气流行,按漏刻时间循环周身。漏刻中水下百刻,则循环一周。因此,按寸口之脉,即可察人体虚实,观病情的变化,明阴阳的偏盛偏衰。若感受风邪,则脉象浮虚,感受寒邪则脉象牢坚,沉伏之脉主水饮停蓄,急弦之脉是支饮为害,动脉主痛,数脉主热甚。若脉不相对应于病症,须了解其变化的根源。寸关尺三部的脉象不同,疾病也就相异。脉搏太过是病态,不及也是病态。总之,邪气不是空无所见的,如果穷究其源,必能找到病变根本。因此,必须审察病在表,还是在里,分辨在上焦、中焦、还是下焦,明确邪气所侵犯的部位,诊察推断脏腑的盛衰。若掌握了这些,就会有独到、高超的见解。为此,分条记述如后,以此传给那些有知识的人。

◆ 原文

师曰:呼吸者,脉之头也。初持脉,来疾去迟,此出疾入迟,名曰内虚外实也。初持脉,来迟去疾,此出迟入疾,名曰内实外虚也。

〔译文〕

老师说:脉随呼吸之气的出入而行。初按脉搏时,其脉来得快,去得慢,此因呼吸之气呼出得快吸进得慢,叫做内虚外实。初按脉时,其脉来得慢,去得快,此因呼吸之气呼出得慢吸进得快,名叫内实外虚。

◆ 原文

问曰:上工望而知之,中工问而知之,下工脉而知之,愿闻其说。师曰:病家人请云,病人苦发热,身体疼,病人自卧,师到诊其脉,沉而迟者,知其差也。何以知之?若表有病者,脉当浮大,今脉反沉迟,故知愈也。假令病人云腹内卒痛,病人自坐,师到脉之,浮而大者,知其差也。何以知之?若里有病者,脉当沉而细,今脉浮大,故知愈也。

〔译文〕

问:高明的医生,通过察颜观色便能知道病情,一般的医生,通过问诊就能知道病情,水平低下的医生通过诊脉才能知道病情。这是什么道理呢?请老师赐教。老师答:若病人家属来请医生时说:病人发热厉害,身体疼痛,却能自然安睡。到病人家后诊病人的脉为沉而迟,知道疾病将要痊愈。医生是根据什么判断的呢?患者发热、身体疼痛,是表证之见症,表证脉应浮大,现在脉反见沉迟,为表证而得里脉,由此可知邪气已衰,疾病将要痊愈。若病人诉腹部突然疼痛,却能安然自坐,切其脉为浮大,也可知道疾病将愈。医生又是根据什么知道的呢?这是因为,患者腹内疼痛,是病在里,里有病脉应当沉而细,现脉浮大,是阴证而见阳脉,为正复邪退之兆,故得知疾病将愈。

◆ 原文

师曰:病家人来请云,病人发热烦极。明日师到,病人向壁卧,此热已去也。设令脉不和,处言④已愈。设令向壁卧,闻师到,不惊起而盼视⑤,若三言三止,脉之咽唾者,此诈病⑥也。设令脉自和,处言此病大重,当须服吐下药,针灸数十百处乃愈。

〔注释〕

④处言:断言。

⑤盼视:恨视。

⑥诈病:装病。

〔译文〕

老师说:病人家属来请医生时说:病人发热很厉害。待第二天医生到来后,却发现病人朝墙安然入睡,这是热已经退了。此时,即使脉象还未趋调和,也可以断言疾病已经痊愈。若病人朝墙而睡,医生来后,并不惊坐而起,而是盯着医生,说话吞吐支吾、欲言又止,给他诊察时,却吞咽唾液,这是病人假装生病。若病人的脉象正常,医生则可故意说这个病很重,应当服涌吐药及泻下药,并须针刺、艾灸数十、数百个穴位,以吓唬病人,这样方可痊愈。

◆ 原文

师持脉,病人欠⑦者,无病也。脉之呻⑧者,病也。言迟⑨者,风也。摇头言者,里痛也。行迟者,表强也。坐而伏者,短气也。坐而下一脚者,腰痛也。里实护腹,如怀卵物者,心痛也。

〔注释〕

⑦欠:呵欠。

⑧呻:呻吟。

⑨言迟:说话迟缓。

〔译文〕

医生给病人诊脉时,其打呵欠的,无病。医生给病人诊脉时,其呻吟的,有病。若说话迟钝不灵活的,是风病;说话摇头的,是里有疼痛的病症;行动迟缓的,是筋脉强急的病变;俯伏而坐的,是短气;不能正坐的,是腰痛;双手护腹,似怀抱鸡蛋不肯放手,惧怕人触碰的,为脘腹疼痛。

◆ 原文

师曰:伏气⑩之病,以意候之,今月之内,欲有伏气。假令旧有伏气,当须脉之。若脉微弱者,当喉中痛似伤,非喉痹⑪也。病人云,实咽中痛。虽尔,今复欲下利。

〔注释〕

⑩伏气:伏藏于体内的邪气。

⑪喉痹:喉中闭塞肿痛的疾病。

〔译文〕

老师说:伏气这种病,必须时时留意观察病人,及时发现病变,以便尽早治疗。若过去确有邪气内伏,就应该及早诊查。若脉象微弱的,咽喉就会剧烈疼痛,似创伤一般,这不是喉痹证。病人说:咽喉的确疼痛。虽然如此,现在又想腹泻。

◆ 原文

问曰:人恐怖者,其脉何状? 师曰:脉形如循丝累累然,其面白脱色也。

〔译文〕

问:人在恐惧惊怕的时候,脉的形态怎样呢? 老师答:脉形好像用手指按丝线,纤细而连贯,同时,病人的面部失色而显苍白。

◆ 原文

问曰:人不饮,其脉何类? 师曰:脉自涩,唇口干燥也。

〔译文〕

问:人若不饮水,以致津液亏虚,脉的表现又是怎样的呢? 老师答:脉象涩,并见唇、口干燥。

◆ 原文

问曰:人愧者,其脉何类? 师曰:脉浮而面色乍⑫白乍赤。

〔注释〕

⑫乍:忽然。

〔译文〕

问:人羞愧时,脉有什么样的表现呢? 老师答:脉象浮,并见面色忽红忽白。

◆ **原文**

问曰：经说脉有三菽⑬六菽重者，何谓也？师曰：脉人以指按之，如三菽之重者，肺气也；如六菽之重者，心气也；如九菽之重者，脾气也；如十二菽之重者，肝气也；按之至骨者，肾气也。菽者，小豆。假令下利，寸口、关上、尺中，悉不见脉，然尺中时一小见，脉再举头一云按投。者，肾气也；若见损脉来至，为难治。肾为脾所胜，脾胜不应时。

〔注释〕

⑬菽：豆类。

〔译文〕

问：《难经》说：脉有三菽重、六菽重的，是怎么回事？老师回答说：医生用手指按脉，如三粒小豆一样的重量就能切得脉搏的，是肺气之脉；如六粒小豆一样的重量而切得脉搏的，是心气之脉；如九粒小豆一样的重量而切得脉搏的，是脾气之脉；如十二粒小豆的重量而切得脉搏的，是肝气之脉；重按至骨始得脉搏的，是肾气之脉。若病人腹泻，均摸不到寸、关、尺的脉搏，但尺部时而出现脉微微搏动，随呼吸而至的，这是肾气尚未竭绝；若出现一息而脉二至的损脉，则是难治之症。

◆ **原文**

问曰：脉有相乘⑭，有纵有横，有逆有顺，何谓也？师曰：水行乘火，金行乘木，名曰纵；火行乘水，木行乘金，名曰横；水行乘金，火行乘木，名曰逆；金行乘水，木行乘火，名曰顺也。

〔注释〕

⑭脉有相乘：相乘，相互克伐。脉有相乘，指相乘相克的病脉。

〔译文〕

问：脉象相互有乘侮、有纵横、有顺逆，讲的是怎么一回事呢？老师答：四时各有平脉，五脏之气与之相应，所以有春弦、夏洪、秋浮、冬沉之脉。若五脏之气相乘相克，则为病脉。其中，若脏腑之气相乘，克其所胜的，例如夏令脉应洪，反见沉脉，是肾水乘心火；春季脉应弦，反见浮脉的，是肺金乘肝木，这些就叫纵。若脏腑之气反侮，反乘其不胜的，例如冬季脉应沉，反见洪脉的，是心火反侮肾水；秋令脉当浮，反见弦脉的，是肝木反侮肺金，这些就叫横。若秋令反见沉脉，是肾水乘肺金；春季反见洪脉，是心火乘肝木，这些是子气克母，名叫逆。若冬令反见浮脉，是肺金乘肾水；夏令反见弦脉，是肝木乘心火，这些是母气乘子，名叫顺。

◆ 原文

问曰:脉有残贼⑮,何谓也?师曰:脉有弦、紧、浮、滑、沉、涩,此六脉名曰残贼,能为诸脉作病也。

〔注释〕

⑮脉有残贼:残贼,伤害。脉有残贼,指邪气伤害人体所致病脉。

〔译文〕

问:脉象中有邪气伤人的病脉,是怎么回事?老师答:脉象中有弦、紧、浮、滑、沉、涩,这六种脉象即邪气伤人所致的病脉,是各经脉受到邪气的侵害而致的病变。

◆ 原文

问曰:脉有灾怪⑯,何谓也?师曰:假令人病,脉得太阳,与形证相应,因为作汤,比还送汤,如食顷,病人乃大吐,若下利,腹中痛。师曰:我前来不见此证,今乃变异,是名灾怪。又问:何缘作此吐利?答曰:或有旧时服药,今乃发作,故为灾怪耳。

〔注释〕

⑯灾怪:意外的变化。

〔译文〕

问:脉象中有灾怪,是怎么回事?老师答:若某病人,既有太阳之脉,又有太阳之证,脉与症相应,于是制作汤药治疗,待到服药后约莫一顿饭的时间,病人突然出现剧烈呕吐,或者严重腹泻,并见腹中疼痛。而医生就诊时并未见这些症状,是现在才发生的意外变化,这就叫灾怪。又问:引起的呕吐、腹泻的原因是什么呢?老师答:可能是以前服的其他药,现在才发生作用,所以引起了呕吐、腹泻等证,产生了意外变化。

◆ 原文

问曰:东方肝脉,其形何似?师曰:肝者,木也,名厥阴,其脉微弦濡弱而长,是肝脉也。肝病自得濡弱者,愈也。假令得纯弦脉者,死。何以知之?以其脉如弦直,此是肝藏伤,故知死也。

〔译文〕

问:东方肝脉,它的表现怎么样?老师答:肝属木,又叫厥阴,其脉微弦濡弱而长,是肝的平脉,若肝病而见濡弱之脉,为疾病将愈之兆。若为单纯弦脉的,预后不良。为什么呢?因为其脉如弓弦一样直,这是肝脏损伤,故可知预后不良。

◆ 原文

南方心脉,其形何似?师曰:心者,火也,名少阴,其脉洪大而长,是心脉也。心病自得洪大者,愈也。假令脉来微去大,故名反,病在里也。脉来头小本大⑰,故名覆,病在表也。上微头小⑱,则汗出。下微本大⑲者,则为关格不通,不得尿;头无汗者,可治,有汗者死。

〔注释〕

⑰头小本大:头指脉来,本指脉去。头小本大,指脉来时小去时大。
⑱上微头小:上指浮取。上微头小,指脉浮取微来时小。
⑲下微本大:下指沉取。下微本大,指脉沉取微去时大。

〔译文〕

南方心脉,它的表现怎么样?老师答:心属火,又叫少阴,其脉洪大而长,是心的平脉。心病而见洪大脉,是疾病将愈。若脉象来时微弱去时大,为反常的征象,叫做"反",主病在里。若脉来时小而去时大,这叫"覆",主病在表。若脉浮取而微来时小的,就会出现汗出。如果脉沉取微而去时大的,则会出现关格不通,没有小便。此时,倘若头部无汗的,其病尚可以治疗;倘若有汗的,为死候。

◆ 原文

西方肺脉,其形何似?师曰:肺者,金也,名太阴,其脉毛浮也。肺病自得此脉,若得缓迟者,皆愈。若得数者则剧。何以知之?数者,南方火,火克西方金,法当痈肿,为难治也。

〔译文〕

西方肺脉的表现是怎样的呢?老师答:肺属金,又叫太阴,其脉如毛之浮,是肺的平脉。若肺病而见此脉,或见缓迟的,是疾病将愈。若有数脉出现,则疾病即将增剧。为什么呢?脉数,主南方火邪盛,火克西方金,就会形成痈肿,是难治之症。

◆ 原文

问曰:二月得毛浮脉,何以处言至秋当死?师曰:二月之时,脉当濡弱,反得毛浮者,故知至秋死。二月肝用事,肝属木,脉应濡弱,反得毛浮脉者,是肺脉也。肺属金,金来克木,故知至秋死。他皆仿此。

〔译文〕

问:二月见毛浮脉,根据什么就可以断言到秋天就会死亡呢?老师答:二月期间,脉象应当濡弱,反而出现毛浮(如毛之浮),故知道到冬天会死。二月是肝气当令的时候,肝属木,脉应濡弱,却反而见毛浮脉,毛浮是肺脉,肺属金,金来克木,故得知到秋天就会死亡。其他各季的脉象亦可依此类推。

◆ 原文

师曰:脉肥人责[20]浮,瘦人责沉。肥人当沉,今反浮,瘦人当浮,今反沉,故责之。

〔注释〕

[20] 责:求。

〔译文〕

老师说:给肥胖人诊脉,若脉浮,应当寻求致浮的原因;为瘦弱人诊脉,若脉沉,应当查找致沉的根源。因为肥胖人脉象本应当沉,现反而见浮;瘦弱人脉象本应浮,现反而见沉,皆为反常之脉,故理应查找原因。

◆ 原文

师曰:寸脉下不至关,为阳绝;尺脉上不至关,为阴绝,此皆不治,决死也。若计其余命生死之期,期以月节克之[21]也。

〔注释〕

[21] 月节克之:月令季节与疾病相克的时期。

〔译文〕

老师说:寸脉下不及关,是阳绝于上;尺脉上不达关,是阴绝于下,这都是不治之候,必死无疑。若要预测病人的死期,可以根据月令季节与疾病相克的规律来推算。

◆ 原文

师曰:脉病人不病,名曰行尸,以无王气[22],卒眩仆不识人者,短命则死。人病脉不病,名曰内虚,以无谷神[23],虽困无苦。

〔注释〕

㉒王气:脏腑的生气。

㉓谷神:五谷之气。

〔译文〕

老师说:脉象有病而外形无病的,叫做行尸,是脏腑生气已竭的表现,若突然昏眩扑倒不省人事的,则会夭折而亡。若外形病而脉象正常的,叫做内虚,这是因水谷之气缺乏而致,虽然身体困苦,也不会有大的危害。

◆ 原文

问曰:翕奄沉㉔,名曰滑,何谓也?师曰:沉为纯阴,翕为正阳,阴阳和合,故令脉滑,关尺自平。阳明脉微沉,食饮自可。少阴脉微滑,滑者,紧之浮名也,此为阴实,其人必股内汗出,阴下湿也。

〔注释〕

㉔翕奄沉:脉来盛大,忽聚而沉,如转珠之状。

〔译文〕

问:脉来大而盛,又忽然沉下,如转珠般的,叫做滑脉,这是什么意思?老师答:沉脉是少阴纯阴之象,脉大而盛是阳明正阳之象。少阴为先天之本,阳明为后天之本,阳明少阴两相结合,则气血充盈,流行疾急,故脉滑,而其关尺脉必自然相平。若关脉不平而微沉的,是阳明里实未甚,则饮食尚可;若尺脉不平而微浮紧的,这是少阴阴盛,病人一定会有两大腿内侧出汗、阴部潮湿的症状。

◆ 原文

问曰:曾为人所难,紧脉从何而来?师曰:假令亡汗,若吐,以肺里寒,故令脉紧也。假令咳者,坐饮冷水,故令脉紧也。假令下利,以胃虚冷,故令脉紧也。

〔译文〕

问:我曾被人问难,怎样才会产生紧脉呢?老师答:若发汗太过,或者催吐,导致肺脏虚寒,可致紧脉;若咳嗽的病人,因喝冷水,寒饮内停,也能产生紧脉;若患虚寒腹泻,因胃中虚寒,同样可致紧脉。

◆ 原文

寸口卫气盛,名曰高。高者,暴狂而肥。荣气盛,名曰章。章者,暴泽而光。高章相搏,名曰纲。纲者,身筋急,脉强直故也。**卫气弱,名曰惵。**惵者,心中气动迫怯。**荣气弱,名曰卑。**卑者,心中常自羞愧。**惵卑相搏,名曰损。**损者,五藏六府俱乏气虚惵故也。**卫气和,名曰缓。**缓者,四肢不能自收。**荣气和,名曰迟。**迟者,身体俱重,但欲眠也。**缓迟相搏,名曰沉。**沉者,腰中直,腹内急痛,但欲卧,不欲行。

〔译文〕

寸口卫气过盛的,叫高;营气过盛的,叫章;营卫之气均盛的,名叫纲。卫气弱的叫惵;营气弱的叫卑;营卫之气皆弱的,名损。卫气调和的,名缓;营气调和的,名迟;营卫之气皆调和的,名沉。

◆ 原文

寸口脉缓而迟,缓则阳气长,其色鲜,其颜光,其声商㉕,毛发长。迟则阴气盛,骨髓生,血满,肌肉紧薄鲜硬,阴阳相抱,荣卫俱行,刚柔相得,名曰强也。

〔注释〕

㉕商:五音之一,其声清越。

〔译文〕

寸口脉缓而迟,缓脉是卫气调和之象,卫气充盛于外,故其人皮肤颜色鲜明,有光泽,声音清晰高亢,毛发生长旺盛;迟脉为营卫调和之象,营血盛于内,故其人骨髓生长,血脉充盛,肌肉丰腴结实。阴阳相互促进,营卫之气流通,刚柔相济,故身体强壮无病。

◆ 原文

趺阳脉滑而紧,滑者胃气实,紧者脾气强,持实击强,痛㉖还自伤,以手把刃,坐作疮也。

〔注释〕

㉖痛:病的意思。

〔译文〕

趺阳脉滑而紧,滑主胃有实邪,紧主脾有实邪。脾胃之邪相互搏击,各持其强,自相伤害,犹如用手握住刀口,而产生创伤一样。

◆ **原文**

寸口脉浮而大,浮为虚,大为实,在尺为关,在寸为格,关则不得小便,格则吐逆。

〔译文〕

寸口脉浮而大,浮主正气虚,大主邪气实。浮大脉见于尺部的,是正虚于下,邪气关闭下焦,而致小便不通,即"关";浮大脉见于寸部的,是正虚于上,邪气格拒上焦,故吐逆,为"格"。

◆ **原文**

趺阳脉伏而涩,伏则吐逆,水谷不化,涩则食不得入,名曰关格。

〔译文〕

趺阳脉伏而涩,伏为中焦壅塞,水谷不化,故吐逆;涩为脏气内结,脾虚不运,故不能入口饮食,这也叫关格。

◆ **原文**

脉浮而大,浮为风虚,大为气强,风气相搏,必成隐疹,身体为痒。痒者,名泄风,久久为痂癞[27]。眉少发稀,身有干疮而腥臭也。

〔注释〕

[27]痂癞:皮肤溃烂结痂。

〔译文〕

脉象浮而大,浮是感受风邪,大是邪气盛。风邪与正气相互搏结,轻的邪犯肌表而出现皮肤出疹,身体瘙痒,名叫泄风;重的风邪久羁不去,皮肤溃烂结痂,而形成痂癞。

◆ **原文**

寸口脉弱而迟,弱者卫气微,迟者荣中寒。荣为血,血寒则发热。卫为气,气微者心内饥,饥而虚满,不能食也。

〔译文〕

寸口脉弱而迟,弱是卫气虚弱,迟是营中有寒。营是血,血中受寒就发热;卫是气,气不足则胃脘痞满,虽感觉饥饿却不能饮食。

◆ 原文
趺阳脉大而紧者,当即下利,为难治。

〔译文〕
趺阳脉大而紧,脉大为虚,紧为寒盛,正虚而阴寒邪甚,应当见腹泻等症,较难治疗。

◆ 原文
寸口脉弱而缓,弱者阳气不足,缓者胃气有余,噫而吞酸,食卒不下,气填于膈上也。一作下。

〔译文〕
寸口脉弱而缓,弱主阳气不足,运化不及;缓主胃中谷气有余,饮食停滞,故有嗳气、吞酸、饮食不下、胸脘满闷的症状呈现出来。

◆ 原文
趺阳脉紧而浮,浮为气,紧为寒,浮为腹满,紧为绞痛,浮紧相搏,肠鸣而转,转即气动,膈气乃下,少阴脉不出,其阴肿大而虚也。

〔译文〕
趺阳脉浮而紧,浮为气虚,紧为寒甚,气虚则腹部胀满,寒甚则腹中绞痛。气虚寒甚相合,则出现肠鸣,腹中气机转动,气机一转动则胸膈壅滞之气得以下行。若少阴脉不现的,是虚寒之气结于下焦,可致外阴部肿大且疼痛。

◆ 原文
寸口脉微而涩,微者卫气不行,涩者荣气不逮[28],荣卫不能相将[29],三焦无所仰,身体痹不仁。荣气不足,则烦疼口难言。卫气虚者,则恶寒数欠。三焦不归其部,上焦不归者,噫而酢吞[30];中焦不归者,不能消谷引食;下焦不归者,则遗溲。

〔注释〕
[28]不逮:不及,不足。

㉙相将:相互协调。
㉚酢吞:吞酸。

〔译文〕
寸口脉微而涩,微是卫气虚运行不力,涩是营阴不足。卫虚而营不足,营卫不能相互协调,三焦失去依靠,身体就会麻木不仁。营气不足,筋脉失养,则身体疼痛剧烈、口难说话;卫气虚弱,不能卫外,则怕冷、呵欠连连。营卫均虚,三焦失养,不能各司其职,上焦失职,则嗳气吞酸;中焦失职,则饮食不能消化;下焦失职,则大小便失禁。

◆ 原文
趺阳脉沉而数,沉为实,数消谷,紧者病难治。

〔译文〕
趺阳脉沉而数,沉主邪实于里,数主热,热能消化水谷,较易治疗。若脉不沉数而沉紧,为里寒甚,属难治之候。

◆ 原文
寸口脉微而涩,微者卫气衰,涩者荣气不足。卫气衰,面色黄;荣气不足,面色青。荣为根,卫为叶,荣卫俱微,则根叶枯槁而寒栗、咳逆、唾腥、吐涎沫也。

〔译文〕
寸口脉微而涩,微主卫气虚,涩主营气不足。卫气虚弱,则面色萎黄;营气不足,则面色发青。营好比树根,卫正如枝叶,营卫皆虚,就如树的根本枝叶都枯萎了,故出现畏寒战栗、咳嗽气逆、唾吐腥臭脓血及涎沫的症状。

◆ 原文
趺阳脉浮而芤,浮者胃气虚,芤者荣气伤,其身体瘦,肌肉甲错㉛,浮芤相搏,宗气微衰,四属㉜断绝。四属者,谓皮、肉、脂、髓。俱竭,宗气则衰矣。

〔注释〕
㉛肌肉甲错:皮肤干燥成蛇皮或鳞甲之状。
㉜四属:四肢。

〔译文〕

趺阳脉浮而芤,浮主卫气虚,芤主营气伤,营卫之气衰微,不能充养形体,故皮肤粗糙、身体消瘦,皮肤干燥甚至成鳞甲之状。

◆ 原文

寸口脉微而缓,微者胃气疏,疏则其肤空;缓者胃气实,实则谷消而水化也。谷入于胃,脉道乃行,水入于经,其血乃成。荣盛则其肤必疏,三焦绝经,名曰血崩。

〔译文〕

寸口脉微而缓,微为卫气不足,不能固外,则肌腠空虚;缓是胃气有余,胃气充盛则能消化饮食、吸取水分。饮食入胃,营卫才能生成,运行于脉道;水分经胃的吸收,输送于经脉,才有血液的生成。营气虽盛而卫气弱,外则不能固护肌表,内则不能固其血,血崩之证就会产生。

◆ 原文

趺阳脉微而紧,紧则为寒,微则为虚,微紧相搏,则为短气。

〔译文〕

趺阳脉微而紧,紧为里寒,微为气虚。微紧相合,为脾胃虚寒、中气不足,故出现短气。

◆ 原文

少阴脉弱而涩,弱者微烦,涩者厥逆。

〔译文〕

少阴脉弱而涩,弱为阴虚,阴虚心火上炎,则微见心烦;涩为血少,阴血虚少,血行不畅,温暖不能四肢,则四肢厥冷。

◆ 原文

趺阳脉不出,脾不上下㉝,身冷肤硬。

〔注释〕

㉝脾不上下:脾虚失运,不能升清降浊。

〔译文〕

趺阳脉隐伏不显,主脾阳衰微。脾虚不能运化,水谷精微不能营养周身上下,故身体冷而皮肤硬。

◆ 原文

少阴脉不至,肾气微,少精血,奔气促迫上入胸膈,宗气反聚,血结心下,阳气退下,热归阴股,与阴相动,令身不仁,此为尸厥,当刺期门、巨阙。宗气者,三焦归气也,有名无形,气之神使也。下荣玉茎,故宗筋聚缩之也。

〔译文〕

少阴脉象不现,是肾气衰竭、精血不足。肾阴虚竭,不能潜阳,阳气上奔,迫促胸膈,宗气反而被阻,聚而不行,致血结心下。阳气若退于下,阳气下行,故阴部及两大腿内侧就会发热;阳与阴相争,阴阳之气两相郁遏,营卫俱不通行,故身体出现厥冷不仁,没有感觉,状若死人,这就叫尸厥,应当针刺期门,巨阙穴。

◆ 原文

寸口脉微,尺脉紧,其入虚损多汗,知阴常在,绝不见阳也。

〔译文〕

寸部脉微,尺部脉紧,微为阳气衰微,紧是阴寒内盛。阴邪常盛而阳衰,故病人虚弱多汗。

◆ 原文

寸口诸微亡阳,诸濡亡血,诸弱发热,诸紧为寒。诸乘寒者,则为厥,郁冒不仁,以胃无谷气,脾涩不通,口急不能言,战而栗也。

〔译文〕

一般说来,寸口脉微主阳虚,濡主血少,弱主阴虚发热,紧主寒。凡阳虚血少而又被寒邪所乘,气血不能通达内外,轻则出现口紧急,不能言语、畏寒战栗;重则出现四肢厥冷、昏晕而失去知觉。究其根源,在于脾虚不能运化,胃虚不能纳谷,外不能滋养形骸,内不能营养五脏。

◆ 原文

问曰:濡弱何以反适十一头㉞？师曰:五藏六府相乘,故令十一。

〔注释〕

㉞十一头:十一种。

〔译文〕

问:濡弱脉为什么皆适宜于十一脏呢？老师答:濡弱是胃气调和之脉,五脏六腑相生相克,皆赖胃气以滋生,所以濡弱脉对十一脏都适宜。

◆ 原文

问曰:何以知乘府？何以知乘藏？师曰:诸阳浮数为乘府。诸阴迟涩为乘藏也。

〔译文〕

问:怎样才能知道病已入腑呢？又根据什么知道病入于脏？老师答:凡见阳脉如浮或数的,是病入于腑;凡见阴脉如迟或涩的,是病入于脏。

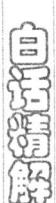

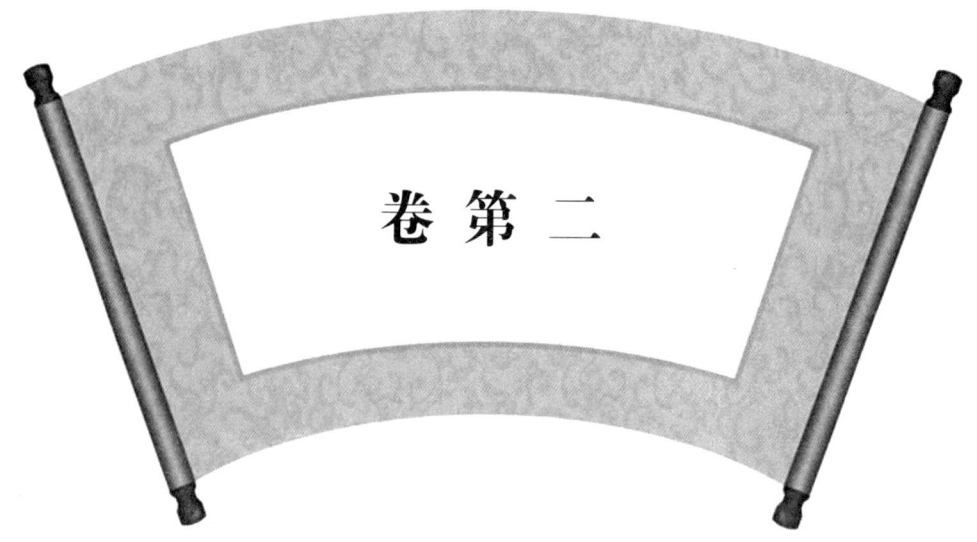

卷 第 二

伤寒例第三

〔题解〕伤寒例，即《伤寒论》的序例。但就本篇讨论的内容而言，却远远超出了序例的范围，涉及到外感病的病因、病机、分类、治疗大法、护理、预防、预后等原则性问题，故实际上可作外感病的概论。

◆ 原文

四时八节二十四气七十二候决病法
立春正月节斗指艮　雨水正月中指寅
惊蛰二月节指甲　　春分二月中指卯
清明三月节指乙　　谷雨三月中指辰
立夏四月节指巽　　小满四月中指巳
芒种五月节指丙　　夏至五月中指午
小暑六月节指丁　　大暑六月中指未
立秋七月节指坤　　处暑七月中指申
白露八月节指庚　　秋分八月中指酉
寒露九月节指辛　　霜降九月中指戌
立冬十月节指乾　　小雪十月中指亥
大雪十一月节指壬　冬至十一月中指子
小寒十二月节指癸　大寒十二月中指丑

二十四气，节有十二，中气有十二，五日为一候，气亦同，合有七十二候，决病生死。此须洞解之也。

《阴阳大论》云：春气温和，夏气暑热，秋气清凉，冬气冰列，此则四时正气之序也。冬时严寒，万类深藏，君子固密，则不伤于寒，触冒之者，乃名伤寒耳。其伤于四时之气，皆能为病，以伤寒为毒者，以其最成杀厉之气也。

〔译文〕

《阴阳大论》说：春天气候温暖，夏天气候炎热，秋天气候凉爽，冬天气候严寒，这是四季正常气候的变化规律。冬季严寒，自然界万种生灵深深地潜藏、伏匿，懂得养生之道的人们，顺应自然之规律而防护固密，所以寒邪不会伤害到他们。倘若不慎感受了寒邪，这就叫伤寒。四时之气皆能伤人而致病，但伤寒这种邪气，是最为凛冽、肃杀的邪气，所以为害最烈。

◆ 原文

中而即病者，名曰伤寒。不即病者，寒毒藏于肌肤，至春变为温病，至夏变为暑病。暑病者，热极重于温也。是以辛苦之人，春夏多温热病者，皆由冬时触寒所致，非时行之气也。

〔译文〕

感邪后立即发病的，名叫伤寒。感邪后寒毒邪气藏于肌肤之内，未立即发病，而是到了春季发病的，就成为温病；到夏季发病的，就成为暑病。所谓暑病，是热甚而重于温病的病症。所以辛苦劳累的人，春夏季之所以多患温热病，并不是感受了时行之气，而是由于冬季触犯了寒邪，体内有伏藏的寒邪所致。

◆ 原文

凡时行者，春时应暖而反大寒，夏时应热而反大凉，秋时应凉而反大热，冬时应寒而反大温，此非其时而有其气，是以一岁之中，长幼之病多相似者，此则时行之气也。

〔译文〕

所谓时行之气，是指反常于时令的气候，如春季天气应该温暖却反而很冷，夏季天气应该炎热却反而很凉爽，秋季天气应该凉爽却反而酷热，冬季天气应该寒冷却反而温暖异常。人们若感受了时行邪气，不论男女老幼，都会患相似的病症，即时行病。

◆ 原文

夫欲候知四时正气①为病及时行疫气之法，皆当按斗历②占之。九月霜降节后宜渐寒，向冬大寒，至正月雨水节后宜解也。所以谓之雨水者，以冰雪解而为雨水故也。至惊蛰二月节后，气渐和暖，向夏大热，至秋便凉。从霜降以后至春分以前，凡有触冒霜露，体中寒即病者，谓之伤寒也。九月十月寒气尚微，为病则轻，十一月、十二月寒冽已严，为病则重。正月二月寒渐将解，为病亦轻。此以冬时不调，适有伤寒之人，即为病也。其冬有非节之暖者，名为冬温。冬温之毒与伤寒大异，冬温复有先后，更相重沓③，亦有轻重，为治不同，证如后章。

〔注释〕

①四时正气：指四时正常的气候。

②斗历：斗，指星斗中的北斗七星；历，指历法。斗历，即根据北斗七星斗柄所指示的方向，来确定季节的方法。

③重沓：重叠。

〔译文〕

若要想知道四时正常气候致病及四时不正常的疫病之气致病的规律，可以按历法来推算。一般来说，农历九月霜降节以后，气候应当逐渐变冷。渐至冬季严寒，一直到正月雨水节前后，就会渐渐解除寒冷。之所以叫"雨水节"，是冰雪融化而变为雨水的缘故。到了二月惊蛰节前后，气候渐渐温暖，渐至夏季炎热，到了秋季气候又变凉爽。从霜降节以后到春分节以前，凡是触犯霜雪雾露，感受寒邪后，立即就病的，叫做伤寒。九、十月间寒气还较轻，致病也较轻微；十一、十二月间严寒凛冽，致病就会较重；正、二月间寒冷渐渐消退，致病也会较轻。这些皆因冬季调摄不当，恰好感受寒邪，立即就病的病症。若冬季有反常的温暖，触犯而致病的，就叫冬温。冬温毒邪根本不同于伤寒。冬温的发病有先有后，或交相重叠，病情有轻有重，其治法也就不同，它的症候表现如后章所述。

◆ 原文

从立春节后，其中无暴大寒又不冰雪，而有人壮热为病者，此属春时阳气发于冬时伏寒，变为温病。

〔译文〕

在立春节以后。若未突然出现严寒天气而又没有结冰下雪，却有高热的疾病发生，这是春天的阳气升发，引动了冬季伏藏的寒邪，变成了温病。

◆ 原文

从春分以后至秋分节前，天有暴寒者，皆为时行寒疫也。三月、四月或有暴寒，其时阳气尚弱，为寒所折，病热犹轻。五月、六月阳气已盛，为寒所折，病热则重。七月、八月阳气已衰，为寒所折，病热亦微，其病与温及暑病相似，但治有殊耳。

〔译文〕

从春分节以后到秋分以前，气候突然变冷，因而致病的，都是时行寒疫。三、四月间，有时天气骤然寒冷，此时人体阳气还较弱，若被寒邪所伤，患热病尚较轻。

五、六月人体阳气已经旺盛,一旦感受了寒邪,产生的热病就重。七、八月人体的阳气已经减弱,此时感受寒邪,产生的热病也轻。这种疾病相似于温病、暑病,但治疗却有所不同。

◆ 原文

十五日得一气,于四时之中,一时有六气,四六名为二十四气。然气候亦有应至仍不至,或有未应至而至者,或有至而太过者,皆成病气也。但天地动静,阴阳鼓击④者,各正一气耳。是以彼春之暖,为夏之暑;彼秋之忿,为冬之怒。是故冬至之后,一阳爻升,一阴爻降⑤也;夏至之后,一阳气下,一阴气上也。斯则冬夏二至,阴阳合也;春秋二分,阴阳离也。阴阳交易,人变病焉。此君子春夏养阳、秋冬养阴,顺天地之刚柔也。小人触冒,必婴暴疹⑥。须知毒烈之气,留在何经,而发何病,详而取之。是以春伤于风,夏必飧泄⑦;夏伤于暑,秋必病疟;秋伤于湿,冬必咳嗽;冬伤于寒,春必病温。此必然之道,可不审明之。

〔注释〕

④阴阳鼓击:阴阳相互推动、促进。

⑤一阳爻升,一阴爻降:"爻"是八卦中的基本符号。"—"代表阳爻;"— —"代表阴爻。十月六爻均属阴,而为坤卦。阴极则阳生,所以到了十一月冬至节后,阳气渐生,阴气始降,故一阳爻上(升),一阴爻下(降),形成复卦。

⑥必婴暴疹:婴,遭受。暴疹,急性疾病。

⑦飧泄:脾胃虚弱的泄泻。

〔译文〕

在一年四季中,每十五天为一节气,每一季度有六个节气,一年共有二十四个节气。一般说来,气候应相应于节气。但是气候的变化异常复杂,有时节气已到,而此时的气候却未到;有时节气未到,而此时的气候却提前来到;有时气候虽应时而至,但表现太过,这些皆可成为致病的邪气。然而,天地之间的阴阳之气互相鼓动推进,各自禀受一气。故气候会由春天的温暖,变为夏天的炎热;由秋天的凉爽,转变为冬季的严寒。冬至以后,阴气最盛,阴极则阳生,所以阳气开始上升,阴气开始下降。夏至以后,阳气最盛,阳极则阴生,所以阳气开始下降,阴气开始上升。这样,到了冬至夏至,为阴阳二气相合之时;春分秋分,是阴阳二气相离之期。当阴阳转换之时,人若适应不了则会生病。故熟知养生之道的人们,在春夏季养阳、秋冬季养阴,适应于自然界的变化。不懂养生的人,则顺应不了自然界的变化,触冒四时邪气,就会患急性热病。若要知道这些毒烈的邪气侵害哪一经,产生什么病,就必须详细诊察,才能得出正确结论。所以,春季感受风邪,夏天就发生泄泻;夏天感受暑邪,秋冬就会发疟疾;秋天感受湿邪,冬天就会发咳嗽;冬天受寒,春天则会产生温病。此为正常的规律,医者务须明白深究。

◆ 原文

伤寒之病,逐日浅深,以施方治。今世人伤寒,或始不早治,或治不对病,或日数久淹,困乃告医。医人又不依次第而治之,则不中病,皆宜临时消息制方,无不效也。今搜采仲景旧论,录其证候、诊脉声色、对病真方有神验者,拟防世急也。

[译文]

伤寒这种病,是由浅向深逐渐发展的,故应当根据病情的发展来施以处方,如今的人们患伤寒病,起初时治疗不及时,或者治疗不对症,或者拖延日久,直至病情危重了才去就医,若医生又不按规律和次序施治,必然就不会起到什么效果。若医生能够根据病情变化,随症处方施治,就会收到很好的效果。现在我搜集整理张仲景原著,记录其症候和诊察疾病的方法,以及有良效的方剂,以备人们急需。

◆ 原文

又土地温凉、高下不同;物性刚柔、餐居⑧亦异。是故黄帝兴四方之问,歧伯举四治⑨之能,以训后贤,开其未悟者。临病之工,宜须两审也。

[注释]

⑧餐居:饮食居处。
⑨四治:指砭石、毒药、微针、灸煨等四种治法。

[译文]

此外,地域有温凉高低不同,物体的属性有刚有柔,人们的饮食起居也不尽相同,故病症与治法也应有所区别。故黄帝提出四方居民治法不同的观点,歧伯则列举了砭石、毒药、微针、灸煨等四种不同的治疗方法及其作用,用来教导后代有学识的人,启发不知道变通的人,诊病的医生,必须一一明察。

◆ 原文

凡伤于寒,则为病热,热虽甚不死。若两感于寒⑪而病者,必死。

〔注释〕

⑩两感于寒：相表里的阴阳两经同时感受寒邪而致病。

〔译文〕

大凡感受寒邪，则会形成发热的疾病。虽然发热很甚，但也不会导致死亡。但若是相表里的两经同时感受寒邪而发病，就会导致死亡。

◇ 原文

尺寸俱浮者，太阳受病也，当一二日发。以其脉上连风府，故头项痛，腰脊强。

尺寸俱长者，阳明受病也，当二三日发。以其脉夹鼻络于目，故身热目痛鼻干，不得卧。

尺寸俱弦者，少阳受病也，当三四日发。以其脉循胁络于耳，故胸胁痛而耳聋。此三经皆受病，未入于府者，可汗而已。

尺寸俱沉细者，太阴受病也，当四五日发。以其脉布胃中，络于嗌，故腹满而嗌干。

尺寸俱沉者，少阴受病也，当五六日发。以其脉贯肾络于肺，系舌本，故口燥舌干而渴。

尺寸俱微缓者，厥阴受病也，当六七日发。以其脉循阴器络于肝，故烦满而囊缩。此三经皆受病，已入于府，可下而已。

〔译文〕

尺部、寸部脉象皆浮的，是因太阳受邪患病，大多在一二天发病。这是太阳经脉上连风府，行于头项、腰脊部位的缘故，故出现头项疼痛、腰脊拘紧不柔和等症状。

尺部、寸部脉象均长的，是阳明受邪患病，大多在二三天发病。这是阳明经脉起于鼻旁，行于目下的缘故，故出现身体发热、目痛、鼻干燥、不能安卧等症状。

尺部寸部脉象皆弦的，是少阳受邪患病，大多在三四天发病。这是少阳经脉循行胸胁、出入耳中的缘故，故出现胸胁疼痛而又耳聋的症状。

太阳、阳明、少阳这三经患病，为病在经脉，邪气还没有传入腑，可以用发汗法治愈。

尺部、寸部脉象皆沉细的，为太阴受邪生病，大多在四五天发病。这是太阴经脉络于胃，循行咽部的缘故，故出现腹部胀满、咽喉干燥的症状。

尺部、寸部脉象都沉的，是少阴受邪生病，大多在五六天发病。因为少阴经脉穿过肾、络于胸膈,连系舌根,故出现少阴病见舌燥、口渴。

尺部、寸部脉象都微缓的,是厥阴受邪生病,大多在六七天发病。这是厥阴的经脉环绕阴器,入属于肝的缘故,故出现烦闷、阴囊缩入的症状。

太阴、少阴、厥阴这三经患病,邪气已经传入胃腑,可用泄下法治愈。

◆ 原文

若两感于寒者,一日太阳受之,即与少阴俱病,则头痛口干、烦满而渴。二日阳明受之,即与太阴俱病,则腹满身热,不欲食,谵语。三日少阳受之,即与厥阴俱病,则耳聋、囊缩而厥,水浆⑪不入,不知人者,六日死。若三阴三阳、五藏六腑皆受病,则荣卫不行,藏府不通,则死矣。

〔注释〕

⑪水浆:泛指汤水饮品。

〔译文〕

至于两感病,是指互为表里的阴阳两经同时感受寒邪而发病。例如,第一天太阳受邪,就与少阴同时发病,有头痛、口干、心烦、腹部胀满而渴等病出现;第二天阳明受邪,就与太阴同时发病,有腹部胀满、身体发热、不想进食、谵语等症出现;第三天少阳受邪,则与厥阴同时发病,有耳聋、阴囊缩入、四肢冰冷、汤水喝不进、不省人事等症出现,大约六天就会死亡。若三阴三阳、五脏六腑都受邪患病,导致营卫之气不流行,脏腑不通,则必死无疑。

◆ 原文

其不两感于寒,更不传经,不加异气者,至七日太阳病衰,头痛少愈也。八日阳明病衰,身热少歇也。九日少阳病衰,耳聋微闻也。十日太阴病衰,腹减如故,则思饮食。十一日少阴病衰,渴止舌干,已而嚏也。十二日厥阴病衰,囊纵,少腹微下,大气皆去,病人精神爽慧也。

〔译文〕

若病人不是两感病,又没有传经发生,并且未再感受新的致病邪气的,到第七天,太阳病就会衰退,头痛就会明显好转;第八天,阳明病衰退,发热就会稍退;第九天,少阳病衰退,耳聋渐渐恢复,则可以听得见声音;第十天,太阴病衰退,腹部胀满减轻,恢复到正常,并想吃东西;十一天,少阴病衰退,口渴就会消退,舌干也随之消失,且打喷嚏;十二天,厥阴病衰退,缩入的阴囊就会松弛复原,少腹拘急缓解,邪气皆去,病人精神爽慧。

◆ 原文
若过十三日以上不间⑫,寸尺陷⑬者,大危。

〔注释〕
⑫不间:不愈。
⑬尺寸陷:指尺寸脉沉伏于里。

〔译文〕
若经过了十三天病情仍继续发展,寸关尺三部脉皆沉伏不显的,则预后险恶。

◆ 原文
若更感异气,变为他病者,当依后坏病症而治之。若脉阴阳俱盛,重感于寒者,变成温疟⑭。阳脉浮滑,阴脉濡弱者,更遇于风,变为风温。阳脉洪数,阴脉实大者,更遇温热,变为温毒,温毒为病最重也。阳脉濡弱,阴脉弦紧者,更遇温气,变为温疫。一本作疟。以此冬伤于寒,发为温病。脉之变证,方治如说。

〔注释〕
⑭温疟:先热后寒的一种疟疾。

〔译文〕
若又感受其他邪气,变成其他疾病的,应当依据后述坏病症进行施治。若尺寸脉均紧而有力,又感受寒邪的,就会传变为温疟。若寸脉浮滑、尺脉濡弱,感受风邪的,就会转变成风温。若寸脉洪数、尺脉实大,再感受温热,就会转变成温毒,温毒为最严重的一种病。若寸脉濡弱、尺脉弦紧的,又感受温邪,就会转变成温疫。这些皆为冬季感受寒邪,而变成温病的疾病。总之,所变之症必须详加诊察,因症立法处方,随症施治。

◆ 原文
凡人有疾,不时即治,隐忍冀差⑮,以成痼疾。小儿女子,益以滋甚⑯。时气不和,便当早言。寻其邪由,及在腠理,以时治之,罕有不愈者。患人忍之,数日乃说,邪气入藏,则难可制。此为家有患,备虑之要。凡作汤药,不可避晨夜,觉病须臾,即宜便治,不等早晚,则易愈矣。如或差迟,病即传变,虽欲除治,必难为力。服药不如方法,纵意违师,不须治之。

〔注释〕

⑮隐忍冀差:隐瞒忍耐病情,希望自己能痊愈。

⑯滋甚:更加严重。

〔译文〕

大凡有了疾病的人们,往往不及时就医,而是隐瞒忍耐,总是抱有侥幸的心理,希望不治而愈,结果转变成了顽固难治的疾病。小孩及妇女,尤其如此。因此,一旦身体感受时令不正之气而感到不适时,就应该及早告诉医生,及时找出病因,趁邪尚在肌表、病势尚轻浅时,及时进行治疗,大多皆能治愈。若患病的人隐瞒忍耐,多天后才找医生,邪气已经深入脏腑,就很难治疗了。此为那些有患病人的家人,应当注意的要点。凡是制作汤药,不要拘于时间,不避早晚,病发觉后,不论早晨晚上,马上就煎汤服药治疗,疾病就会很容易痊愈。若稍有迟误,疾病就会发生传变,再想根治,已经无能为力了。此外,服药不遵法度,随意违反医嘱者,还不如不治疗。

◆ 原文

凡伤寒之病,多从风寒得之。始表中风寒,入里则不消矣,未有温覆⑰而当不消散者。不在症治,拟欲攻之,犹当先解表,乃可下之。若表已解,而内不消,非大满,犹生寒热,则病不除。若表已解,而内不消,大满大实坚有燥屎,自可除下之,虽四五日,不能为祸也。若不宜下,而便攻之,内虚热入,协热遂利,烦躁诸变,不可胜数,轻者困笃,重者必死矣。

〔注释〕

⑰温覆:覆盖衣被,使身体温暖以助发汗。

〔译文〕

大凡伤寒病,多为感受风寒所致。开始时风寒侵袭肌表,渐至由表入里,病邪一旦入里就不易解除了。因此,凡风寒在表,应及时治疗,施用发汗解表,并注意服药后适当加盖衣被,使浑身温暖而得汗,病邪就会消散。若不遵循表里先后的症治规律,一起病就行攻下,就会引起变证。因此,若表证尚未解除,还应当先解表,解表后,才能使用攻下的方法。若表证已解而里证未除,一般可用下法。但若里实未成,未见大满大实之证,则不可用攻下法,若过早攻下,则不能解除其病,若表证已解,而里实已甚,肠中燥屎已成,而见大满大实之证,就应攻下燥屎,燥屎得去,则病可愈。若不能攻下,而妄行攻下,使正气受损,邪热内入,而产生协热下利、烦躁等各种变证的,不可胜数,病变轻的则会加重,重的则会死亡。

◆ **原文**

夫阳盛阴虚,汗之则死,下之则愈。阳虚阴盛,汗之则愈,下之则死。夫如是,则神丹安可以误发,甘遂何可以妄攻?虚盛之治,相背千里,吉凶之机,应若影响,岂容易哉!况桂枝下咽,阳盛即毙;承气入胃,阴盛以亡。死生之要,在乎须臾,视身之尽,不暇计日,此阴阳虚实之交错,其候至微,发汗吐下之相反,其祸至速。而医术浅狭,懵然不知病源,为治乃误,使病者殒没⑲,自谓其分。至令冤魂塞于冥路,死尸盈于旷野,仁者鉴此,岂不痛欤!

〔注释〕

⑱懵然:糊涂不明。
⑲殒没:死亡。

〔译文〕

阳热炽盛阴液亏虚的症候,误用发汗法治疗则会导致死亡,而用泻下法治疗则会痊愈。寒邪外盛、卫阳被遏的症候,用发汗法治疗则会痊愈,用泻下法治疗则会导致死亡。若懂得这些道理,怎么还会误用神丹来发汗呢?又怎么还妄用甘遂来泻下?治疗虚证与实证,相距千里,疾病吉凶安危的变化,息息相关于治疗。治疗得当,则可去邪愈疾;治疗不当,反会促使患者死亡。治疗得当与否与疾病吉凶的变化,真可以说是如影随形,如响应声。由此可见,治病是件非常不容易的事情。更何况阳热盛的人服下桂枝汤,就会毙命;阴寒盛的人服下承气汤,就会死亡。死亡与生存的关键,转换在倾刻间,甚至在很短的时间内就会眼看着病人死亡。这些阴阳虚实、错综复杂的症候,其表现相差极其微小,若发汗、吐下正好颠倒,那么灾祸马上就会到来。而一些医术浅薄、知识狭窄的医生,看病懵懵懂懂,不知病的根源,治疗肯定会发生错误,从而导致病人的死亡,庸医还妄称病人该死。致使阴间的道路被冤魂堵塞,死尸堆满了旷野。仁慈的人见到这种情况,怎么能不痛心呢?

◆ **原文**

凡两感病俱作,治有先后,发表攻里,本自不同。而执迷用意者,乃云神丹甘遂合而饮之,且解其表,又除其里。言巧似是,其理实违。夫智者之举错⑳也,常审以慎;愚者之动作也,必果而速。安危之变,岂可诡哉!世上之士,但务彼翕习㉑之荣,而莫见此倾危之败,惟明者居然能护其本,近取诸身,夫何远之有焉?

〔注释〕

⑳举错:举措,举止,行动。

㉑翕习:荣华显盛之貌。

〔译文〕

凡属表里同病的两感病,治疗应当分先后。解表与攻里,本来就属两种不同的治法,但固执错误,主观臆断的人,却说混合服用神丹甘遂,既解表邪,又除里邪,言语虽巧,道理却根本不通。聪明人的举止行动,常审查周严、谨慎从事;而愚蠢人的行为举止,往往鲁莽急躁。医生的行为直接关系到病人的安危,怎么可以置病人安危于不顾,而强行狡辩呢?现今社会上有地位的人,只知道追求显赫的荣华富贵,身体有死亡的危险却看不到。只有明白事理的人,才懂得爱惜自己的生命,而不为名利所动摇。

◆ 原文

凡发汗温暖汤药,其方虽言日三服,若病剧不解,当促其间㉒,可半日中尽三服。若与病相阻,即便有所觉。病重者,一日一夜当晬时㉓观之,如服一剂,病症犹在,故当复作本汤服之。至有不肯汗出,服三剂乃解。若汗不出者,死病也。

〔注释〕

㉒当促其间:缩短服药间隔时间。

㉓晬时:即周时,指一昼夜二十四小时。

〔译文〕

凡是温服发汗的汤药,处方后虽然说明一日服三次,但如果病情严重,服一次药后病不能解除的,服药间隔时间就应当适当缩短,可以在半天内服完三次。若药不对症,服药后就出现不适的感觉。病情重的,昼夜皆应服药,并二十四小时严密观察,以防病情变化。若一剂药服完后,病症尚存的,应当再煎制汤药服用。此外,有的病人服药后不易出汗,直至服完三剂药后才汗出病解。若服药后始终不出汗的,属于危候。

◆ 原文

凡得时气病,至五六日而渴欲饮水,饮不能多,不当与也。何者?以腹中热尚少,不能消之,便更与人作病也。至七八日,大渴欲饮水者,犹当依症而与之。与之常令不足,勿极意㉔也,言能饮一斗,与五升。若饮而腹满,小便不利,若喘若哕,不可与之也。忽然大汗出,是为自愈也。

〔注释〕

㉔极意:尽情,尽意。

〔译文〕

凡是患时气病的病人,到了五六天时,口渴想饮水,却又不能多喝的,就不应给病人水喝。这是什么原因呢?因为此时病人里热未甚,饮水后不能消耗掉,就会产生疾病。到了七八天,口渴厉害想要喝水的,应当依病情酌情给予,但不能让病人喝满喝足。譬如,病人说要饮一斗水,只给予五升。若喝水后病人感觉腹部胀满,小便不通畅,或气喘,或呃逆,就不能再给他水喝了,若喝水后突然大汗出的,为病将自愈的征兆。

◆ 原文

凡得病,反能饮水,此为欲愈之病。其不晓病者,但闻病饮水自愈,小渴者乃强与饮之,因成其祸,不可复数也。

〔译文〕

一般说来,虚寒证多不口渴,若反而出现口渴能饮水的,为阳气恢复、阴寒邪去、疾病将愈之兆。若有不懂医道的人,偶听说患病能喝水,就会痊愈,于是稍见口渴的,就勉强给病人喝水,因而酿成变证,不可胜数。

◆ 原文

凡得病,厥㉕脉动数,服汤药更㉖迟,脉浮大减小,初躁后静,此皆愈证也。

〔注释〕

㉕厥:其。

㉖更:改变。

〔译文〕

大凡患病,病人脉象动数,服汤药后变成迟脉;或者原来的脉象浮大,现在变成小脉;或者初起神情躁烦不安,后来转为神情安静,皆为疾病将要痊愈的征象。

卷第二

◆ 原文

凡治温病,可刺五十九穴。又身之穴三百六十有五,其三十穴灸之有害,七十九穴刺之为灾,并中髓也。

〔译文〕

大凡温热病的治疗,可以针刺人体的五十九个穴位。人体的穴位共有三百六十五个,其中三十个穴位是禁用艾灸的,若误灸就会对人体造成损害;七十九个穴位禁用针刺,若针刺就会造成灾祸,这是因为针刺或艾灸这些穴位,皆会使骨髓受到损伤。

◆ 原文

脉四损,三日死。平人四息,病人脉一至,名曰四损。
脉五损,一日死。平人五息,病人脉一至,名曰五损。
脉六损,一时死。平人六息,病人脉一至,名曰六损。

〔译文〕

凡出现四损之脉的,三天则会死亡。所谓"四损",是指正常人呼吸四次,病人脉搏来一次。若出现五损之脉的,一天则会死亡。所谓"五损",是指正常人呼吸五次,病人脉搏来一次。若出现六损之脉的,一个时辰则会死亡。所谓"六损",是指正常人呼吸六次,病人脉搏来一次。

◆ 原文

脉盛身寒,得之伤寒;脉虚身热,得之伤暑。

〔译文〕

脉象盛大而身体怕冷,患的是伤寒病;脉象虚软而身体发热,患的是中暑病。

◆ 原文

脉阴阳俱盛,大汗出不解者死。

〔译文〕

脉象尺寸部都盛大,大汗淋漓而病未解的,属正不胜邪之兆,是死候。

◆ 原文

脉阴阳俱虚,热不止者死。

〔译文〕

脉尺部、寸部皆呈虚象,不能停止发热的,为正虚邪热亢极,属于危候。

◆ 原文

脉至乍数乍疏者死。

〔译文〕

脉搏跳动忽快忽慢的,为心气将竭、营卫之气断绝之象,病情极其危重。

◆ 原文

脉至如转索,其日死。

〔译文〕

脉搏跳动坚硬搏指,似扭转的绳索的,为真脏脉现之兆,预后不良。

◆ 原文

谵言妄语,身微热,脉浮大,手足温者生;逆冷,脉沉细者,不过一日死矣。此以前是伤寒热病症候也。

〔译文〕

病人神昏谵言妄语,身体轻微发热,脉象浮大,手足温暖者,仍有生机;若手足厥冷,脉象沉细的,则预后不良。

上述所论述的,是伤寒热病的症候。

辨痉湿暍脉证第四

〔题解〕痉病,是以项背强急、口噤不开、甚至角弓反张为主要表现的病症。外感内伤皆可引起痉病。本篇所论,主要是外邪所致的痉病、湿病,是感受湿邪所致

的病症,其中有外湿、内湿的区别,本篇主要论述了外湿为患的症候特点、治则、治禁等问题。暍即中暑,本篇主要讨论了暍病的症候特点。

◆ 原文

伤寒所致太阳病痓①湿暍②此三种,宜应别论,以为与伤寒相似,故此见之。

〔注释〕

①痓:痉字之误。成无己说:"痓,当作痉,传写之误也。"痉病,是以项背强急、口噤不开、甚则角弓反张等为主要表现的病症。以下痓字,均同此例。

②暍:即伤暑。

〔译文〕

外邪所致的痉、湿、暍这三种病,本应另当别论。但由于此三者与太阳病的表现极其相似,故在本篇一并叙述。

◆ 原文

太阳病,发热无汗,反恶寒者,名曰刚痓。

〔译文〕

太阳病,有痉病的表现,而又见发热、无汗、怕冷的,名为"刚痓"。

◆ 原文

太阳病,发热汗出而不恶寒,《病源》云恶寒。名曰"柔痓"。

〔译文〕

太阳病,有痉病的表现,而又见发热、出汗、不怕冷的,名叫"柔痓"。

◆ 原文

太阳病,发热,脉沉而细者,名曰痓。

〔译文〕

太阳病,有颈项强急、口噤不开、角弓反张等痓病的表现,又见发热、脉象沉而细的,名叫"痓",为邪实正虚之候,治疗十分不易。

◆ 原文

太阳病,发汗太多,因致痉。

〔译文〕

太阳病,因为发汗太过,过多地出汗,损伤津液,筋脉失养,因而形成痉病。

◆ 原文

病身热足寒,颈项强急,恶寒,时头热面赤,目脉赤,独头面摇,卒③口噤,背反张者,痉病也。

〔注释〕

③卒:忽然。

〔译文〕

病人身上发热足部发凉,颈强强急,畏寒,有时头部烘热,面部及眼睛发红,头部动摇不停,突然出现牙关咬紧不开、背部强直、角弓反张的,即为痉病。

◆ 原文

太阳病,关节疼痛而烦,脉沉而细一作缓者,此名湿痹。一云中湿。湿痹之候,其人小便不利,大便反快,但当利其小便。

〔译文〕

太阳病,关节疼痛厉害,脉象沉细的,为湿痹。湿痹,多有小便不通畅,大便溏泄的症候表现。

◆ 原文

湿家④之为病,一身尽疼,发热,身色如似熏黄。

〔注释〕

④湿家:久患湿病的人。

〔译文〕

久患湿病的人,周身出现疼痛、发热、肌肤发黄、色如烟熏的,这是湿邪久郁化热、湿热郁遏之候。

◆ 原文

湿家,其人但头汗出,背强,欲得被覆向火,若下之早则哕,胸满,小便不利,舌上如胎者,以丹田⑤有热,胸中有寒,渴欲得水,而不能饮,口燥烦也。

〔注释〕

⑤丹田:泛指脐下部位。

〔译文〕

久患湿病的人,出现头部出汗,背部强硬不舒,形寒怕冷的症状,想要盖被或烤火取暖,这是寒湿郁于肌表,卫阳被遏之症,治当温阳化湿解表,不可攻下。若误用攻下,势必正气受到损伤,导致阳气下陷、湿阻于中,出现呃逆、胸闷、小便不通畅、口渴不能饮、舌上生苔等症。

◆ 原文

湿家下之,额上汗出,微喘,小便利—云不利。者死,若下利不止者亦死。

〔译文〕

久患湿病的人,若误用攻下,有额上出汗、微微气喘、小便通利的,是阴竭于下、阳脱于上的表现,病情就会极其险恶;若出现腹泻不停止的,为脾阳衰竭,也属危候。

◆ 原文

问曰:风湿相搏,一身尽疼痛,法当汗出而解。值天阴雨不止,医云此可发汗,汗之病不愈者,何也? 答曰:发其汗,汗大出者,但风气去,湿气在,是故不愈也。若治风湿者,发其汗,但微微似欲出汗者,风湿俱去也。

〔译文〕

问:风湿之邪相合,引起浑身疼痛,依照治疗法则,应当发汗驱邪,汗出邪散病则可痊愈。但巧遇天阴下雨不止的话,医生说可以发汗,而发了汗病却不愈,这是为什么呢? 答:这是发汗太过的缘故,汗出很多,这样只驱除了风邪,而湿邪仍然存在,故病未痊愈。倘若用发汗法治疗风湿病,只宜让病人微微出汗,这样才能同时解除风邪和湿邪。

◆ 原文

湿家病,身上疼痛,发热面黄而喘,头痛鼻塞而烦,其脉大,自能饮食,腹中和无病,病在头中寒湿,故鼻塞。内⑥药鼻中则愈。

〔注释〕

⑥内:同"纳",放入、塞入之义。

〔译文〕

久患湿病者,出现身体疼痛、发热、面色发黄、气喘、头痛、鼻塞、心烦不安的症状,若病人脉象大,饮食正常的,为胃肠调和无病,湿热郁滞在上所致,故鼻塞。治疗时,可用药塞入鼻孔里,即可痊愈。

◆ 原文

病者一身尽疼,发热日晡所⑦剧者,此名风湿。此病伤于汗出当风,或久伤取冷⑧所致也。

〔注释〕

⑦日晡所:午后申时(下午三时至五时)左右的时间。

⑧久伤取冷:长期贪凉饮冷被寒邪所伤。

〔译文〕

病人浑身疼痛,发热,午后增剧的,为风湿。汗出后感受风邪,或长期贪凉取冷是风湿的成因。

◆ 原文

太阳中热者,暍是也。其人汗出恶寒,身热而渴也。

〔译文〕

感受暑热之邪而引起的太阳病症,就是暍。病人出现身热、口渴、出汗、怕冷的症候。

◆ 原文

太阳中暍者,身热疼重而脉微弱,此以夏月伤冷水,水行皮中所致也。

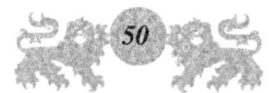

〔译文〕

太阳中暑证,出现身体发热、沉重、疼痛,脉象微弱症状的,是夏季被冷水所伤,水湿侵入肌表所致。

◆ 原文

太阳中暍者,发热,恶寒,身重而疼痛,其脉弦细芤迟,小便已,洒洒然⑨毛耸,手足逆冷,小有劳身即热,口开,前板齿燥。若发汗则恶寒甚,加温针则发热甚,数下之则淋甚。

〔注释〕

⑨洒洒然:恶寒貌。

〔译文〕

太阳中暑证,出现发热、怕冷,身体沉重疼痛,脉象弦细芤迟,解了小便后,就毛骨悚然、怕冷更甚,手足冰凉,稍微劳动,身体就发热,口则张开呼吸,门齿干燥。这是暑湿相兼而又气阴不足之证,治当清暑益气化湿,禁用发汗、攻下、温针。若误用发汗法治疗,则会加重怕冷的病情;误用温针,就会使发热更剧;若屡次攻下,小便则会淋涩不通。

辨太阳病脉证并治上第五

合一十六法。方一十四首

〔题解〕所谓太阳病,即表证。具体地说,则发生在外感病初期阶段,外邪侵袭肌表,主要表现为发热、畏寒、头痛项强、脉浮症状的病症。太阳病包括太阳中风证、太阳伤寒证两大类型。太阳中风证的特点为汗出,脉缓,治用解肌祛风、调和营卫法,方用桂枝汤;太阳伤寒证以无汗、脉紧为特点,治用发汗解表法,方用麻黄汤。太阳病误治失治转为其他病症的,称为太阳病变证。太阳病变证较为复杂,其中既有实证热证,又兼有虚证寒证,还有寒热错杂证。仲景在太阳篇中详述了诸多变证及其症治,示人以规矩,给人以范例,充分体现了"观其脉症、随症治之"的精神。此外,太阳篇还论述了太阳兼夹证、太阳病的治禁、传变、预后等问题。

◆ 原文

太阳之为病,脉浮,头项强痛①而恶寒。

〔注释〕

①头项强痛:强,不柔和貌。头项强痛,即头痛项部不柔和。

〔译文〕

太阳病的症候,是以脉象浮、头痛、项部拘急不舒、畏寒为基本特征。

◆ 原文

太阳病,发热,汗出,恶风,脉缓②者,名为中风③。

〔注释〕

②脉缓:脉纵缓,与紧脉相对而言,非迟缓之谓。

③中风:中,音众。中风,即伤风,与突然晕倒、口眼㖞斜的中风病不同。

〔译文〕

太阳病,发热,汗出,畏风,头痛,项部拘急不舒,脉象浮缓的,即为中风。

◆ 原文

太阳病,或已发热,或未发热,必恶寒,体痛,呕逆,脉阴阳俱紧④者,名为伤寒。

〔注释〕

④脉阴阳俱紧:阴阳,指尺寸而言,即寸脉为阳,尺脉为阴。脉阴阳俱紧,即脉寸关尺三部均紧。

〔译文〕

太阳病,已经发热,或者尚未发热,畏冷,头痛,项部拘急不舒,身体疼痛,呕逆,无汗,寸关尺三部脉象皆浮紧的,即为伤寒。

◆ 原文

伤寒一日,太阳受之,脉若静⑤者,为不传;颇欲吐,若躁烦,脉数急者,为传也。

〔注释〕

⑤脉若静:指脉象静止未变。

〔译文〕

外感病第一天,邪在太阳,若脉症静止在太阳未变的,这是疾病未发生传变。若病人总想呕吐、烦躁不安、脉象数而急疾,为邪气传里之象,表示病已传变。

◆ 原文

伤寒二三日,阳明、少阳证不见者,为不传也。

〔译文〕

外感病二三天,已到邪传阳明、少阳之期,若不见阳明、少阳病的见症,而只见太阳病症候的,表示病未传变。

◆ 原文

太阳病,发热而渴,不恶寒者,为温病⑥。若发汗已,身灼热者,名风温⑦。风温为病,脉阴阳俱浮,自汗出,身重,多眠睡,鼻息必鼾,语言难出。若被下者,小便不利,直视失溲⑧。若被火⑨者,微发黄色,剧则如惊痫,时瘛疭⑩,若火熏之⑪。一逆尚引日,再逆促命期。

〔注释〕

⑥温病:广义伤寒之一,为感受温热之邪所致的外感疾病。
⑦风温:此指温病误用辛温发汗所致的变证。
⑧失溲:溲,汉时既指小便,又指大便。此处失溲,指大便失禁。
⑨被火:指误用火治法治疗,如误用艾灸、火熏、温针等治法。
⑩瘛疭:抽搐。
⑪若火熏之:形容肤色发黄而晦暗,如烟火熏灼的一般。

〔译文〕

太阳病,有发热、口渴、不怕冷的症状出现的,就叫做温病。温病为感受温邪所致,所以禁用辛温发汗、禁用攻下、禁用火攻。若误用辛温发汗,就会使热势更甚,出现身体灼热、尺部寸部脉象均浮盛、自汗出、身体沉重、时时嗜睡、呼吸时鼻有鼾声、说话困难,这就叫风温。若误用攻下,阴液耗伤,小便短少不通畅,两目直视、大便失禁的症状就会出现。如果误用火攻,就会使邪热更炽,火热内攻,轻的会引起肌肤发黄,严重的会引起手足阵发抽搐,好像惊痫发作一样的症状,肤色发黄很深,像烟火熏过的一样。一次误治,病人尚可苟延时日,反复误治,则会断送病人生命。

◆ 原文

病有发热恶寒者,发于阳也;无热恶寒者,发于阴也。发于阳,七日愈。发于阴,六日愈。以阳数七、阴数六故也。

〔译文〕

患外感病,若有发热畏寒的症状出现,是病在阳经的表现;若有无热畏寒的症状出现,是病在阴经的表现。病在阳经的,大约七天可以痊愈;病在阴经的,大约六天可以痊愈。这是七属于阳数、六属于阴数的缘故。

◆ 原文

太阳病,头痛至七日以上自愈者,以行其经尽故也。若欲作再经⑫者,针足阳明⑬,使经不传则愈。

〔注释〕

⑫欲作再经:欲传他经。

⑬针足阳明:针刺足阳明经的穴位。

〔译文〕

太阳病,头痛超过七天而自行痊愈的,是邪气行尽太阳经的缘故。若邪气未尽,有向阳明经传变趋势,可以针刺足阳明经穴,使经气疏通,抗邪力增强,邪气不能内传阳明,疾病就会痊愈。

◆ 原文

太阳病欲解时,从巳至未⑭上。

〔注释〕

⑭从巳至未:巳,上午九时至十一时,未,下午一时至三时。从巳至未,即从九时至十五时。

〔译文〕

太阳病即将解除的时间,大多在上午九时至下午三时之间。

◆ 原文

风家⑮,表解而不了了⑯者,十二日愈。

〔注释〕

⑮风家:感受风邪的患者。

⑯不了了:病情尚未彻底痊愈的不清爽、不舒适的感觉。

〔译文〕

容易患太阳中风的人,表证解除后,身体仍感不适者,需待一定的时日,正气恢复,则可痊愈。

◆ 原文

病人身太热⑰,反欲得衣者,热在皮肤⑱,寒在骨髓⑲也;身大寒,反不欲近衣者,寒在皮肤,热在骨髓也。

〔注释〕

⑰太热:即大热。

⑱皮肤:指浅层,指外。

⑲骨髓:指深层,指内。

〔译文〕

病人体表发热,反而想多穿衣服,这是外部假热、内部真寒的表现;体表怕冷,反而不想穿衣服者,这是外部假寒、内部真热的反映。

◆ 原文

太阳中风,阳浮而阴弱⑳,阳浮者,热自发,阴弱者,汗自出,啬啬㉑恶寒,淅淅㉒恶风,翕翕㉓发热,鼻鸣干呕者,桂枝汤主之。方一:

桂枝三两,去皮　芍药三两　甘草二两,炙　生姜三两,切　大枣十二枚,擘㉔

上五味,㕮咀㉕三味,以水七升,微火煮取三升,去滓,适寒温,服一升。服已须臾,歠㉖热稀粥一升余,以助药力。温覆令一时许,遍身漐漐㉗微似有汗者益佳,不可令如水流漓,病必不除。若一服汗出病差,停后服,不必尽剂。若不汗,更服依前法。又不汗,后服小促其间。半日许,令三服尽。若病重者,一日一夜服,周时㉘观之。服一剂尽,病症犹在者,更作服。若汗不出,乃服至二三剂。禁生冷、黏滑、肉面、五辛㉙、酒酪㉚、臭恶等物。

〔注释〕

⑳阳浮阴弱:既指病机,又指脉象。从病机看,阳浮指卫气浮盛,阴弱指营阴不足。从脉象看,阳浮指轻按脉浮,阴弱指重按脉弱。

㉑啬啬:畏怯怕冷貌。
㉒淅淅:风声,形容如寒风侵入肌肤一样的畏风。
㉓翕翕:发热轻浅貌。
㉔擘:用手掰开物品。
㉕㕮咀:咀嚼,引申为捣细。
㉖歠:饮。
㉗漐漐:小雨潮湿貌。
㉘周时:一日一夜,二十四小时。
㉙五辛:《本草纲目》为大蒜、小蒜、韭、胡荽、芸苔。
㉚酪:乳制品。

〔译文〕

太阳中风证,卫阳抗邪而浮盛于外,营阴不能内守而弱于内,卫阳浮盛于外就发热,营阴不能内守则汗自出,患者畏缩怕冷,瑟瑟畏风,发热像有皮毛覆盖身上一样,鼻塞气息不利,干呕的,应当用桂枝汤主治。

桂枝汤方

桂枝三两,去皮　芍药三两　甘草二两,炙　生姜三两,切片　大枣十二枚,剖开

以上五味药,捣碎前三味药,与后两味药混合,加水七升,用微火煎煮成三升,去掉药渣,待药汁冷热适当时,服药一升,一日服三次。服药一会儿后,喝一大碗热稀粥,以助药力,并覆盖棉被约两个小时,取暖保温来帮助发汗。发汗程度最好是周身微微出汗,不要让汗出如流水般淋漓不断,否则伤阳耗阴,疾病就一定不能解除。如果服了第一次药后汗出疾病痊愈,就停止服第二次、第三次药,不需要把一剂药都服尽。若服第一次药汗不出,可以依照以上服药方法服第二次药。如果服第二次药还无汗出,那么,第三次药可适当提前服,可在半天左右将一剂服完。若病情严重的,昼夜可以服药,一天二十四小时进行严密观察。如果服完一剂药后,病症仍然未消除的,可以再继续服药,倘若服药后仍不出汗,那么,就可一直服药二三剂。

服药期间、禁食生冷、黏滞滑腻、油腻、大蒜、小蒜、芸苔、胡荽、动物乳类及其制品,腐败变质及不良气味的食品。

◆ 原文

太阳病,头痛,发热,汗出,恶风,桂枝汤主之。方二。用前第一方。

〔译文〕

太阳病,只要有头痛、发热、汗出、畏风症状出现的,桂枝汤则可主治。

◆ 原文

太阳病,项背强几几㉛,反汗出恶风者,桂枝加葛根汤主之。方三。

葛根四两　麻黄三两,去节　芍药二两　生姜三两,切　甘草二两,炙　大枣十二枚,擘　桂枝二两,去皮

上七味,以水一斗,先煮麻黄、葛根,减二升,去上沫,内诸药,煮取三升,去滓。温服一升,覆取微似汗,不须歠粥,余如桂枝法将息及禁忌。臣亿等谨按:仲景本论,太阳中风自汗用桂枝,伤寒无汗用麻黄,今证云汗出恶风,而方中有麻黄,恐非本意也。第三卷有葛根汤证,云无汗、恶风,正与此方同,是合用麻黄也。此云桂枝加葛根汤,恐是桂枝中但加葛根耳。

〔注释〕

㉛几几:音紧紧(jǐnjǐn),紧固拘急不柔和貌。

〔译文〕

太阳病,项背部拘紧不柔和、俯仰不能自如,本应当无汗,反而有汗出、怕风等太阳中风见证出现的,用桂枝加葛根汤主治。

桂枝加葛根汤方

葛根四两　芍药三两　生姜三两,切片　甘草二两,炙　大枣十二枚,剖开　桂枝二两,去皮

以上六味药,用水一斗,先加入葛根煎煮,煮去水分二升,除去上面的白沫,再加入其他药物,共煎煮成三升,去掉药渣,每次温服一升。服药后覆盖棉被取暖保温以助发汗,使病人周身微微出汗为度。除服药后不需喝热粥外,其余的调养护理方法及服药禁忌皆同于桂枝汤。

◆ 原文

太阳病,下之后,其气上冲者,可与桂枝汤,方用前法。若不上冲者,不得与之。方四。

〔译文〕

太阳病,误用了泻下药之后,病人自觉胸中有气逆上冲感觉的,可以用桂枝汤治疗,服药方法同于前。若误下后没有气逆上冲感觉的,则不能用桂枝汤治疗。

◆ **原文**

太阳病三日,已发汗,若吐、若下、若温针,仍不解者,此为坏病㉜,桂枝㉝不中㉞与之也。观其脉症,知犯何逆,随证治之。桂枝本为解肌,若其人脉浮紧,发热汗不出者,不可与之也。常须识㉟此,勿令误也。方五。

〔注释〕

㉜坏病:误治或自身恶化,病情变坏,难以六经正其名者。

㉝桂枝:指桂枝汤。

㉞不中:不当。

㉟识:通誌,记住的意思。

〔译文〕

太阳病第三天,已经用了发汗的方法,或者用了吐法,或者用了攻下法,或者用了温针的方法,病情仍然不解的,即为坏病,已不再适用服桂枝汤。对于坏病,应该详细诊察其脉象、症状,了解使用了何种错误治法及演变为何种病症,因症立法,随症治疗。

桂枝汤本来是解肌和营的方剂,适用于太阳中风证。若病人脉象浮紧、发热、汗不出的,属太阳伤寒证,桂枝汤则不可治疗。医者务须牢记这一点,千万不要发生错误。

◆ **原文**

若酒客㊱病,不可与桂枝汤,得之则呕,以酒客不喜甘故也。

〔注释〕

㊱酒客:嗜酒之人。

〔译文〕

平素嗜酒的人,若患了太阳中风证,不应用桂枝汤治疗,若服用了桂枝汤,就会出现呕吐的症状,这是嗜酒的人多湿热内蕴,而桂枝汤是辛甘温之剂,用后更助热留湿的缘故。

◆ 原文

喘家㊲,作桂枝汤,加厚朴杏子佳。方六。

〔注释〕

㊲喘家:素有喘病的人。

〔译文〕

平素有喘疾的病人,患了太阳中风证,引动喘疾发作的,最好用桂枝汤加厚朴、杏子治疗。

◆ 原文

凡服桂枝汤吐者,其后必吐脓血也。

〔译文〕

凡是内热炽盛的病人,若服用桂枝汤而发生呕吐的,以后可能会出现吐脓血的变证。

◆ 原文

太阳病,发汗,遂漏㊳不止,其人恶风,小便难,四肢微急,难以屈伸者,桂枝加附子汤主之。方七。

桂枝三两,去皮　芍药三两　甘草三两,炙　生姜三两,切　大枣十二枚,擘　附子一枚,炮,去皮,破八片

上六味,以水七升,煮取三升,去滓,温服一升。本云,桂枝汤今加附子。将息如前法。

〔注释〕

㊳漏:汗出淋漓不止。

〔译文〕

太阳病,发汗太过,导致汗出淋漓不止、病人怕冷、小便短小、四肢微感拘急疼痛、屈伸困难,若仍然存在头痛、发热等表证的,用桂枝加附子汤主治。

桂枝加附子汤方

桂枝三两,去皮　芍药三两　甘草三两,炙　生姜三两,切片　大枣十二枚,剖开　附子一

枚,炮制,去皮,破成八片

以上六味药,加水七升,煎煮成三升,去掉药渣,每次温服一升。旧本说:现用桂枝汤加入附子,其调养护理的方法同前。

◇ 原文

太阳病,下之后,脉促㊴胸满者,桂枝去芍药汤主之。方八。促,一作纵。

桂枝三两,去皮　甘草二两,炙　生姜三两,切　大枣十二枚,擘

上四味,以水七升,煮取三升,去滓,温服一升。本云,桂枝汤今去芍药。将息如前法。

〔注释〕

㊴脉促:脉急促、短促。

〔译文〕

太阳病,误用攻下之后,有脉象急促、短促,胸部胀闷症状出现的,用桂枝去芍药汤主治。

桂枝去芍药汤方

桂枝三两,去皮　甘草二两,炙　生姜三两,切片　大枣十二枚,剖开

以上四味药,用水七升,煎煮成三升,去药渣,每次温服一升。旧本说:现用桂枝汤去掉芍药,调养护理方法同前。

◇ 原文

若微寒者,桂枝去芍药加附子汤主之。方九。

桂枝三两,去皮　甘草二两,炙　生姜三两,切　大枣十二枚,擘　附子一枚,炮,去皮,破八片

上五味,以水七升,煮取三升,去滓,温服一升。本云,桂枝汤今去芍药加附子。将息如前法。

〔译文〕

若误下后,出现胸部满闷、脉微、畏风寒较重的,用桂枝去芍药加附子汤主治。

桂枝去芍药加附子汤方

桂枝三两,去皮　甘草二两,炙　生姜三两,切片　大枣十二枚,剖开　附子一枚,炮制,去

皮,破成八片

以上五味药,用水七升,煎煮成三升,去掉药渣,每次温服一升。旧本说:现用桂枝汤去掉芍药加入附子,其调养护理方法同前。

◆ 原文

太阳病,得之八九日,如疟状,发热恶寒,热多寒少,其人不呕,清便欲自可[40],一日二三度发。脉微缓[41]者,为欲愈也;脉微而恶寒者,此阴阳俱虚[42],不可更发汗、更下、更吐也;面色反有热色[43]者,未欲解也,其不能得小汗出,身必痒,宜桂枝麻黄各半汤。方十。

桂枝一两十六铢,去皮　芍药　生姜切　甘草炙　麻黄各一两,去节　大枣四枚,擘　杏仁二十四枚,汤浸,去皮尖及两仁者

上七味,以水五升,先煮麻黄一二沸,去上沫,内诸药,煮取一升八合,去滓,温服六合。本云,桂枝汤三合,麻黄汤三合,并为六合,顿服。将息如上法。臣亿等谨按,桂枝汤方,桂枝、芍药、生姜各三两,甘草二两,大枣十二枚。麻黄汤方,麻黄三两,桂枝二两,甘草一两,杏仁七十个。今以算法约之,二汤各取三分之一,即得桂枝一两十六铢,芍药、生姜、甘草各一两,大枣四枚,杏仁二十三个零三分枝之一,收之得二十四个,合方。详此方乃三分之一,非各半也,宜云合半汤。

〔注释〕

[40]清便欲自可:谓大小便趋于正常。

[41]脉微缓:脉象和缓。

[42]阴阳俱虚:指表里俱虚。

[43]热色:红色。

〔译文〕

太阳病,已经得了八九天,患者发热怕冷,发热的时间较长,怕冷的时间较短,一天发作二三次,似疟疾般,病人不呕吐,大小便正常,即邪气郁滞在表的表现。此时,若脉象渐趋调匀和缓的,是邪气去、正气复的征象,疾病即将痊愈。若脉象微弱而怕冷的,这是表里阳气皆虚,可能系误用汗、吐、下所致,因此,就不能再用发汗、攻下、涌吐的方法治疗了。若面部反而出现红色的,表明邪气仍郁滞在肌表未能解除,病人皮肤还一定有瘙痒的症状,适宜用桂枝麻黄各半汤治疗。

桂枝麻黄各半汤方

桂枝一两十六铢,去皮　芍药　生姜切片　甘草炙　麻黄各一两,去节　大枣四枚剖开　杏

仁二十四枚，用水浸泡，去掉皮尖及双仁的

以上七味药，用水五升，先加入麻黄煎煮，待煮一、二沸，除去上面的白沫，再加入其余各药，煎煮成一升八合，去掉药渣，每次温服六合。旧本说：取桂枝汤三合，麻黄汤三合，合为六合，一次服完。调养护理方法同前。

◆ 原文

太阳病，初服桂枝汤，反烦不解者，先刺风池、风府，却与桂枝汤则愈。方十一。用前第一方。

〔译文〕

太阳病，服了一遍桂枝汤，不仅表证未解，反而增添了烦闷不安的感觉，此乃邪气郁滞太甚所致。治疗应当先针刺风池、风府，以疏经泄邪，然后再给予桂枝汤就可以痊愈。

◆ 原文

服桂枝汤，大汗出，脉洪大者，与桂枝汤如前法。若形似疟，一日再发者，汗出必解，宜桂枝二麻黄一汤。方十二。

桂枝一两十七铢，去皮　芍药一两六铢　麻黄十六铢，去节　生姜一两六铢，切　杏仁十六个，去皮尖　甘草一两二铢，炙　大枣五枚，擘

上七味，以水五升，先煮麻黄一二沸，去上沫，内诸药，煮取二升，去滓，温服一升，日再服。本云，桂枝汤二分，麻黄汤一分，合为二升，分再服。今合为一方，将息如前法。臣亿等谨按，桂枝汤方，桂枝、芍药、生姜各三两，甘草二两，大枣十二枚。麻黄汤方，麻黄三两，桂枝二两，甘草一两，杏仁七十个。今以算法约之，桂枝汤取十二分之五，即得桂枝、芍药、生姜各一两六铢，甘草二十铢，大枣五枚。麻黄汤取九分之二，即得麻黄十六铢，桂枝十铢三分铢之二，收之得十一铢，甘草五铢三分铢之一，收之得六铢，杏仁十五个九分枚之四，收之得十六个。二汤所取相合，即共得桂枝一两十七铢，麻黄十六铢，生姜、芍药各一两六铢，甘草一两二铢，大枣五枚，杏仁十六个，合方。

〔译文〕

服桂枝汤发汗，汗不遵法，有大汗出、脉象洪大症状出现，而发热，畏寒，头痛等表证仍然未解的，为病仍在表，仍应给予桂枝汤治疗，服药方法同前。如果病人发热怕冷，发热的时间长，怕冷的时间短，似发疟疾一样，一天发作二次的，用小发汗法就能治愈，适宜用桂枝二麻黄一汤。

桂枝二麻黄一汤方

桂枝一两十七铢，去皮　芍药一两六铢　麻黄十六铢，去节　生姜一两六铢，切片　杏仁十六个，去皮尖　甘草一两二铢，炙　大枣五枚，剖开

以上七味药，用水五升，先加入麻黄，煮开一二滚，除去上面的白沫，再加入其他药物，煎煮成二升，去掉药渣，每次温服一升，一日服二次。旧本说：取桂枝汤二分，麻黄汤一分，混合成二升，分二次服。调养护理方法同前。

◆ 原文

服桂枝汤，大汗出后，大烦渴不解，脉洪大者，白虎加人参汤主之。方十三。

知母六两　石膏一斤，碎，绵裹　甘草炙，二两　粳米六合　人参三两

上五味，以水一斗，煮米熟汤成，去滓，温服一升，日三服。

〔译文〕

太阳中风证，服了桂枝汤后，出很多的汗，病人出现心烦口渴很厉害、饮水不能缓解、脉象洪大症状的，为邪传阳明，热盛而津伤，用白虎加人参汤主治。

白虎加人参汤方

知母六两　石膏一斤，打碎，用布包　甘草二两，炙　粳米六合　人参三两

以上五味药，加水一斗煎煮，待粳米煮熟，去掉药渣，每次温服一升，一天服三次。

◆ 原文

太阳病，发热恶寒，热多寒少。脉微弱者，此无阳[44]也，不可发汗。宜桂枝二越婢一汤。方十四。

桂枝去皮　芍药　麻黄　甘草各十八铢，炙　大枣四枚，擘　生姜一两二铢，切　石膏二十四铢，碎，绵裹

上七味，以水五升，煮麻黄一二沸，去上沫，内诸药，煮取二升，去滓，温服一升。本云，当裁为越婢汤、桂枝汤合之，饮一升。今合为一方，桂枝汤二分，越婢汤一分。臣亿等谨按，桂枝汤方，桂枝、芍药、生姜各三两，甘草二两，大枣十二枚。越婢汤方，麻黄二两，生姜三两，甘草二两，石膏半斤，大枣十五枚。今以算法约之，桂枝汤取四分之一，即得桂枝、芍药、生姜各十八铢，甘草十

二铢,大枣三枚。越婢汤取八分之一,即得麻黄十八铢,生姜九铢,甘草六铢,石膏二十四铢,大枣一枚八分之七,弃之。二汤所取相合,即共得桂枝、芍药、甘草、麻黄各十八铢,生姜一两三铢,石膏二十四铢,大枣四枚,合方。旧云,桂枝三,今取四分之一,即当云桂枝二也。越婢汤方,见仲景杂方中,《外台秘要》一云起脾汤。

〔注释〕

㊹无阳:指阳虚。

〔译文〕

太阳病,发热怕冷,发热的时间长,怕冷的时间短,一天发作二三次,并见心烦、口渴的,为表郁兼内热之证,可用桂枝二越婢一汤治疗。若病人脉象微弱的,这是阳气虚弱,发汗法不能治愈。

桂枝二越婢一汤方

桂枝去皮　芍药　麻黄　甘草各十八铢,炙　大枣四枚,剖开　生姜一两二铢,切片　石膏二十四铢,打碎,用布包

以上七味药,用水五升,先加入麻黄,煮开一二滚,除去浮在上面的白沫,再加入其他药物,煎煮成二升,去掉药渣,每次温服一升。旧本说:应当是将越婢汤、桂枝汤的煎剂混合,每次温服一升。现将二方混合成一方,取桂枝汤二分药量,越婢汤一分药量。

◆ 原文

服桂枝汤,或下之,仍头项强痛,翕翕发热,无汗,心下满微痛,小便不利者,桂枝汤去桂加茯苓白术汤主之。方十五。

芍药三两　甘草二两,炙　生姜切　白术　茯苓各三两　大枣十二枚,擘

上六味,以水八升,煮取三升,去滓,温服一升,小便利则愈。本云,桂枝汤今去桂枝,加茯苓、白术。

〔译文〕

服了桂枝汤,或使用了泻下法后,患者仍然头痛,项部拘急不柔和,犹如皮毛覆盖在身上一样发热、无汗,胃脘部胀满,微感疼痛,小便不通畅者,用桂枝汤去桂加茯苓白术汤主治。

桂枝去桂加茯苓白术汤方

芍药三两　甘草二两,炙　生姜切片　白术　茯苓各三两　大枣十二枚,剖开

以上六味药,用水八升,煎煮成三升,去掉药渣,每次温服一升,服药后小便通畅的就可痊愈。旧本说:现用桂枝汤去掉桂枝,加入茯苓、白术。

◆ 原文

伤寒脉浮,自汗出,小便数,心烦,微恶寒,脚挛急,反与桂枝欲攻其表,此误也。得之便厥,咽中干,烦躁,吐逆者,作甘草干姜汤与之,以复其阳;若厥愈足温者,更作芍药甘草汤与之,其脚即伸;若胃气不和,谵语者,少与调胃承气汤;若重发汗,复加烧针者,四逆汤主之。方十六。

甘草干姜汤:

甘草四两,炙　干姜二两

上二味,以水三升,煮取一升五合,去滓,分温再服。

芍药甘草汤:

白芍药　甘草各四两,炙

上二味,以水三升,煮取一升五合,去滓,分温再服。

调胃承气汤:

大黄四两,去皮,清酒洗　甘草二两,炙　芒硝半升

上三味,以水三升,煮取一升,去滓,内芒硝,更上火微煮令沸,少少温服之。

四逆汤方:

甘草二两,炙　干姜一两半　附子一枚,生用,去皮,破八片

上三味,以水三升,煮取一升二合,去滓,分温再服。强人可大附子一枚、干姜三两。

〔译文〕

伤寒病,出现脉浮、自汗出、小便频数、心烦、轻微怕冷、两小腿肚拘急疼痛、难以屈伸症状的,是太阳中风兼阳虚阴亏证,治当扶阳解表,反而单用桂枝汤来解表,这是错误的治法。服药后就出现了四肢冰冷,咽喉干燥、烦躁不安、呕吐等症,是误治导致阴阳两虚。治疗应该先给予甘草干姜汤,使阳气来复,若服了甘草干姜汤后四肢厥冷转愈而见两腿温暖的,说明阳气已复。然后,再给予芍药甘草汤来复阴,

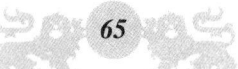

阴液恢复，病人两小腿肚拘急疼痛即可解除，两腿即可自由伸展。若误汗伤津，致肠胃燥实而气机不调和，有谵言妄语等症出现的，可以少量调胃承气汤治疗。若反复发汗，再加上用烧针强迫发汗，汗多亡阳，导致少阴阳衰的，应当用四逆汤主治。

甘草干姜汤方

甘草_{四两,炙}　干姜_{二两}

以上二味药，用水三升，煎至一升五合，去掉药渣，分二次温服。

芍药甘草汤方

白芍药　甘草_{各四两,炙}

以上二味药，加水三升煎煮，煮至一升五合，去掉药渣，分二次温服。

调胃承气汤方

大黄_{四两,去皮,用陈米酒洗}　甘草_{二两,炙}　芒硝_{半升}

以上三味药，用水三升，先加入大黄、甘草，煎煮成一升，去掉药渣，再加入芒硝，然后放在火上稍煮至开即成，每次温服少量。

四逆汤方

甘草_{二两,炙}　干姜_{一两半}　附子_{一枚,用生的,去皮,破成八片}

以上三味药，用水三升，煎煮成一升二合，去掉药渣，分两次温服。身体强壮的人可以用大的附子一枚，干姜三两。

◇ 原文

问曰：证象阳旦[45]，按法治之而增剧，厥逆，咽中干，两胫拘急而谵语。师曰：言夜半手足当温，两脚当伸，后如师言，何以知此？答曰：寸口脉浮而大，浮为风，大为虚，风则生微热，虚则两胫挛，病形像桂枝，因其间加附子，增桂令汗出，附子温经，亡阳故也。厥逆咽中干，烦躁，阳明内结，谵语烦乱，更饮甘草干姜汤，夜半阳气还，两足当热，胫尚微拘急，重与芍药甘草汤，尔乃胫伸，以承气汤微溏，则止其谵语，故

知病可愈。

〔注释〕

㊺阳旦:指阳旦汤证,即桂枝汤证。

〔译文〕

问:病人的症状像桂枝汤证,按照桂枝汤证的治法进行治疗,结果反而病情加剧,出现四肢冰冷、咽喉干燥、两小腿肌肉拘急疼痛,甚至出现谵语等症,老师预测到了病人半夜手足应当温暖,两腿应当舒展,病情后来的发展果然如老师说的那样,这是怎么知道的呢?老师答:病人寸口脉搏浮而大,浮是感受风邪,大是虚的表现,感受风邪就会产生轻微发热,正气虚弱就会出现两小腿肌肉拘挛疼痛。虽然症状很像桂枝汤证,其则不是桂枝汤证,而是太阳中风兼阴阳两虚证。因此,在治疗上必须用桂枝汤加附子以温经发汗。但是医生却反而单用桂枝汤发汗,导致汗出亡阳,并兼阴液亏虚,从而有四肢冰冷、咽喉干燥、烦躁等症状出现。治疗先给予甘草干姜汤,服药后阳气于半夜恢复,两腿就由厥冷转温暖,而两小腿肌肉拘挛疼痛尚未解除,于是再给予芍药甘草汤,服药后,阴液得复,两脚则可自由伸展了。若误汗伤阴,导致阳明燥屎内结,就会出现谵语、心中烦乱不安等症,应当用承气汤攻下里实,服药后大便微见溏泻的,为燥屎得去,谵语等症则会停止,疾病即可痊愈。

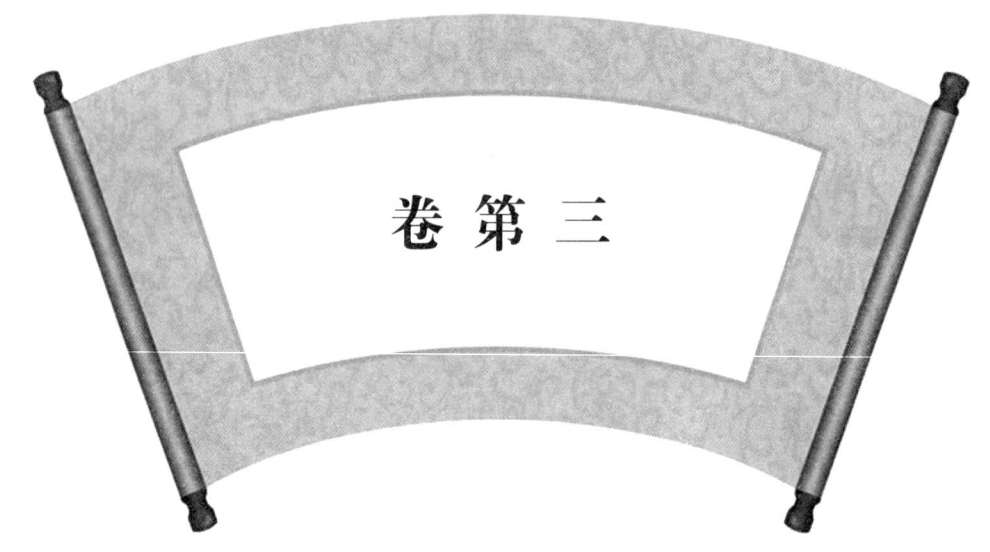
卷第三

辨太阳病脉证并治中第六

合六十六法,方三十九首。并见太阳阳明合病法

◆ 原文

太阳病,项背强几几,无汗恶风,葛根汤主之。方一。

葛根四两　麻黄三两,去节　桂枝二两,去皮　生姜三两,切　甘草二两,炙　芍药二两　大枣十二枚,擘

上七味,以水一斗,先煮麻黄、葛根,减二升,去白沫,内诸药,煮取三升,去滓,温服一升。覆取微似汗,余如桂枝法将息及禁忌。诸汤皆仿此。

〔译文〕

太阳病,项背部拘紧不柔和,不能自如俯仰,且无汗畏风的,用葛根汤主治。

葛根汤方

葛根四两　麻黄三两,去节　桂枝二两,去皮　生姜三两,切片　甘草二两,蜜炙　芍药二两　大枣十二枚,剖开

以上七味药,用水一斗,先加入麻黄、葛根煎煮,煮去水分二升,除去上面的白沫,再加入其他药物,煎煮成三升,去掉药渣,每次温服一升。服药后覆盖衣被,取暖保温以助发汗,使之微微汗出。调养护理方法及禁忌同桂枝汤,其他汤剂煎服法都可以依照此方。

◆ 原文

太阳与阳明合病[①]者,必自下利,葛根汤主之。方二。用前第一方。一云,用后第四方。

〔注释〕

①合病:二经或三经同时受邪而发病。

〔译文〕

太阳与阳明两经同时感受外邪而发病,出现发热、畏寒、头痛无汗等表证,又见腹泻的,用葛根汤主治。

◆ 原文

太阳与阳明合病,不下利但呕者,葛根加半夏汤主之。方三。

葛根四两　麻黄三两,去节　甘草二两,炙　芍药二两　桂枝二两,去皮　生姜二两,切　半夏半升,洗　大枣十二枚,擘

上八味,以水一斗,先煮葛根、麻黄,减二升,去白沫,内诸药,煮取三升,去滓,温服一升。覆取微似汗。

〔译文〕

太阳与阳明两经同时感受外邪而发病,出现发热、畏寒、头痛、无汗等表证,又见呕吐而不腹泻,用葛根加半夏汤主治。

葛根加半夏汤方

葛根四两　麻黄三两,去节　甘草二两,炙　芍药二两　桂枝二两,去皮　生姜二两,切片　半夏半升,用水洗　大枣十二枚,剖开

以上八味药,用水一斗,先加入麻黄、葛根煎煮,煮去二升水分,除去上面的白沫,再加入其他药物,煎煮成三升,去掉药渣,每次温服一升。服药后覆盖衣被取暖保温,以获得微微汗出。

◆ 原文

太阳病,桂枝证,医反下之,利遂不止,脉促者,表未解也;喘而汗出者,葛根黄芩黄连汤主之。方四。促,一作纵。

葛根半斤　甘草二两,炙　黄芩三两　黄连三两

上四味,以水八升,先煮葛根,减二升,内诸药,煮取二升,去滓,分温再服。

〔译文〕

太阳病,症属桂枝汤证,本当用汗法,医生却反用下法,导致腹泻不止,脉象急促、短促的,是表证尚未解除的表现,若出现气喘、汗出等内热证的,用葛根黄芩黄连汤主治。

葛根黄芩黄连汤方

葛根半斤　甘草二两,炙　黄芩三两　黄连三两

以上四味药,用水八升,先加入葛根煎煮,煮去二升水分,再加入其他药物,煎煮成二升,去掉药渣,分二次温服。

◆ 原文

太阳病,头痛发热,身疼腰痛,骨节疼痛,恶风无汗而喘者,麻黄汤主之。方五。

麻黄三两,去节　桂枝二两,去皮　甘草二两,炙　杏仁七十个,去皮尖

上四味,以水九升,先煮麻黄,减二升,去上沫,内诸药,煮取二升半,去滓,温服八合。覆取微似汗,不须歠粥,余如桂枝法将息。

〔译文〕

太阳病,头痛、发热、身体疼痛,腰痛,关节疼痛,怕风,无汗而气喘,脉浮紧的,属太阳伤寒证,用麻黄汤主治。

麻黄汤方

麻黄三两,去节　桂枝二两,去皮　甘草一两,炙　杏仁七十个,去掉皮尖

以上四味药,用水九升,先加入麻黄煎煮,煮去二升水分,除去上面的白沫,再加入其他药物,煎煮成二升半,去掉药渣,每次温服八合。服药后,覆盖衣被,取暖保温,以获得微微汗出。药后不须喝热稀粥,其他调养护理方法均同桂枝汤。

◆ 原文

太阳与阳明合病,喘而胸满者,不可下,宜麻黄汤。方六。用前第五方。

〔译文〕

太阳与阳明同时感受外邪而发病,气喘而胸部出现胀闷者,表明表邪郁闭较甚,病情偏重于表,不可攻下,宜用麻黄汤发汗解表。

◆ 原文

太阳病,十日已去,脉浮细而嗜卧者,外已解也。设胸满胁痛者,与小柴胡汤。

脉但浮者,与麻黄汤。方七。用前第五方。

柴胡半斤　黄芩　人参　甘草炙　生姜各三两,切　大枣十二枚,擘　半夏半升,洗

上七味,以水一斗二升,煮取六升,去滓,再煎取三升,温服一升,日三服。

〔译文〕

太阳表证,已经过了十天,若脉象由浮紧转浮细,总想睡觉的,是表证已经解除的征象;若胸胁出现满闷疼痛的,是病转少阳,可用小柴胡汤治疗;若仅见脉浮等表证的,是病仍在太阳,可用麻黄汤治疗。

小柴胡汤方

柴胡半斤　黄芩　人参　甘草炙　生姜各三两,切片　大枣十二枚,剖开　半夏半升,用水洗

以上七味药,用水一斗二升,煎煮至六升,去掉药渣,取药液再煎煮至三升,每次温服一升,一日服三次。

◆ 原文

太阳中风,脉浮紧,发热恶寒,身疼痛,不汗出而烦躁者,大青龙汤主之。若脉微弱,汗出恶风者,不可服之。服之则厥逆②,筋惕肉瞤③,此为逆也。大青龙汤方。方八。

麻黄六两,去节　桂枝二两,去皮　甘草二两,炙　杏仁四十枚,去皮尖　生姜三两,切　大枣十枚,擘　石膏如鸡子大,碎

上七味,以水九升,先煮麻黄,减二升,去上沫,内诸药,煮取三升,去滓,温服一升,取微似汗。汗出多者,温粉粉之。一服汗者,停后服。若复服,汗多亡阳遂一作逆虚,恶风烦躁,不得眠也。

〔注释〕

②厥逆:四肢冰冷。

③筋惕肉瞤:筋肉跳动。

〔译文〕

太阳病感受风邪,脉象浮紧,发热,怕冷,身体疼痛,浑身无汗,心中烦躁不安的,是太阳伤寒兼有郁热证,主治用大青龙汤。若脉微弱、汗出怕风的,属于表、里俱虚证,不能服大青龙汤。若误服,则大汗亡阳,就会有四肢冰冷,全身筋肉跳动

的症状出现,这就是误治的变证。

大青龙汤方

麻黄六两,去节　桂枝二两,去皮　甘草二两,炙　杏仁四十枚,去掉皮尖　生姜三两,切片　大枣十枚,剖开　石膏鸡蛋大一块,打碎

以上七味药,用水九升,先加入麻黄煎煮,煮去二升水分,除去上面的白沫,再加入其他药物煎煮成三升,去掉药渣,每次温服一升,以获得微微汗出。如果服药后汗出过多的,用米粉炒温外扑以止汗。若服一遍药汗出的,可以停服第二、第三遍药,倘若继续服用,就会出汗太多,阳气外亡,导致阳虚,出现怕风、烦躁不安、不能睡眠等症。

◆ 原文

伤寒脉浮缓,身不疼但重,乍有轻时,无少阴证者,大青龙汤发之九。用前第八方。

〔译文〕

外感风寒之邪,证见脉象浮缓,身体不疼痛,仅感沉重,偶有减轻,若有发热、畏寒、无汗、烦躁等大青龙汤症主证,而又无少阴阳衰阴盛征象的,可以用大青龙汤发汗解表兼以清里。

◆ 原文

伤寒表不解,心下有水气,干呕,发热而咳,或渴,或利,或噎④,或小便不利、少腹满,或喘者,小青龙汤主之。方十。

麻黄去节　芍药　细辛　干姜　甘草炙　桂枝各三两,去皮　五味子半升　半夏半升,洗

上八味,以水一斗,先煮麻黄,减二升,去上沫,内诸药,煮取三升,去滓,温服一升。若渴,去半夏,加栝楼根三两;若微利,去麻黄,加荛花,如一鸡子,熬⑤令赤色;若噎者,去麻黄,加附子一枚,炮;若小便不利,少腹满者,去麻黄,加茯苓四两;若喘,去麻黄,加杏仁半升,去皮尖。且荛花不治利,麻黄主喘,今此语反之,疑非仲景意。臣亿等谨按,小青龙汤,大要治水。又按《本草》,荛花下十二水,若水去,利则止也。又按《千金》,形肿者应内麻黄,乃内杏仁者,以麻黄发其阳故也。以此证之,岂非仲景意也。

〔注释〕

④噎:咽喉有梗塞的感觉。

⑤熬:干煎,炒。

〔译文〕

外感病,太阳表证未解,而水饮又停聚,出现发热、怕冷、咳嗽、干呕,或见口渴,或见腹泻,或见咽喉梗塞不畅,或见小便不通畅、小腹部胀满,或见气喘的,用小青龙汤主治。

小青龙汤方

麻黄去节　芍药　细辛　干姜　甘草炙　桂枝各三两,去皮　五味子半升　半夏半升,用水洗

以上八味药,用水一斗,先加入麻黄煎煮,煮去二升水分,除去上面的白沫,再加入其他药物,煎煮成三升,去掉药渣,每次温服一升。若口渴的,去半夏,加栝楼根三两;如果轻微腹泻的,去麻黄,加荛花如鸡蛋大一团,炒成红色;若咽喉有梗塞不畅感觉的,去麻黄,加炮附子一枚;若小便不通畅、小腹部胀满的,去麻黄加茯苓四两;若气喘的,去麻黄加杏仁半升,去掉其皮尖。但是荛花不能治腹泻,麻黄主治气喘,而以上加减法正好与此相反,故怀疑不是仲景的原意。

◆ 原文

伤寒心下有水气,咳而微喘,发热不渴。服汤已渴者,此寒去欲解也。小青龙汤主之。方十一。用前第十方。

〔译文〕

外感病,表证未解,水饮停聚,出现咳嗽、气喘、发热、畏寒、口不渴的,可用小青龙汤主治。若服小青龙汤后口渴的,是外寒得去,内饮得化,为病情将要解除的征象。

◆ 原文

太阳病,外证未解,脉浮弱者,当以汗解,宜桂枝汤。方十二。

桂枝去皮　芍药　生姜各三两,切　甘草二两,炙　大枣十二枚,擘

上五味,以水七升,煮取三升,去滓,温服一升。须臾歠热稀粥一升,助药力,取微汗。

〔译文〕

太阳病,表证未解除,发热、畏寒、头痛等症尚在,而见脉浮弱的,应当用解肌发汗法治疗,适宜用桂枝汤。

◆ 原文

太阳病,下之微喘者,表未解故也,桂枝加厚朴杏子汤主之。方十三。

桂枝三两,去皮　甘草二两,炙　生姜三两,切　芍药三两　大枣十二枚,擘　厚朴二两,炙,去皮　杏仁五十枚,去皮尖

上七味,以水七升,微火煮取三升,去滓,温服一升,覆取微似汗。

〔译文〕

太阳表证,误用攻下法,表证未除,而又出现轻度气喘的,这是表邪郁闭、内迫于肺的缘故,用桂枝加厚朴杏子汤主治。

桂枝加厚朴杏子汤方

桂枝三两,去皮　甘草二两　生姜三两,切片　芍药三两　大枣十二枚,剖开　厚朴二两,炙,去皮　杏仁五十枚,去皮尖

以上七味药,加水七升,用小火煎煮成三升,去掉药渣,每次温服一升。服药后覆盖衣被取暖保温,以获得微微汗出。

◆ 原文

太阳病,外证未解,不可下也,下之为逆,欲解外者,宜桂枝汤。方十四。用前第十二方。

〔译文〕

太阳病,表证未解除的,不可使用攻下法。若使用攻下法,则违背了治疗规律,

属于误治。若要解除表邪,适宜用桂枝汤治疗。

◆ 原文

太阳病,先发汗不解,而复下之,脉浮者不愈。浮为在外,而反下之,故令不愈。今脉浮,故在外,当须解外则愈,宜桂枝汤。方十五。用前第十二方。

〔译文〕

太阳病,先使用发汗法而表证不解,却反而用泻下的治法,若下后脉象仍浮的,是疾病还未痊愈。这是因为,脉浮主病在表,应用汗法以解表散邪,却反而用泻下法治疗,所以不能治愈。现在虽经误下,但脉象仍浮,所以可以推断邪未内陷,其病仍在表,应当解表才能治愈,适宜用桂枝汤治疗。

◆ 原文

太阳病,脉浮紧,无汗,发热,身疼痛,八九日不解,表证仍在,此当发其汗。服药已微除,其人发烦目瞑⑥,剧者必衄,衄乃解。所以然者,阳气重故也。麻黄汤主之。方十六。用前第五方。

〔注释〕

⑥目瞑:目昏花不明。

〔译文〕

太阳病,脉象浮紧,无汗、发热,身体疼痛,病情迁延八九天而不除,表证症候仍然存在的,仍应当用发汗法治疗,可用麻黄汤主治。服了麻黄汤以后,病人病情已稍微减轻,有心中烦躁、闭目懒睁的症状出现,严重的会出现鼻衄,衄血后,邪气得以外泄,其病才能解除。之所以出现这种情况,是邪气郁滞太甚的缘故。

◆ 原文

太阳病,脉浮紧,发热,身无汗,自衄者,愈。

〔译文〕

太阳表证,脉象浮紧,发热,不出汗,若自行出现衄血的,邪气因衄血而外泄,疾病则可痊愈。

◆ 原文

二阳并病⑦,太阳初得病时,发其汗,汗先出不彻,因转属阳明,续自微汗出,不恶寒。若太阳病症不罢者,不可下,下之为逆,如此可小发汗。设面色缘缘正赤⑧者,阳气怫郁在表,当解之熏之。若发汗不彻不足言,阳气怫郁⑨不得越,当汗不汗,其人躁烦,不知痛处,乍在腹中,乍在四肢,按之不可得,其人短气,但坐以汗出不彻故也,更发汗则愈。何以知汗出不彻?以脉涩故知也。

〔注释〕

⑦并病:一经证候未罢,又出现另一经的证候。

⑧缘缘正赤:满面通红。

⑨怫郁:郁遏。

〔译文〕

太阳与阳明并病,是在太阳病初起的时候,因发汗太轻,汗出不透彻,邪未尽解,内迫于里,邪气由太阳转属阳明,于是有微微汗出,不怕冷的症状出现。若二阳合病而太阳表证未解的,不能用攻下法治疗,误用攻下,就会引起变证,这种情况可以用轻微发汗法治疗。若病人出现满面通红的,这是邪气郁滞在肌表,应当用发汗法及熏蒸法治疗。若太阳病发汗太轻,汗出不透,本应当汗出却不能汗出,邪热郁滞而不能外泄,病人就会出现烦躁不安、短气,浑身难受不可名状,不知痛处,一时腹中疼痛,一时四肢疼痛,触按不到确切疼痛的部位,这都是汗出不透彻、邪气郁滞所致,应当再行发汗,汗解邪散,则可治愈。是怎么知道汗出不透彻导致的呢?这是因为病人脉象涩,为邪气郁滞在表之象,故可知是汗出不透彻导致的。

◆ 原文

脉浮数者,法当汗出而愈。若下之,身重心悸者,不可发汗,当自汗出乃解。所以然者,尺中脉微,此里虚,须表里实,津液自和,便自汗出愈。

〔译文〕

脉象浮数,为病在表,照理应当用发汗法治疗,汗解邪散,疾病则自可痊愈。若反而用泻下法治疗,误下损伤在里的阳气,出现身体沉重、心慌的,不能再用发汗法治疗。此时,应扶正补虚,使正气充实,津液自和,就能自然汗出而病愈。这样的原因是病人尺部脉象微的,这是里虚的征象,故必须通过治疗,待表里正气充盛,津液自和,便能自然汗出而病愈。

◆ 原文

脉浮紧者,法当身疼痛,宜以汗解之。假令尺中迟者,不可发汗。何以知然?以荣气不足,血少故也。

〔译文〕

脉象浮紧的,是太阳伤寒证的脉象,照理应当出现身体疼痛等太阳伤寒见证,宜用发汗法来解表祛邪。如果尺部脉迟的,则不能发汗。为什么呢?因为迟脉主营气不足、阴血虚少,发汗会更伤营血,引起变证。

◆ 原文

脉浮者,病在表,可发汗,宜麻黄汤。方十七。用前第五方。法用桂枝汤。

〔译文〕

脉象浮的,主病在表,治疗可用发汗法,如见发热、畏寒、身疼痛、无汗等太阳伤寒见证的,适宜用麻黄汤。

◆ 原文

脉浮而数者,可发汗,宜麻黄汤。方十八。用前第五方。

〔译文〕

脉象浮而数的,主病在表,治疗可用发汗法,如见发热、畏寒、头身疼痛、无汗等太阳伤寒见证的,适宜用麻黄汤。

◆ 原文

病常自汗出者,此为荣气和,荣气和者,外不谐,以卫气不共荣气谐和故尔。以荣行脉中,卫行脉外。复发其汗,荣卫和则愈。宜桂枝汤。方十九。用前第十二方。

〔译文〕

病人经常自汗出,这是卫气不能外固,营阴不能内守,以致营卫失调的原因。因为营行于脉中,卫行于脉外,卫主卫外,营主营养内守,营卫相互协调方能健康无病。因此,必须使用发汗的方法,使不相协调的营卫重趋调和,病则可痊愈,适宜用

桂枝汤治疗。

◆ 原文

病人藏无他病,时发热自汗出而不愈者,此卫气不和也,先其时发汗则愈,宜桂枝汤。方二十。用前第十二方。

〔译文〕

病人内脏没有其他的疾病,时而发热,自汗出而不能痊愈的,原因是卫气不和,不能卫外为固。可在病人发热汗出之前,用桂枝汤发汗,使营卫重趋调和,病则可愈。

◆ 原文

伤寒脉浮紧,不发汗,因致衄者,麻黄汤主之。方二十一。用前第五方。

〔译文〕

太阳伤寒证,脉象浮紧,没有使用发汗法治疗,而出现衄血,衄血后表证仍未解的,可以用麻黄汤主治。

◆ 原文

伤寒不大便六七日,头痛有热者,与承气汤。其小便清者,一云大便青。知不在里,仍在表也,当须发汗。若头痛者,必衄,宜桂枝汤。方二十二。用前第十二方。

〔译文〕

外感病,不解大便六七天,头痛发热,若小便黄赤的,是阳明里热结实,可用承气汤泄其在里的实热;若小便清白的,是内无邪热,病不在里,仍然在表,应当用发汗法治疗,可用桂枝汤。若头痛发热等症持续不解,表示表邪郁滞较甚,可能会出现衄血证。

◆ 原文

伤寒发汗已解,半日许复烦,脉浮数者,可更发汗,宜桂枝汤。方二十三。用前第十二方。

〔译文〕

太阳伤寒证,使用了发汗法后,病症已经解除。半天过后,病人又出现发热,脉象浮数等表证的,可以再发汗,适合用桂枝汤。

◆ 原文

凡病若发汗、若吐、若下、若亡血、亡津液,阴阳自和者,必自愈。

〔译文〕

任何疾病,用发汗法,或涌吐法,或泻下法治疗,而致耗血、伤津液的,若阴阳能够自趋调和的,则一定会痊愈。

◆ 原文

大下之后,复发汗,小便不利者,亡津液故也。勿治之,得小便利,必自愈。

〔译文〕

用峻泻药攻下后,又再发汗,出现小便短少的,这是误汗下后损伤津液的缘故,不能用通利小便的方法治疗。待恢复其津液而小便通畅,则一定会自然痊愈。

◆ 原文

下之后,复发汗,必振寒,脉微细。所以然者,以内外俱虚故也。

〔译文〕

泻下之后,又行发汗,出现畏寒战栗、脉象微细的,这是误下复汗,导致阴阳俱虚的缘故。

◆ 原文

下之后,复发汗,昼日烦躁不得眠,夜而安静,不呕,不渴,无表证,脉沉微,身无大热者,干姜附子汤主之。方二十四。

干姜一两　附子一枚,生用,去皮,切八片

上二味,以水三升,煮取一升,去滓,顿服。

〔译文〕

误用泻下之后,又误发其汗,致肾阳虚弱,病人出现白天烦躁、不能安静睡眠、夜晚精神萎靡昏昏欲睡而不烦躁,不作呕,无口渴,无表证,脉象沉微,身有微热的,用干姜附子汤主治。

干姜附子汤方

干姜一两　附子一枚,用生的,去皮,切成八片

以上二味药,用水三升,煎煮成一升,去掉药渣,一次服下。

◆ 原文

发汗后,身疼痛,脉沉迟者,桂枝加芍药生姜各一两人参三两新加汤主之。方二十五。

桂枝三两,去皮　芍药四两　甘草二两,炙　人参三两　大枣十二枚,擘　生姜四两

上六味,以水一斗二升,煮取三升,去滓,温服一升。本云,桂枝汤,今加芍药、生姜、人参。

〔译文〕

发汗以后,出现身体疼痛、脉象沉迟的,是发汗太过,损伤到了营气,用桂枝加芍药生姜各一两人参三两新加汤主治。

桂枝加芍药生姜各一两人参三两新加汤方

桂枝三两,去皮　芍药四两　甘草二两,炙　人参三两　大枣十二枚,剖开　生姜四两

以上六味药,用水一斗二升,煎煮成三升,去掉药渣,每次温服一升。旧本说:现用桂枝汤加芍药、生姜、人参。

◆ 原文

发汗后,不可更行⑩桂枝汤,汗出而喘,无大热者,可与麻黄杏仁甘草石膏汤。方二十六。

麻黄四两,去节　杏仁五十个,去皮尖　甘草二两,炙　石膏半斤,碎,绵裹

上四味,以水七升,煮麻黄,减二升,去上沫,内诸药,煮取二升,去滓,温服一升。本云,黄耳杯⑪。

〔注释〕

⑩更行:再用。

⑪黄耳杯:《千金翼》卷十作"黄耳杯"。黄耳杯,古代饮器,容量一升。

〔译文〕
　　发汗以后,出现汗出、气喘,而畏寒症状的,但头痛等表证已除的,为热邪壅肺所致,不能再用桂枝汤,可以用麻黄杏仁甘草石膏汤治疗。

麻黄杏仁甘草石膏汤方

　　麻黄四两,去节　杏仁五十个,去皮尖　甘草二两,炙　石膏半斤打碎,用布包
　　以上四味药,用水七升,先加入麻黄煎煮,煮去二升水分,除去上面的白沫,再加入其他各药,煎煮成二升,去掉药渣,每次温服一升。旧本说:服一黄耳杯(古代饮具,容量一升)。

◆ 原文
　　发汗过多,其人叉手自冒心⑫,心下悸,欲得按者,桂枝甘草汤主之。方二十七。
　　桂枝四两,去皮　甘草二两,炙
　　上二味,以水三升,煮取一升,去滓,顿服。

〔注释〕
　　⑫叉手自冒心:双手交叉按捺心胸部位。
〔译文〕
　　发汗太甚,汗出太多,致心阳虚弱,病人出现双手交叉覆盖心胸部位,心慌不宁症状的,须用手按捺方感舒适的,用桂枝甘草汤主治。

桂枝甘草汤方

　　桂枝四两,去皮　甘草二两,炙
　　以上二味药,用水三升,煎煮成一升,去掉药渣,一次服下。

◆ 原文
　　发汗后,其人脐下悸者,欲作奔豚⑬,茯苓桂枝甘草大枣汤主之。方二十八。
　　茯苓半斤　桂枝四两,去皮　甘草二两,炙　大枣十五枚,擘
　　上四味,以甘澜水一斗,先煮茯苓,减二升,内诸药,煮取三升,去滓,温服一升,日三服。

作甘澜水法:取水二斗,置大盆内,以杓扬之,水上有珠子五六千颗相逐,取用之。

〔注释〕

⑬奔豚:病症名。豚即猪,其病发时自觉气从少腹上冲心胸,犹如豚之奔,故名。

〔译文〕

发了汗以后,病人出现脐下跳动不宁,似奔豚将要发作的征象,用茯苓桂枝甘草大枣汤主治。

茯苓桂枝甘草大枣汤方

茯苓半斤　桂枝四两,去皮　甘草二两,炙　大枣十五枚,剖开

以上四味药,用甘澜水一斗,先加入茯苓煎煮,煮去二升水分,再加入其他药物,煎煮成三升,去掉药渣,每次温服一次,一日服三次。

制作甘澜水的方法:用水二斗,倒入大盆内,用杓扬盆内的水,直至水面上出现无数水珠,即可取来使用。

◆ 原文

发汗后,腹胀满者,厚朴生姜半夏甘草人参汤主之。方二十九。

厚朴半斤,炙,去皮　生姜半斤,切　半夏半升,洗　甘草二两　人参一两

上五味,以水一斗,煮取三升,去滓,温服一升,日三服。

〔译文〕

发了汗以后,致脾虚气滞,腹部出现胀满的,用厚朴生姜半夏甘草人参汤主治。

厚朴生姜半夏甘草人参汤方

厚朴半斤,炙,去皮　生姜半斤,切片　半夏半升,用水洗　甘草二两,炙　人参一两

以上五味药,用水一斗,煎煮成三升,去掉药渣,每次温服一升,一日服三次。

◆ 原文

伤寒,若吐、若下后,心下逆满,气上冲胸,起则头眩⑭,脉沉紧,发汗则动经,身

为振振摇⑮者,茯苓桂枝白术甘草汤主之。方三十。

茯苓四两　桂枝三两,去皮　白术　甘草各二两,炙

上四味,以水六升,煮取三升,去滓,分温三服。

〔注释〕

⑭头眩:即头目昏眩。

⑮身为振振摇:身体动摇不定。

〔译文〕

外感病,经过涌吐,或泻下以后,出现胃脘部胀满不适,气逆上冲胸膈,起立时就感头昏目眩,脉象沉紧的,用茯苓桂枝白术甘草汤主治。若误用发汗法治疗,就会使经脉之气耗伤,出现身体振颤摇晃、站立不稳的变证。

茯苓桂枝白术甘草汤方

茯苓四两　桂枝三两,去皮　白术　甘草各二两,炙

以上四味药,用水六升,煎煮成三升,去掉药渣,分三次温服。

◆ 原文

发汗,病不解,反恶寒者,虚故也,芍药甘草附子汤主之。方三十一。

芍药　甘草各三两,炙　附子一枚,炮,去皮,破八片

上三味,以水五升,煮取一升五合,去滓,分温三服。疑非仲景方。

〔译文〕

使用发汗法,病还未解除,反而出现畏寒、脉沉微细等症状,这是正气不足、阴阳两虚的缘故,用芍药甘草附子汤主治。

芍药甘草附子汤方

芍药　甘草各三两,炙　附子一枚,炮,去皮,破成八片

以上三味药,用水五升,煎煮成一升五合,去掉药渣,分三次温服。

◆ 原文

发汗,若下之,病仍不解,烦躁者,茯苓四逆汤主之。方三十二。

茯苓四两　人参一两　附子一枚,生用,去皮,破八片　甘草二两,炙　干姜一两半

上五味,以水五升,煮取三升,去滓,温服七合,日二服。

〔译文〕

经用发汗,或泻下以后,病仍然未解除,出现烦躁不安、恶寒、肢冷、腹泻、脉沉微细等症的,用茯苓四逆汤主治。

茯苓四逆汤方

茯苓四两　人参一两　附子一枚,用生的,去皮,破成八片　甘草二两,炙　干姜一两半

以上五味药,用水五升,煎煮成三升,去掉药渣,每次温服七合,每日服二次。

◆ 原文

发汗后恶寒者,虚故也。不恶寒,但热者,实也,当和胃气,与调胃承气汤。方三十三。《玉函》云,与小承气汤。

芒硝半升　甘草二两,炙　大黄四两,去皮,清酒洗

上三味,以水三升,煮取一升,去滓,内芒硝,更煮两沸,顿服。

〔译文〕

发汗以后,怕冷的,这是正气虚弱的原因;不怕冷,只有发热等症状的,是邪气盛实的表现,应当泻实和胃,可给予调胃承气汤治疗。

调胃承气汤方

芒硝半升　甘草二两,炙　大黄四两,去皮,用陈米酒洗

以上三味药,用水三升,先加入大黄、甘草煮成一升,去掉药渣,然后加入芒硝,再煮一二滚即成,一次服下。

◆ 原文

太阳病,发汗后,大汗出,胃中干,烦躁不得眠,欲得饮水者,少少与饮之,令胃气和则愈。若脉浮,小便不利,微热消渴[16]者,五苓散主之。方三十四。即猪苓散是。

猪苓十八铢,去皮　泽泻一两六铢　白术十八铢　茯苓十八铢　桂枝半两,去皮

上五味,捣为散,以白饮[17]和服方寸匕,日三服。多饮暖水,汗出愈。如法将息。

〔注释〕

⑯消渴:渴而能饮水的症状,与杂病中消渴病不同。

⑰白饮:即米汤。

〔译文〕

太阳表证,使用发汗法,汗出很多,会使津液受到损伤,致胃中津液不足,出现烦躁不安、不能安静睡眠、口干想要喝水的,可以给予少量的水,使胃津恢复,胃气调和,就可痊愈。若出现脉象浮、轻微发热、怕冷、小便不通畅、口干饮水而不止,是太阳蓄水证,用五苓散主治。

五苓散方

猪苓十八铢,去皮　泽泻一两六铢　白术十八铢　茯苓十八铢　桂枝半两,去皮

以上五味药,捣成极细末,做成散剂,每次用米汤冲服一方寸匕(古代量具,为边长一寸的方形药匙),一天服三次。并要多喝温开水,让病人出汗,就可痊愈。调养护理方法同常。

◆ 原文

发汗已,脉浮数,烦渴者,五苓散主之。方三十五。用前第三十四方。

〔译文〕

发汗后,出现脉象浮数、发热、心烦、口渴、小便不通畅的,用五苓散主治。

◆ 原文

伤寒汗出而渴者,五苓散主之;不渴者,茯苓甘草汤主之。方三十六。

茯苓二两　桂枝二两,去皮　甘草一两,炙　生姜三两,切

上四味,以水四升,煮取二升,去滓,分温三服。

〔译文〕

外感病,发热汗出而又口渴的,用五苓散主治;口不渴,并见四肢冷、心悸等症的,用茯苓甘草汤主治。

茯苓甘草汤方

茯苓二两　桂枝二两,去皮　甘草一两,炙　生姜三两,切片
以上四味药,用水四升,煎煮成二升,去掉药渣,分成三次温服。

◆ 原文

中风发热,六七日不解而烦,有表里证,渴欲饮水,水入则吐者,名曰水逆,五苓散主之。方三十七。用前第三十四方。

〔译文〕

太阳中风证,经过六七天而不解除,既有发热、畏寒、头痛等表证,又有心烦、小便不利等里证,若出现口渴想喝水,而喝水即呕吐,这就叫水逆,用五苓散主治。

◆ 原文

未持脉时,病人手叉自冒心,师因教试令咳,而不咳者,此必两耳聋无闻也。所以然者,以重发汗,虚故如此。发汗后,饮水多必喘,以水灌⑱之亦喘。

〔注释〕

⑱灌:洗浴,浇洗。

〔译文〕

在诊脉前,看到病人双手交叉覆盖于心胸部位,若医生叫病人咳嗽,而病人却无反应的,这一定是病人耳聋的缘故。之所以这样,是因为重复发汗,使心肾阳气受损而致。

发过汗以后,饮太多的冷水,冷饮伤肺,势必会引起气喘;用冷水洗浴,寒邪内迫,也会出现气喘。

◆ 原文

发汗后,水药不得入口为逆,若更发汗,必吐下不止。发汗吐下后,虚烦不得眠,若剧者,必反覆颠倒,音到,下同。 心中懊憹⑲,上乌浩,下奴冬切,下同。栀子豉汤主之;若少气者,栀子甘草豉汤主之;若呕者,栀子生姜豉汤主之。方三十八。

栀子豉汤方:

栀子十四个,擘　香豉四合,绵裹

上二味,以水四升,先煮栀子,得二升半,内豉,煮取一升半,去滓,分为二服,温进一服,得吐者,止后服。

栀子甘草豉汤方:

栀子十四个,擘　甘草二两,炙　香豉四合,绵裹

上三味,以水四升,先煮栀子、甘草,取二升半,内豉,煮取一升半,去滓,分二服,温进一服,得吐者,止后服。

栀子生姜豉汤方:

栀子十四个,擘　生姜五两　香豉四合,绵裹

上三味,以水四升,先煮栀子、生姜,取二升半,内豉,煮取一升半,去滓,分二服,温进一服,得吐者,止后服。

〔注释〕

⑲心中懊憹:心中烦闷特甚。

〔译文〕

发汗以后,出现服药即吐,水药不能下咽的,即误治的变证。若再进行发汗,一定会出现呕吐,腹泻不止的见症。

发汗、或涌吐、或泻下以后,无形邪热内扰,有心烦不能安眠症状出现,且严重的,就会出现心中烦闷尤甚,翻来复去,不可名状,用栀子豉汤主治。若出现气少不足以息的,用栀子甘草豉汤主治;若有呕吐出现的,用栀子生姜豉汤主治。

栀子豉汤方

栀子十四个,剖开　香豉四合,用布包

以上二味药,用水四升,先加入栀子煎煮至二升半,再加入豆豉,煎煮成一升半,去掉药渣,分两次服。如果温服一次,出现呕吐的,停服剩余之药。

栀子甘草豉汤方

栀子十四个,剖开　甘草二两,炙　香豉四合,用布包

以上三味药,先加入栀子、甘草煎煮,煮至二升半,再加入豆豉煎煮成一升半,去掉药渣,分两次服。如果温服一次,出现呕吐的,停止服剩余的药。

栀子生姜豉汤方

栀子十四个,劈开　生姜五两,切片　香豉四合,用布包

以上三味药,用水四升,先加入栀子、生姜煎煮至二升半,再加入豆豉共煎煮成一升半,去掉药渣,分两次服。如果温服一次,出现呕吐的,停止服剩余的药。

◆ 原文

发汗若下之,而烦热胸中窒[20]者,栀子豉汤主之。方三十九。用上初方

〔注释〕

[20]胸中窒:胸中堵塞不适。

〔译文〕

发汗过后,或泻下以后,出现心胸烦热不适,胸中窒塞不舒的,是热郁胸膈、气机阻滞,用栀子豉汤主治。

◆ 原文

伤寒五六日,大下之后,身热不去,心中结痛者,未欲解也,栀子豉汤主之。方四十。用上初方

〔译文〕

外感病,得了五六天,用峻泻药攻下后,身热不除,胃脘部支结疼痛的,是热郁胸膈,气机郁结不畅,其病还没有解除的,用栀子豉汤主治。

◆ 原文

伤寒下后,心烦腹满,卧起不安者,栀子厚朴汤主之。方四十一。

栀子十四个,擘　厚朴四两,炙,去皮　枳实四枚,水浸,炙令黄

上三味,以水三升半,煮取一升半,去滓,分二服,温进一服,得吐者,止后服。

〔译文〕

外感病,使用泻下药以后,有心烦不宁、腹部胀闷、坐卧不安症状出现的,是热郁胸膈、气滞于腹,用栀子厚朴汤主治。

栀子厚朴汤方

栀子十四个,剖开　厚朴四两,炙,去皮　枳实四枚,用水浸泡,炙成黄色

以上三味药,加水三升半,煎煮成一升半,去掉药渣,分两次服。若温服一次,出现呕吐的,剩下的药则停服。

◆ **原文**

伤寒,医以丸药大下之,身热不除,微烦者,栀子干姜汤主之。方四十二。

栀子十四个,擘　干姜二两

上二味,以水三升半,煮取一升半,去滓,分二服,温进一服,得吐者,止后服。

〔译文〕

太阳伤寒证,医生误用泻下丸药峻猛攻下,出现身热不退,轻度心烦不安,并见腹满痛便溏等中寒证的,用栀子干姜汤主治。

栀子干姜汤方

栀子十四个　干姜二两

以上二味药,加水三升半,煎煮成一升半,去掉药渣,分两次服。若温服一次后,出现呕吐的,剩下的药停服。

◆ **原文**

凡用栀子汤,病人旧微溏者,不可与服之。

〔译文〕

凡是使用栀子豉汤,若平素病人大便稀溏的,应禁止使用。

◆ **原文**

太阳病发汗,汗出不解,其人仍发热,心下悸,头眩,身瞤动㉑,振振欲擗一作僻。地㉒者,真武汤主之。方四十三。

茯苓　芍药　生姜各三两,切　白术二两　附子一枚,炮,去皮,破八片

上五味,以水八升,煮取三升,去滓,温服七合,日三服。

〔注释〕

㉑身瞤动：身体肌肉跳动。

㉒振振欲擗地：身体摇晃，欲跌仆倒地。

〔译文〕

太阳病，经用发汗，汗出而病未除，病人仍然发热，心慌，头目昏眩，全身肌肉跳动，身体振颤摇晃，站立不稳，像要跌倒，这是肾阳虚弱、水饮泛滥而致，用真武汤主治。

真武汤方

茯苓　芍药　生姜各三两，切片　白术二两　附子一枚，炮，去皮，破成八片

以上五味药，加水八升，煎煮成三升，去掉药渣，每次温服七合，一天服三次。

◆ 原文

咽喉干燥者，不可发汗。

〔译文〕

咽喉干燥的病人，阴液大多不足，治疗时不能用发汗法。

◆ 原文

淋家㉓不可发汗，发汗必便血。

〔注释〕

㉓淋家：久患淋病的人。淋，指小便淋漓不爽、尿时尿道涩痛的病症。

〔译文〕

患淋病很久的病人，多阴虚下焦有热，不能用发汗法。若误用发汗，则会引起尿血的变证。

◆ 原文

疮家㉔，虽身疼痛，不可发汗，汗出则痉。

〔注释〕

㉔疮家：患疮疡或受金创的病人。

〔译文〕

患疮疡许久的病人,多气血两亏,虽有身体疼痛等表证,也不宜用发汗法。若误用发汗,使气血更伤,则会出现颈项强急,角弓反张的痉病。

◆ 原文

衄家,不可发汗,汗出必额上陷脉⑤急紧,直视不能眴⑥,音唤,又胡绢切,下同。一作瞬。不得眠。

〔注释〕

㉕额上陷脉:指额角旁两太阳穴陷中之动脉。
㉖眴:目动。

〔译文〕

患衄血许久的病人,多阴虚火旺,不能用发汗法。若误发其汗,就会出现额部两旁凹陷处的动脉拘急、两眼直视、眼球不能转动、不能睡眠的变证。

◆ 原文

亡血家,不可发汗,发汗则寒栗而振㉗。

〔注释〕

㉗寒栗而振:寒战。

〔译文〕

病人患出血疾患且经常出血的,多气血亏虚,不能用发汗法治疗。若误用发汗,就会传变为畏寒战栗的变证。

◆ 原文

汗家㉘,重发汗,必恍惚心乱,小便已阴疼,与禹余粮丸。方四十四。方本阙。

〔注释〕

㉘汗家:平素汗多之人。

〔译文〕

病人若平素爱出汗,多属阳虚不固,不能用发汗法。汗本出而又再发其汗,就会形成心神恍惚、心中烦乱不安、小便后尿道疼痛的变证,用禹余粮丸治疗。

卷第三

◆ 原文

病人有寒,复发汗,胃中冷,必吐蛔。一作逆。

〔译文〕

素有内寒的病人,不能用发汗法。若反发其汗,就会使胃中虚寒更甚,出现吐蛔的症状。

◆ 原文

本发汗,而复下之,此为逆也;若先发汗,治不为逆。本先下之,而反汗之,为逆;若先下之,治不为逆。

〔译文〕

本应先用发汗法治疗表证,然后再用泻下法治疗里证,却反先用泻下法治疗里证,这是错误的治疗原则;若先用发汗法治疗表证,即正确的治疗原则。本应先用攻下法治疗里证,然后再发汗法治疗表证,却反先用发汗法治疗表证,即错误的治疗原则;若先用泻下法治疗里证,即为正确的治疗原则。

◆ 原文

伤寒,医下之,续得下利清谷㉙不止,身疼痛者,急当救里;后身疼痛,清便㉚自调者,急当救表。救里宜四逆汤,救表宜桂枝汤。方四十五。用前第十二方

〔注释〕

㉙清谷:大便完谷不化。
㉚清便:大小便。

〔译文〕

太阳伤寒证,治疗时本应用发汗法,医生却反而使用泻下法,致脾肾阳衰,出现腹泻完谷不化,泻下不止,虽存在身体疼痛等表证,也应当急以治疗里证。经治疗后,里证解除,大便转正常,身体疼痛仍未除的,再治疗表证。治疗里证用四逆汤,治疗表证用桂枝汤。

◆ 原文

病发热头痛,脉反沉,若不差,身体疼痛,当救其里。四逆汤方。

甘草二两,炙　干姜一两半　附子一枚,生用,去皮,破八片

上三味,以水三升,煮取一升二合,去滓,分温再服。强人可大附子一枚,干姜三两。

〔译文〕

有发热、头痛等表证的病人,脉象反而见沉的,若使用温经解表法治疗而不痊愈,反而增加身体疼痛的见症,就应当从里证论治,用四逆汤方。

◆ 原文

太阳病,先下而不愈,因复发汗,以此表里俱虚,其人因致冒㉛,冒家汗出自愈。所以然者,汗出表和故也。里未和,然后复下之。

〔注释〕

㉛冒:头目昏眩。

〔译文〕

太阳表证,先使用泻下法治疗而未痊愈,治疗再用发汗法,因而导致内外皆虚,有昏冒的症状出现。昏冒的病人若正能胜邪,得到汗出,汗解邪散,则可自行痊愈。之所以这样,是因为汗出邪散表气得以调和的缘故。若里气尚未调和,然后再用泻下法治其里。

◆ 原文

太阳病未解,脉阴阳俱停,一作微。必先振栗汗出而解。但阳脉微者,先汗出而解,但阴脉微一作尺脉实者,下之而解。若欲下之,宜调胃承气汤。方四十六。用前第三十三方。一云用大柴胡汤。

〔译文〕

太阳表证未解除,若出现畏寒战栗,并见尺部寸部的脉象皆沉伏不显,继之高热汗出而病解的,即战汗证。此时,若先触摸到寸部脉微微搏动的,主病在表,应当先发汗解表,则病可解。若先触摸到尺部脉微微搏动的,主病在里,用泻下法则病可愈。若要用泻下法,适宜用调胃承气汤。

◆ 原文

太阳病,发热汗出者,此为荣弱卫强,故使汗出,欲救邪风者,宜桂枝汤。方四

十七。方用前法。

〔译文〕

太阳表证,发热汗出的,即卫气浮盛于外与邪相争,卫外失固,营阴不能内守所致,治疗宜驱风散邪,用桂枝汤最为适宜。

◆ 原文

伤寒五六日,中风,往来寒热,胸胁苦满,嘿嘿㉜不欲饮食,心烦喜呕㉝,或胸中烦而不呕,或渴,或腹中痛,或胁下痞硬,或心下悸、小便不利,或不渴、身有微热,或咳者,小柴胡汤主之。方四十八。

柴胡半斤　黄芩三两　人参三两　半夏半升,洗　甘草炙　生姜各三两,切　大枣十二枚,擘

上七味,以水一斗二升,煮取六升,去滓,再煎取三升,温服一升,日三服。若胸中烦而不呕者,去半夏、人参,加栝楼实一枚;若渴,去半夏,加人参合前成四两半、栝楼根四两;若腹中痛者,去黄芩,加芍药三两;若胁下痞硬,去大枣,加牡蛎四两;若心下悸、小便不利者,去黄芩,加茯苓四两;若不渴,外有微热者,去人参,加桂枝三两,温覆微汗愈;若咳者,去人参、大枣、生姜,加五味子半升、干姜二两。

〔注释〕

㉜嘿嘿:心中郁闷不爽。

㉝喜呕:善呕。

〔译文〕

外感风寒之邪,五六天过后,出现发热怕冷交替出现,胸胁满闷不舒,表情沉默,不思饮食,心中烦躁,总想呕吐,或者出现胸中烦闷而不作呕,或者口渴,或者腹中疼痛,或者胁下痞胀硬结,或者心慌,小便不通畅,或者口不渴,身体稍有发热,或者咳嗽的,为邪入少阳,用小柴胡汤主治。

小柴胡汤方

柴胡半斤　黄芩三两　人参三两　半夏半斤,用水洗　甘草炙　生姜各三两　大枣十二枚,剖开

以上七味药,加水一斗二升,煮至六升,去掉药渣,再煎煮成三升,每次温服一升,一日服三次。

若出现胸中烦闷而不作呕的,方中去半夏、人参加栝楼实一枚;若出现口渴的,加人参一两半,与以上用量相合为四两半,并加栝楼根四两;若腹中出现疼痛的,去黄芩,加芍药三两;若出现胁下痞胀硬结的,去大枣,加牡蛎四两;若出现心慌、小便不通畅的,去黄芩,加茯苓四两;若出现口不渴、体表稍有发热的,去人参,加桂枝四两,服药后覆盖衣被,取暖保温让病人微微汗出,就可痊愈;若有咳嗽出现的,去人参、大枣、生姜,加五味子半升、干姜二两。

◆ 原文

血弱气尽,腠理开,邪气因入,与正气相搏,结于胁下。正邪分争,往来寒热,休作有时,嘿嘿不欲饮食。藏府相连,其痛必下,邪高痛下,故使呕也。一云藏府相违,其病必下,胁膈中痛。小柴胡汤主之。服柴胡汤已,渴者,属阳明,以法治之。方四十九。用前方。

〔译文〕

气血虚弱,腠理开豁,邪气得以乘虚而入,与正气相搏结,留居在少阳经,正气与邪气相搏击,故发热、畏寒交替出现,发作与停止皆有其时;由于胆气内郁,影响脾胃,故表情沉默、不思饮食;脏与腑相互关联,肝木乘脾土,故出现腹痛。邪气在胆在上,疼痛在腹在下,这就叫邪高痛下。胆热犯胃,故出现呕吐,当用小柴胡汤主治。服了小柴胡汤后,出现口渴欲饮等阳明见症的,表示病已转属阳明,治疗必须按阳明的治法进行。

◆ 原文

得病六七日,脉迟浮弱,恶风寒,手足温。医二三下之,不能食,而胁下满痛,面目及身黄,颈项强,小便难者,与柴胡汤,后必下重㉞。本渴饮水而呕者,柴胡汤不中与也,食谷者哕。

〔注释〕

㉞下重:里急后重。

〔译文〕

得病六七天,脉象迟而浮弱,畏风寒,手足温暖,是太阴虚寒兼表证未解,医生却屡次攻下,致脾阳虚弱,寒湿内郁,出现不能进食,胁下满闷疼痛,目睛、面部及全身发黄,颈项拘急不舒,小便解出困难。若误予柴胡汤治疗,一定会使脾胃重伤而导致泄利后重的症状出现。若本来有口渴,饮水即作呕的,是脾虚水饮内停所致,柴胡汤也不能使用。若误投柴胡汤，就会导致中气衰败，出现进食后就呃逆的变证。

◆ **原文**

伤寒四五日，身热恶风，颈项强，胁下满，手足温而渴者，小柴胡汤主之。方五十。用前方。

〔译文〕

外感病，四五天过后，身体发热，怕风，颈项拘急不舒，胁下胀满，手足温暖而又口渴的，属三阳合病之症，用小柴胡汤主治。

◆ **原文**

伤寒，阳脉涩，阴脉弦，法当腹中急痛㉟，先与小建中汤，不差者，小柴胡汤主之。方五十一。用前方。

小建中汤方：

桂枝三两,去皮　甘草二两,炙　大枣十二枚,擘　芍药六两　生姜三两,切　胶饴一升

上六味，以水七升，煮取三升，去滓，内饴，更上微火消解，温服一升，日三服。呕家不可用建中汤，以甜故也。

〔注释〕

㉟急痛：拘急疼痛。

〔译文〕

外感病，脉象浮取见涩、沉取见弦的，为中虚而少阳邪乘，腹中应当出现拘急疼痛，治疗应先给予小建中汤以温中健脾、调补气血，用药后少阳证仍未解的，再用小柴胡汤和解少阳。

小建中汤方

桂枝三两,去皮　甘草二两,炙　大枣十二枚,剖开　芍药六两　生姜三两,切片　胶饴一升

以上六味药，用水七升，先加入前五味药煎煮成三升，去掉药渣，再加入饴糖，然后放在小火上将饴糖溶化，每次温服一升，一日服三次，平素经常呕吐的人，不适宜用小建中汤，因为小建中汤味甜的缘故。

◆ 原文

伤寒中风,有柴胡证,但见一症便是,不必悉具。凡柴胡汤病症而下之,若柴胡证不除者,复与柴胡汤,必蒸蒸而振㊱,却复发热汗出而解。

〔注释〕

㊱蒸蒸而振:高热寒战。

〔译文〕

外感寒邪或风邪,有柴胡汤证的证候,只要见到一二个主症的,则可确诊为柴胡汤证,不需要具备所有的证候。凡是柴胡汤证而用攻下的,若柴胡汤证尚存的,可以仍给予柴胡汤进行治疗。服药后,借助药力正气与邪相争,一定会出现畏寒战栗,然后高热汗出而病解的战汗现象。

◆ 原文

伤寒二三日,心中悸而烦者,小建中汤主之。方五十二。用前第五十一方。

〔译文〕

患外感病两三天,心中悸动不宁、烦躁不安的,主治用小建中汤。

◆ 原文

太阳病,过经十余日,反二三下之,后四五日,柴胡证仍在者,先与小柴胡。呕不止,心下急㊲,一云,呕止小安。郁郁微烦者,为未解也,与大柴胡汤,下之则愈。方五十三。

柴胡半斤　黄芩三两　芍药三两　半夏半升,洗　生姜五两,切　枳实四枚,炙　大枣十二枚,擘

上七味,以水一斗二升,煮取六升,去滓,再煎,温服一升,日三服。一方加大黄二两。若不加,恐不为大柴胡汤。

〔注释〕

㊲心下急:剑突下急迫不适感。

〔译文〕

太阳病,邪传少阳十多天,医生反而多次攻下,又经过四五天,若柴胡证尚存的,可先给予小柴胡汤治疗。若出现呕吐不止,上腹部拘急疼痛,心中郁闷烦躁的,是少阳兼阳明里实,病情未解的,用大柴胡汤攻下里实,就可痊愈。

大柴胡汤方

柴胡半斤　黄芩三两　芍药三两　半夏半升,用水洗　生姜五两,切片　枳实四枚,炙　大枣十二枚,剖开

以上七味药,用水一斗二升,煎煮至六升,去掉药渣,再煎煮成三升,每次温服一升,一日服三次。另一方加大黄二两,如果不加,恐怕不是大柴胡汤。

◆ 原文

伤寒十三日不解,胸胁满而呕,日晡所发潮热,已而微利,此本柴胡证,下之以不得利,今反利者,知医以丸药下之,此非其治也。潮热者,实也,先宜服小柴胡汤以解外,后以柴胡加芒硝汤主之。方五十四。

柴胡二两十六铢　黄芩一两　人参一两　甘草一两,炙　生姜一两,切　半夏二十铢,本云五枚,洗　大枣四枚,擘　芒硝二两

上八味,以水四升,煮取二升,去滓,内芒硝,更煮微沸,分温再服,不解更作。臣亿等谨按,《金匮玉函》方中无芒硝。别一方云,以水七升,下芒硝二合,大黄四两,桑螵蛸五枚,煮取一升半,服五合,微下即愈。本云,柴胡再服,以解其外,余二升加芒硝、大黄、桑螵蛸也。

〔译文〕

外感病,十三天后仍不解的,胸胁满闷而呕吐,午后发潮热,接着出现轻微腹泻。这本来是大柴胡汤证,医生应当用大柴胡汤攻下,却反而用峻下的丸药攻下,这是错误的治法。结果导致实邪未去而正气受到损伤,出现潮热、腹泻等证。潮热,是内有实邪的见症,治疗应当先服小柴胡汤以解除少阳之邪,然后用柴胡加芒硝汤主治。

柴胡加芒硝汤方

柴胡二两十六铢　黄芩一两　人参一两　甘草一两,炙　生姜一两,切片　半夏二十铢,旧本为五枚,用水洗　大枣四枚,剖开　芒硝二两

以上八味药,以水四升,先加入前七味药煎煮成二升,去掉药渣,再加入芒硝,煮至稍开,分两次温服。服药后大便不解的,可继续服。

◆ **原文**

伤寒十三日,过经谵语者,以有热也,当以汤下之。若小便利者,大便当硬,而反下利,脉调和者,知医以丸药下之,非其治也。若自下利者,脉当微厥,今反和者,此为内实也,调胃承气汤主之。方五十五。用前第三十三方。

〔译文〕

外感病,经过十三天后,邪传阳明而见谵语的,原因是胃肠有实热,应当用汤药攻下。若小便通利的,大便应当坚硬,现却反而出现腹泻、脉象实大,可以断定这是医生误用丸药攻下所致,为错误的疗法。若不是误治而是邪传三阴的腹泻,脉象应当微细,四肢应冷,现脉象反而实大,表明内有实邪,说明是医生误用丸药攻下,其大便虽通而实邪未去,应当用调胃承气汤主治。

◆ **原文**

太阳病不解,热结膀胱,其人如狂,血自下,下者愈。其外不解者,尚未可攻,当先解其外;外解已,但少腹急结㊳者,乃可攻之,宜桃核承气汤。方五十六。后云,解外宜桂枝汤。

桃仁五十个,去皮尖　大黄四两　桂枝二两,去皮　甘草二两,炙　芒硝二两

上五味,以水七升,煮取二升半,去滓,内芒硝,更上火,微沸下火,先食温服五合,日三服,当微利。

〔注释〕

㊳少腹急结:自觉小腹部如物结聚。

〔译文〕

太阳表证未解,邪热内入与瘀血互结于下焦膀胱部位,出现有似发狂、少腹拘急硬痛等症状,若病人能自行下血的,就可痊愈。若表证还未解除的,尚不能攻里,应当先解表,待表证解除后,只有少腹拘急硬痛等里证的,才能攻里,适宜用桃核承气汤。

桃核承气汤方

桃仁五十个,去皮尖　大黄四两　桂枝二两,去皮　甘草二两,炙　芒硝二两

以上五味药,用水七升,先加入前三味药煎煮成二升半,去掉药渣,再加入芒

硝,然后放在火上,微微煮开后离火,每次饭前温服五合,一日服三次。服药后应当出现轻度腹泻。

◆ 原文

伤寒八九日,下之,胸满烦惊,小便不利,谵语,一身尽重,不可转侧者,柴胡加龙骨牡蛎汤主之。方五十七。

柴胡四两　龙骨　黄芩　生姜切　铅丹　人参　桂枝去皮　茯苓各一两半　半夏二合半,洗　大黄二两　牡蛎一两半,熬　大枣六枚,擘

上十二味,以水八升,煮取四升,内大黄,切如棋子,更煮一两沸,去滓,温服一升。本云,柴胡汤今加龙骨等。

〔译文〕

外感病,经过八九天,误用攻下,出现胸部满闷、烦躁惊惕不安、小便不通畅、谵语、全身沉重、不能转侧的,用柴胡加龙骨牡蛎汤主治。

柴胡加龙骨牡蛎汤方

柴胡四两　龙骨　黄芩　生姜切片　铅丹　人参　桂枝去皮　茯苓各一两半　半夏二合半,用水洗　大黄二两　牡蛎一两半,炒　大枣六枚,剖开

以上十二味药,将大黄切成围棋子大小,余药用水八升,煎煮成四升,然后加入大黄,再煮一二开,去掉药渣,每次温服一升。旧本说:现用柴胡汤加入龙骨等药。

◆ 原文

伤寒,腹满谵语,寸口脉浮而紧,此肝乘脾也,名曰纵,刺期门。方五十八。

〔译文〕

外感病,腹部胀满,谵语,寸口脉浮而紧,即肝木克伐脾土的征象,名"纵",进行治疗用针刺期门的方法。

◆ 原文

伤寒发热,啬啬恶寒,大渴欲饮水,其腹必满,自汗出,小便利,其病欲解,此肝乘肺也,名曰横,刺期门。方五十九。

〔译文〕

外感病，发热，畏缩怕冷，口渴很甚，想要喝水，腹部胀满，即肝木反克肺金的表现，名"横"，治疗当用针刺期门法。治疗后若汗自出，小便通畅的，为肝气得泄，病将痊愈。

◆ 原文

太阳病，二日反躁，凡熨其背，而大汗出，大热入胃，一作二日内，烧瓦熨背，大汗出，火气入胃。胃中水竭，躁烦必发谵语。十余日振栗自下利者，此为欲解也。故其汗从腰以下不得汗，欲小便不得，反呕，欲失溲，足下恶风，大便硬，小便当数，而反不数，及不多，大便已，头卓然㊴而痛，其人足心必热，谷气㊵下流故也。

〔注释〕

㊴卓然：突然。

㊵谷气：水谷之气。

〔译文〕

太阳病的第二天，病人出现烦躁不安，医生反而用热熨疗法来熨病人的背部，导致出汗很多，火热之邪乘虚内入于胃，胃中津液枯竭，于是出现躁扰不宁、谵语，病经十多天，若病人出现全身颤抖、腹泻的，这是正能胜邪，疾病即将解除。若火攻后病人腰以下部位不出汗，反见呕吐，足底下感觉冰凉，大便干硬，本应当小便频数，但反而不频数而量少，想解又解不出，解大便后，头猛然疼痛，并感觉脚心发热，这是水谷之气向下流动的缘故。

◆ 原文

太阳病中风，以火劫发汗，邪风被火热，血气流溢，失其常度。两阳相熏灼，其身发黄。阳盛则欲衄，阴虚小便难。阴阳俱虚竭，身体则枯燥，但头汗出，剂㊶颈而还，腹满微喘，口干咽烂，或不大便，久则谵语，甚者至哕，手足躁扰，捻衣摸床㊷。小便利者，其人可治。

〔注释〕

㊶剂：通"齐"。

㊷捻衣摸床：病人神志不清时，两手无意识地循摸被床帐。

〔译文〕

太阳中风证，用火法强迫发汗，风邪被火热所迫，血气运行失去正常规律，风与火相互熏灼,使肝胆疏泄失常,病人身体则会发黄,阳热亢盛,迫血上出就会出现衄血,热邪灼津,阴液亏虚就会出现小便短少。气血亏乏,不能滋润周身,就会出现身体枯燥、仅头部出汗、到颈部为止。阳盛而阴亏,则腹部胀满,微微气喘,口干咽喉溃烂,或者大便不通,时间久了就会出现谵语,严重的会出现呃逆、手足躁扰不宁、捻衣摸床等症,若小便尚通畅,示津液犹存,病人尚可救治。

◆ 原文

伤寒脉浮,医以火迫劫之,亡阳必惊狂,卧起不安者,桂枝去芍药加蜀漆牡蛎龙骨救逆汤主之。方六十。

桂枝三两,去皮　甘草二两,炙　生姜三两,切　大枣十二枚,擘　牡蛎五两,熬　蜀漆三两,洗去腥　龙骨四两

上七味,以水一斗二升,先煮蜀漆,减二升,内诸药,煮取三升,去滓,温服一升。本云,桂枝汤今去芍药加蜀漆,牡蛎、龙骨。

〔译文〕

太阳伤寒证,脉象浮,本应当发汗解表,医生却用火治法强迫发汗,导致心阳外亡、神气浮越,出现惊恐狂乱、坐卧不安的,主治用桂枝去芍药加蜀漆牡蛎龙骨救逆汤。

桂枝去芍药加蜀漆牡蛎龙骨救逆汤方

桂枝三两,去皮　甘草二两,炙　生姜三两,切片　大枣十二枚,剖开　牡蛎五两,炒　蜀漆三两,用水洗去腥味　龙骨四两

以上七味药,用水一斗二升,先加入蜀漆煎煮,煮去二升水分,再加入其他药物,煎煮成三升,去掉药渣,每次温服一升。旧本说:现用桂枝汤去芍药,加蜀漆、牡蛎、龙骨。

◆ 原文

形作伤寒,其脉不弦紧而弱。弱者必渴,被火必谵语。弱者发热脉浮,解之当汗出愈。

〔译文〕

病的征象像太阳伤寒证,但脉搏不弦紧反而弱,并且出现口渴,这不是太阳伤

寒证而是温病。若误用火攻,火邪内迫,就一定会出现谵语等变证。温病初起脉弱,一般并见发热脉浮,用辛凉发汗解表法治疗,汗出邪散,则疾病可愈。

◆ 原文

太阳病,以火熏之,不得汗,其人必躁,到经不解,必清血㊸,名为火邪。

〔注释〕

㊸清血:便血。

〔译文〕

太阳表证,用火熏法强使发汗而汗不出,火邪内攻,邪热内扰,病人必烦躁不安,若病到第七天,邪气在太阳经当行尽,病当痊愈而仍不痊愈的,就一定会有大便下血的变证出现。由于这是误火所致,所以称为"火邪"。

◆ 原文

脉浮热甚,而反灸之,此为实,实以虚治,因火而动,必咽燥吐血。

〔译文〕

脉象浮,发热甚,这是太阳表实证,治疗当用发汗解表法,却反用温灸法治疗,这是把实证当作虚证来治疗,火邪内攻,耗血伤阴,一定会出现咽喉干燥、吐血的变证。

◆ 原文

微数之脉,慎不可灸。因火为邪,则为烦逆,追虚逐实,血散脉中,火气虽微,内攻有力,焦骨伤筋,血难复也。脉浮,宜以汗解。用火灸之,邪无从出,因火而盛,病从腰以下必重而痹,名火逆也。欲自解者,必当先烦,烦乃有汗而解。何以知之?脉浮故知汗出解。

〔译文〕

病人脉象微数,属阴虚内热,治疗千万不可用灸法,若误用温灸,就成为火邪,火邪内迫,邪热内扰,烦乱不安的变证就会出现。阴血本虚反用灸法,使阴更伤;热本属实,用火法更增里热,血液流散于脉中,运行失其常度,灸火虽然微弱,但内攻非常有力,耗伤津液,损伤筋骨,血液难以恢复。

脉象浮,主病在表,治疗当用发汗解表法,若用灸法治疗,表邪不能从汗解,邪热反而因火法而更加炽盛,出现从腰以下沉重而麻痹,这就叫火逆。若病将自行痊愈的,一定会先出现心烦不安,而后汗出病解。这是怎么知道的呢?因为脉浮,浮主正气浮盛于外,故得知汗出而病解。

◆ 原文

烧针令其汗,针处被寒,核起而赤者,必发奔豚。气从少腹上冲心者,灸其核上各一壮⑭,与桂枝加桂汤更加桂二两也。方六十一。

桂枝五两,去皮　芍药三两　生姜三两,切　甘草二两,炙　大枣十二枚,擘

上五味,以水七升,煮取三升,去滓,温服一升。本云,桂枝汤今加桂满五两。所以加桂者,以能泄奔豚气也。

〔注释〕

⑭一壮:灸一艾柱为一壮。

〔译文〕

用烧针的方法强迫病人出汗,以致损伤心阳,下寒上逆,一定会发作奔豚,出现气从少腹上冲心胸、时作时止的症状。同时,由于针刺的部位被寒邪侵袭,肿起红包块。可内服汤药,用桂枝加桂汤治疗;外用灸法,在肿起的包块上各灸一艾柱。

桂枝加桂汤方

桂枝五两,去皮　芍药三两　生姜三两,切片　甘草二两,炙　大枣十二枚,剖开

以上五味药,加水七升,煎煮成三升,去掉药渣,每次温服一升。旧本说:现用桂枝汤加桂枝达到五两,加桂枝的原因,是因为桂枝能降奔豚气。

◆ 原文

火逆下之,因烧针⑮烦躁者,桂枝甘草龙骨牡蛎汤主之。方六十二。

桂枝一两,去皮　甘草二两,炙　牡蛎二两,熬　龙骨二两

上四味,以水五升,煮取二升半,去滓,温服八合,日三服。

〔注释〕

⑮温针:即烧针。

〔译文〕

误用火攻而又行攻下,因火攻发汗致损伤心阳,出现烦躁不安的,用桂枝甘草龙骨牡蛎汤主治。

桂枝甘草龙骨牡蛎汤方

桂枝一两,去皮　甘草二两,炙　牡蛎二两,炒　龙骨二两

以上四味药,用水五升,煎煮成二升半,去掉药渣,每次温服八合,每日服三次。

◆ 原文

太阳伤寒者,加温针必惊也。

〔译文〕

太阳伤寒证,若用温针进行治疗,往往会导致惊惕不安的变证。

◆ 原文

太阳病,当恶寒发热,今自汗出,反不恶寒发热,关上脉细数者,以医吐之过也。一二日吐之者,腹中饥,口不能食;三四日吐之者,不喜糜粥,欲食冷食,朝食暮吐。以医吐之所致也,此为小逆。

〔译文〕

太阳表证,应当有畏寒发热的症状,现病人出现自汗,反而不见畏寒发热,关脉细数,这是医生误用吐法所引起的变证。得病一二天后误用吐法的,就会出现腹中饥饿,却不能食;得病三四天后误吐的,就会出现不喜欢吃稀粥,想吃冷的食物,早晨吃进的东西,晚上就会吐出来。这是医生误用吐法所致的变证,其病变尚轻,故称为"小逆"。

◆ 原文

太阳病吐之,但太阳病当恶寒,今反不恶寒,不欲近衣,此为吐之内烦也。

〔译文〕

太阳表证,应当有畏寒的见症,治疗当用汗法以解表,现却使用吐法,病人吐后反而出现不怕冷、不想穿衣服的,这是误用吐法所致的内热的变证。

◆ 原文

病人脉数,数为热,当消谷引食,而反吐者,此以发汗,令阳气微,膈气虚,脉乃数也。数为客热,不能消谷,以胃中虚冷,故吐也。

〔译文〕

病人脉象数,脉数一般为邪热所致,热能消化水谷,应当出现能食的症状,却反而出现不能食而呕吐的,这是发汗不当,导致阳气衰微,胃阳虚躁,因而出现脉数。这种脉数是假热的表现,水谷不能消化,故不能食;因为胃中本虚冷,虚气上逆,故出现呕吐。

◆ 原文

太阳病,过经十余日,心下温温⑯欲吐,而胸中痛,大便反溏,腹微满,郁郁微烦。先此时自极吐下者,与调胃承气汤。若不尔者,不可与。但欲呕,胸中痛,微溏者,此非柴胡汤证,以呕故知极吐下也。调胃承气汤。方六十三。用前第三十三方。

〔注释〕

⑯温温:温通蕴。温温,蓄结郁结之感。

〔译文〕

太阳病,病传阳明已经十余天,病人胃脘部烦闷不适,泛泛欲呕,胸部疼痛,大便反而稀溏,腹部微有胀满,心中郁闷烦躁,若是误用峻猛涌吐或泻下药所致的,可用调胃承气汤治疗;若不是吐下所致的,就不能用调胃承气汤。此证虽有只想呕吐,胸部疼痛,大便稍溏泄的症状,但并非柴胡汤证。因为病人泛泛想吐,故可以推知是峻吐峻下所致的。

◆ 原文

太阳病六七日,表证仍在,脉微而沉,反不结胸,其人发狂者,以热在下焦,少腹当硬满,小便自利者,下血乃愈。所以然者,以太阳随经,瘀热⑰在里故也,抵当汤主之。方六十四。

水蛭熬　虻虫各三十个,去翅足,熬　桃仁二十个,去皮尖　大黄三两,酒洗

上四味,以水五升,煮取三升,去滓,温服一升。不下更服。

〔注释〕

⑰瘀热:邪热郁滞。

〔译文〕

太阳病,六七天过后,表证尚存的,脉象沉滞不起,没有结胸的见症,神志发狂的,这是邪热与瘀血互结于下焦的缘故,当有小腹部坚硬胀满、小便通畅等症,攻下瘀血则可痊愈。之所以出现这种情况,是因为太阳之邪随经入里,邪热与瘀血互结于下焦的缘故。主治用抵当汤。

抵当汤方

水蛭炒　虻虫各三十个,去翅足,炒　桃仁二十个,去皮尖　大黄三两,用酒洗

以上四味药,用水五升,煎煮成三升,去掉药渣,每次温服一升,服药后不下血的,可以继续服。

◇ 原文

太阳病身黄,脉沉结,少腹硬,小便不利者,为无血也。小便自利,其人如狂者,血证谛⑱也,抵当汤主之。六十五。用前方。

〔注释〕

⑱谛:审也。此言审查确实。

〔译文〕

太阳病,出现皮肤发黄,脉象沉结,小腹坚硬的症状,若小便不通畅的,则非蓄血证,而是湿热发黄证;若小便通畅,并有狂乱征兆的,则无疑是蓄血发黄证,用抵当汤主治。

◇ 原文

伤寒有热,少腹满,应小便不利,今反利者,为有血也,当下之,不可余药,宜抵当丸。方六十六。

水蛭二十个,熬　虻虫二十个,去翅足,熬桃仁二十五个,去皮尖　大黄三两

上四味,捣分四丸,以水一升,煮一丸,取七合服之,晬时当下血,若不下者更服。

〔译文〕

外感病,发热,小腹部胀满,若内蓄水饮,小便应当不能通畅,现反而小便通畅者,是下焦蓄血证,应当攻下瘀血,不可用其他药物,适宜用抵当丸。

抵当丸方

水蛭二十个,炒　　虻虫二十个,去翅足,炒　　桃仁二十五个,去皮尖　　大黄三两

以上四味药,共捣成细末,分做成四个药丸,用水一升,取一个丸药煎煮,煮至七合,连药渣一起服下。服后 24 小时应当下血,若不下血的,可以再服。

◇ 原文

太阳病,小便利者,以饮水多,必心下悸;小便少者,必苦里急也。

〔译文〕

太阳病,因为饮水过多,致水饮内停,若小便通利的,是水停中焦,一定会有心悸不宁的见症出现;若小便短少不通畅的,是水停下焦,一定会有小腹部胀满急迫不舒的症状出现。

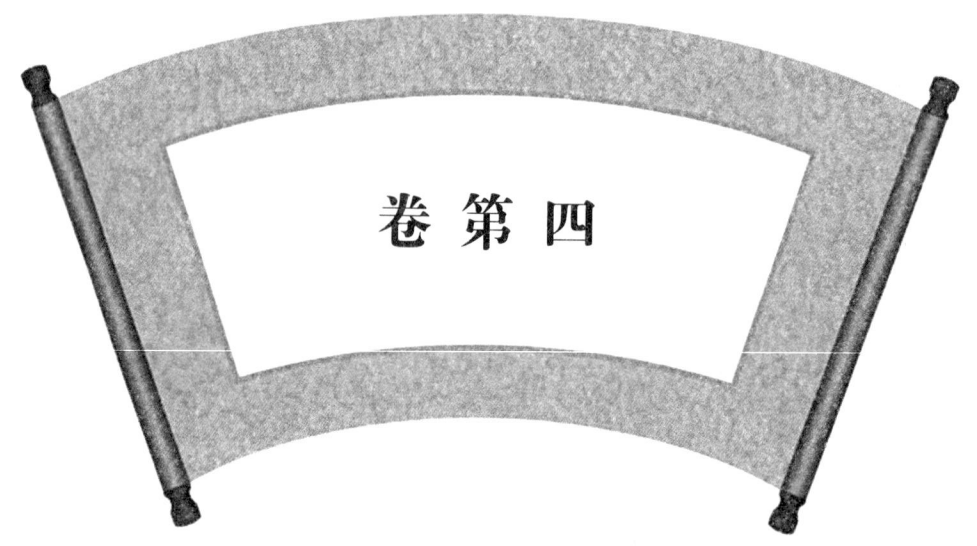
卷第四

辨太阳病脉证并治下第七

合三十九法。方三十首并见太阳少阳合病法

◆ 原文

问曰：病有结胸①，有藏结②，其状何如？答曰：按之痛，寸脉浮，关脉沉，名曰结胸也。

〔注释〕

①结胸：证候名，为有形之邪凝结于胸腹，以胸脘部疼痛为主症的一种病症。

②脏结：脏气衰微、阴寒之邪凝结于脏的一种病症。

〔译文〕

问：病症有结胸，有脏结，它们会有什么样的表现呢？答：胸脘部按之疼痛，寸部脉象浮，关部脉象沉，即"结胸"。

◆ 原文

何谓藏结？答曰：如结胸状，饮食如故，时时下利，寸脉浮，关脉小细沉紧，名曰藏结。舌上白胎滑者，难治。

〔译文〕

脏结是什么？答：症候表现极其相似于结胸，但饮食如常，经常腹泻，寸部脉浮，关部脉细小沉紧，苔白滑的，这就叫脏结，属难治的病症。

◆ 原文

藏结无阳证，不往来寒热，一云寒而不热。其人反静，舌上胎滑者，不可攻也。

〔译文〕

脏结未表现出阳热证证候，不发往来寒热，病人不烦躁而安静，舌苔滑，治疗不能用泻下法。

◆ 原文

病发于阳,而反下之,热入因作结胸;病发于阴,而反下之,一作汗出。因作痞也。所以成结胸者,以下之太早故也。结胸者,项亦强,如柔痉状,下之则和,宜大陷胸丸。方一。

大黄半斤　葶苈子半升,熬　芒硝半升　杏仁半升,去皮尖,熬黑

上四味,捣筛二味,内杏仁、芒硝,合研如脂,和散,取如弹丸一枚,别捣甘遂末一钱匕,白蜜二合,水二升,煮取一升,温顿服之,一宿乃下,如不下,更服,取下为效。禁如药法。

〔译文〕

疾病在表,治疗时却反而用攻下的方法,邪热内入与水饮相结,因而形成结胸证。之所以形成结胸,是攻下太早的缘故。疾病在里,内无实邪,治疗时却反而用攻下法,致胃虚气逆,所以形成痞证。有结胸证的表现,若项部出现拘急不柔和,症状相似于柔痉的,用攻下的方法治疗就可痊愈,适宜用大陷胸丸。

大陷胸丸方

大黄半斤　葶苈子半升,炒　芒硝半升　杏仁半升,去皮尖,炒黑

以上四味药,先将大黄、葶苈子捣细筛沫,再加入杏仁、芒硝,共研如膏脂,用水调和做成约弹子大小药丸。另外将甘遂捣成细末,用白蜜二合,水二升,加入上药丸一粒及甘遂末一钱匕共煮,煮至二升,一次温服下。服药,一晚过后,应该腹泻,如果不腹泻,可以继续服,直至出现腹泻为度。服药禁忌同《药法》。

◆ 原文

结胸证,其脉浮大者,不可下,下之则死。

〔译文〕

结胸证,脉象浮大的,治疗不能用攻下法,若攻下,就会导致病人死亡。

◆ 原文

结胸证悉具,烦躁者亦死。

〔译文〕

全部具备结胸证的症状,若出现躁扰不宁的,多为死候。

◇ 原文

太阳病,脉浮而动数,浮则为风,数则为热,动则为痛,数则为虚,头痛发热,微盗汗出,而反恶寒者,表未解也。医反下之,动数变迟,膈内拒痛。一云头痛即眩。胃中空虚,客气③动膈,短气躁烦,心中懊憹,阳气④内陷,心下因硬,则为结胸,大陷胸汤主之。若不结胸,但头汗出,余处无汗,剂颈而还,小便不利,身必发黄。大陷胸汤。方二。

大黄六两,去皮　芒硝一升　甘遂一钱匕

上三味,以水六升,先煮大黄取二升,去滓,内芒硝,煮一两沸,内甘遂末,温服一升,得快利,止后服。

〔注释〕

③客气:邪气。

④阳气:指邪热。

〔译文〕

太阳病,脉象浮而动数,脉浮主风邪在表,数主有热,动脉主痛,数又主虚,症见头痛发热,轻微盗汗,反而怕冷,这是太阳表证未除。医生本应从表论治,却反而用攻下的方法治疗,由于胃中空虚而无实邪,误下后邪气内陷,邪热与水饮相结于胸膈,所以出现脉动数变迟,胸胁心下疼痛拒按,短气,烦躁不安,这样结胸证就形成了,主治用大陷胸汤。如果不形成结胸,只见头部汗出,到颈部为止,其他部位不出汗,小便不通畅,身体发黄的,则是湿热郁蒸发黄症。

大陷胸汤方

大黄一两,去皮　芒硝一升　甘遂一钱匕

以上三味药,用水六升,先煮大黄至二升,去掉药渣,再加入芒硝煮一二开,然后再加进甘遂末,每次温服一升。服药后很快腹泻的,停服后药。

◆ 原文

伤寒六七日,结胸热实,脉沉而紧,心下痛,按之石硬者,大陷胸汤主之。方三。用前第二方。

〔译文〕

外感病六七天过后,形成热实结胸证,脉象沉而紧,胸脘部疼痛,触按像石头一样坚硬的,主治用大陷胸汤。

◆ 原文

伤寒十余日,热结在里,复往来寒热者,与大柴胡汤;但结胸,无大热者,此为水结在胸胁也,但头微汗出者,大陷胸汤主之。方四。用前第二方。

大柴胡汤方

柴胡半斤　枳实四枚,炙　生姜五两,切　黄芩三两　芍药三两　半夏半升,洗　大枣十二枚,擘

上七味,以水一斗二升,煮取六升,去滓,再煎,温服一升,日三服。一方加大黄二两,若不加,恐不名大柴胡汤。

〔译文〕

外感病十多天后,邪热内结在里,又有发热畏寒交替往来出现的,用大柴胡汤主治。只有结胸证的表现,体表无高热的,这是水与热互结在胸胁,若头上轻微汗出,而全身无汗的,主治用大陷胸汤。

◆ 原文

太阳病,重发汗而复下之,不大便五六日,舌上燥而渴,日晡所小有潮热,一云日晡所发心胸大烦。从心下至少腹硬满而痛,不可近者,大陷胸汤主之。方五。用前第二方。

〔译文〕

太阳表证,反复发汗而又行攻下,出现五六天不解大便,舌上干燥,口渴,午后微有潮热,从剑突下一直到少腹部坚硬胀满疼痛,不能用手触摸的,主治用大陷胸汤。

◆ **原文**

小结胸病,正在心下,按之则痛,脉浮滑者,小陷胸汤主之。方六。

黄连一两　半夏半升,洗　栝楼实大者一枚

上三味,以水六升,先煮栝楼,取三升,去滓,内诸药,煮取二升,去滓,分温三服。

〔译文〕

小结胸病的症状,是正当胃脘部位,用手触按感觉疼痛,脉象浮滑的,主治用小陷胸汤。

小陷胸汤方

黄连一两　半夏半升,用水洗　栝楼实大的一枚

以上三味药,用水六升,先加入栝楼,煮至三升,去掉药渣,再加入其他药共煎煮成二升,去掉药渣,分三次服温。

◆ **原文**

太阳病二三日,不能卧,但欲起,心下必结,脉微弱者,此本有寒分⑤也。反下之,若利止,必作结胸;未止者,四日复下之,此作协热利也。

〔注释〕

⑤寒分:指寒饮。

〔译文〕

得了太阳病两三天后,不能平卧,只想坐起,胃脘部痞结胀硬,脉象微弱的,这是素有寒饮结聚在里的缘故,治疗却反而用攻下法,因而腹泻形成。若腹泻停止的,结胸就会形成;若腹泻不停止,到第四天又再攻下,就会引起协热利。

◆ **原文**

太阳病,下之,其脉促,一作纵。不结胸者,此为欲解也。脉浮者,必结胸。脉紧者,必咽痛。脉弦者,必两胁拘急。脉细数者,头痛未止。脉沉紧,必欲呕。脉沉滑者,协热利⑥。脉浮滑者,必下血。

〔注释〕

⑥协热利：协表证发热的下利。

〔译文〕

太阳表证，误用攻下，若脉象急促，结胸不会形成，是疾病即将解除的征象；若脉象浮的，结胸一定形成；若脉象紧的，一定会咽痛；脉弦的，一定会两胁拘急；脉象细数的，就会头痛不停止；脉象沉紧的，一定会作呕；脉象沉滑的，一定会出现协热下利；脉象浮滑的，一定会出现大便下血。

◆ 原文

病在阳，应以汗解之，反以冷水潠⑦之，若灌之，其热被劫不得去，弥更⑧益烦，肉上粟起，意欲饮水，反不渴者，服文蛤散；若不差者，与五苓散。寒实结胸，无热证者，与三物小陷胸汤。用前第六方。

白散亦可服。方七。一云与三物小白散。

文蛤散方：

文蛤五两

上一味为散，以沸汤和一方寸匕服，汤用五合。

五苓散方：

猪苓十八铢，去黑皮　白术十八铢　泽泻一两六铢　茯苓十八铢　桂枝半两，去皮

上五味为散，更于臼中治之，白饮和方寸匕服之，日三服，多饮暖水汗出愈。

白散方：

桔梗三分　巴豆一分，去皮心，熬黑研如脂　贝母三分

上三味为散，内巴豆，更于臼中杵之，以白饮和服，强人半钱匕，羸者减之。病在膈上必吐，在膈下必利，不利进热粥一杯，利过不止，进冷粥一杯。身热皮粟不解，欲引衣自覆，若以水潠之，洗之，益令热却不得出，当汗而不汗则烦，假令汗出已，腹中痛，与芍药三两如上法。

〔注释〕

⑦潠：用冷水喷洒。

⑧弥更：更加。

〔译文〕

病在表，应用发汗法解表去邪，却反而用冷水喷洒浇洗来退热，热邪被水饮郁遏不能解除，使热更甚，怕冷，皮肤上起鸡皮疙瘩，想喝水，但又不是很口渴的，可给

予文蛤散治疗。若服药后仍不愈的,可以用五苓散治疗。

寒实结胸,有结胸主症,无热症证候表现的,治疗可用三物白散。

文蛤散方

文蛤五两

以上一味药,研成细末做成散剂,用开水五合冲服,每次服一方寸匕。

五苓散方

猪苓十八铢,去黑皮　白术十八铢　泽泻一两六铢　茯苓十八铢　桂枝半两,去皮

上五味,捣为散。白饮和方寸匕服之,每日三服,多饮暖水,汗出愈。

白散方

桔梗三分　巴豆一分,去皮尖,炒黑,研如膏脂　贝母一分

以上三味药,先将桔梗、贝母研细成散,再加入巴豆,在药臼中杵成细末,用米汤冲服,强壮的人每次服半钱匕,瘦弱的人减量服用,服药后,若病在胸膈以上的,一定会出现呕吐,病在胸膈以下的一定腹泻。若服药后腹泻未发生的,可饮热粥一杯,以助药力;如果腹泻过度而不停止的,可饮冷粥一杯,以抑制药性。身体发热、畏寒、皮肤起鸡皮疙瘩而不解除,想拿衣服覆盖身上,医生若用冷水喷洒、浇洗,更使邪热郁闭而不能外散,本应当汗出却汗不能出,故出现烦热更甚。若已经汗出,而腹中疼痛,可用芍药三两,煎服药方法同上。

◆ 原文

太阳与少阳并病,头项强痛,或眩冒,时如结胸,心下痞硬者,当刺大椎第一间、肺腧、肝腧,慎不可发汗;发汗则谵语,脉弦。五日谵语不止,当刺期门。方八。

〔译文〕

太阳与少阳两经皆病,出现头痛项强,或者眩晕昏冒,时而心下痞塞硬结、如结胸状的,应当针刺大椎、肺腧、肝腧,千万不能发汗。误用发汗就会出现谵语、脉弦,若经过五天,谵语仍然不止者,应当针刺期门,以泄其邪。

◆ 原文

妇人中风,发热恶寒,经水适来,得之七八日,热除而脉迟身凉。胸胁下满,如结胸状,谵语者,此为热入血室也,当刺期门,随其实而取之。方九。

〔译文〕

外感风邪的妇女,出现发热畏寒的症状,适逢月经来潮,经过七八天,发热退而身体凉,脉象变迟,胸胁下满闷疼痛,似结胸,谵语的,这是热入血室,应当针刺期门穴,以泄其实邪。

◆ 原文

妇人中风,七八日续得寒热,发作有时,经水适断者,此为热入血室,其血必结,故使如疟状,发作有时,小柴胡汤主之。方十。

柴胡半斤　黄芩三两　人参三两　半夏半升,洗　甘草三两　生姜三两,切　大枣十二枚,擘

上七味,以水一斗二升,煮取六升,去滓,再煎取三升,温服一升,日三服。

〔译文〕

外感风邪的妇人,七八天过后,出现了发热怕冷定时发作的症状,月经恰在这时中止,这是热入血室。因为邪热内入血室与血相结,故发热怕冷定时发作,似疟疾,主治用小柴胡汤。

◆ 原文

妇人伤寒,发热,经水适来,昼日明了,暮则谵语,如见鬼状者,此为热入血室,无犯胃气,及上二焦⑨,必自愈。方十一。

〔注释〕

⑨上二焦:即上中二焦。

〔译文〕

妇人外感寒邪,出现发热、畏寒等表证,正逢月经到来,白天病人神志清楚,夜晚谵语如见鬼神的,这是热入血室,不可用汗吐下法损伤胃气及上二焦,每可热退身和而自愈。

◆ **原文**

伤寒六七日,发热微恶寒,支节⑩烦疼,微呕,心下支结⑪,外证未去者,柴胡桂枝汤主之。方十二。

桂枝去皮　黄芩一两半　人参一两半　甘草一两,炙　半夏二合半,洗　芍药一两半　大枣六枚,擘　生姜一两半,切　柴胡四两

上九味,以水七升,煮取三升,去滓,温服一升。本云人参汤,作如桂枝法,加半夏、柴胡、黄芩,复如柴胡法。今用人参作半剂。

〔注释〕

⑩支节:四肢关节。

⑪心下支结:心下如物支撑结聚。

〔译文〕

外感病六七天,发热,微微怕冷,四肢关节疼痛,微微作呕,胸脘部满闷如物支撑结聚,表证还未解除的,主治用柴胡桂枝汤。

柴胡桂枝汤方

桂枝一两半,去皮　黄芩一两半　人参一两半　甘草一两,炙　半夏二合半　芍药一两半　大枣六枚,剖开　生姜一两半,切片　柴胡四两

以上九味药,用水七升,煎煮成三升,去掉药渣,每次温服一升。旧本说:用人参汤(疑指桂枝汤加人参——编者注)加半夏、柴胡、黄芩,取人参一半的量,煎服方法既同桂枝汤,又同柴胡汤。

◆ **原文**

伤寒五六日,已发汗而复下之,胸胁满微结,小便不利,渴而不呕,但头汗出,往来寒热,心烦者,此为未解也,柴胡桂枝干姜汤主之。方十三。

柴胡半斤　桂枝三两,去皮　干姜二两　栝楼根四两　黄芩三两　牡蛎二两,熬　甘草二两,炙

上七味,以水一斗二升,煮取六升,去滓,再煎取三升,温服一升,一日三服,初服微烦,复服汗出则愈。

〔译文〕

外感病五六天后,已经发汗又用泻下,出现胸胁满闷微有硬结,口渴,不呕,头

部出汗,发热畏寒交替而作,心中烦躁不安的,这是病未除的缘故,主治用柴胡桂枝干姜汤。

柴胡桂枝干姜汤方

柴胡半斤　桂枝三两,去皮　干姜三两　栝楼根四两　黄芩三两　牡蛎二两,炒　甘草二两,炙

以上七味药,用水一斗二升,煎煮至六升,去掉药渣,再煎煮成三升,每次温服一升,每日服三次。第一次药服后可出现轻度心烦,第二次药服后汗出就会痊愈。

◆ 原文

伤寒五六日,头汗出,微恶寒,手足冷,心下满,口不欲食,大便硬,脉细者,此为阳微结,必有表,复有里也。脉沉,亦在里也,汗出为阳微⑫,假令纯阴结,不得复有外证,悉入在里,此为半在里半在外也。脉虽沉紧,不得为少阴病,所以然者,阴不得有汗,今头汗出,故知非少阴也,可与小柴胡汤。设不了了者,得屎而解。方十四。用前第十方。

〔注释〕

⑫阳微:指阳微结。

〔译文〕

外感病五六天后,头部出汗,微感畏寒,手足冷,脘腹部胀满,口中不想进食,大便坚硬,脉象沉紧而细,属阳微结证,必然既有表证又有里证。脉沉,主病在里,汗出是阳微结的表现。若是纯阴结症,病邪应完全入里,不应该再有表证,而此证是半在里半在表,表证仍然未解。脉虽然沉紧,却不是少阴病,因为阴证不应该有汗出,现有头部汗出,故可知不是少阴病。治疗可以用小柴胡汤。若服小柴胡汤后仍然不爽快的,可微通其大便,大便一通,即可痊愈。

◆ 原文

伤寒五六日,呕而发热者,柴胡汤证具,而以他药下之,柴胡证仍在者,复与柴胡汤。此虽已下之,不为逆,必蒸蒸而振,却发热汗出而解。若心下满而硬痛者,此为结胸也,大陷胸汤主之。但满而不痛者,此为痞⑬,柴胡不中与之,宜半夏泻心汤。方十五。

半夏半升,洗　黄芩　干姜　人参　甘草炙,各三两　黄连一两　大枣十二枚,擘

上七味,以水一斗,煮取六升,去滓,再煎取三升,温服一升,日三服。须大陷胸汤者,方用前第二法。一方用半夏一升。

〔注释〕

⑬痞:自觉心下堵塞胀闷的症状。

〔译文〕

外感病五六天后,呕吐而发热的,则已经具备柴胡汤证,治疗本应用柴胡汤,却用其他药攻下,误下后如果柴胡证仍然存在的,可以再给予柴胡汤治疗。这虽然误用攻下,但变证尚未形成。由于误下正气受损,故服小柴胡汤后,一定会出现先振振畏寒,继之蒸蒸发热,随之汗出而病解的战汗现象。若误下后邪气内陷,与水饮相结,出现心下坚硬胀满疼痛的,这是结胸,用大陷胸汤主治。若误下损伤胃气,胃虚气逆,气结心下,出现胃脘胀满而不疼痛的,即痞证,治疗适宜用半夏泻心汤,而不能用柴胡汤。

半夏泻心汤方

半夏半升,用水洗　黄芩、干姜、人参、甘草炙,各三两　黄连一两　大枣十二枚,剖开

以上七味药,加水一斗,煎煮至六升,去掉药渣,再煎煮成三升,每次温服一升,每日服三次。

◆原文

太阳少阳并病,而反下之,成结胸,心下硬,下利不止,水浆不下,其人心烦。

〔译文〕

太阳与少阳并病,反而用攻下治疗,使结胸形成,出现心下硬结,腹泻不止,汤水不能下咽,烦躁不安。

◆原文

脉浮而紧,而复下之,紧反入里,则作痞,按之自濡⑭,但气痞耳。

〔注释〕

⑭濡:柔软。

〔译文〕

脉浮而紧,是太阳伤寒证之脉,治疗本应发汗解表,却反而用攻下法,致表邪入里,因而形成痞证。因是无形气机痞塞所致,故按之柔软不痛。

◆ 原文

太阳中风,下利呕逆,表解者,乃可攻之。其人漐漐汗出,发作有时,头痛,心下痞硬满,引胁下痛,干呕短气,汗出不恶寒者,此表解里未和也,十枣汤主之。方十六。

芫花熬　甘遂　大戟

上三味等分,各别捣为散,以水一升半,先煮大枣肥者十枚,取八合,去滓,内药末,强人服一钱匕,羸人服半钱,温服之,平旦服。若下少,病不除者,明日更服,加半钱。得快下利后,糜粥自养。

〔译文〕

太阳中风,表证未解,又见下利、呕逆等水饮证,证属表里同病,治当先解表,解表证后,才能攻逐在里的水饮。若见微微出汗,定时而发,头痛,胸脘部痞结胀硬,牵引胸胁疼痛、干呕、短气、汗出不怕冷的,这是表证已解,而水饮停聚胸胁,主治用十枣汤。

十枣汤方

芫花炒　甘遂　大戟

以上三味药,各取等分,分别捣细混合成散,用水一升半,先加入肥大的大枣十个,煎煮至八合,去渣,再加入上药药末服用,强壮的人服一钱匕,瘦弱的人服半钱匕,在清晨温服。服药后如果泻下太少,病不解除的,第二天可以增加半钱匕药量继续服用。服药后迅速出现腹泻的,用稀粥调养。

◆ 原文

太阳病,医发汗,遂发热恶寒,因复下之,心下痞,表里俱虚,阴阳气并竭⑮,无阳则阴独⑯,复加烧针,因胸烦,面色青黄,肤𥆧者,难治;今色微黄,手足温者,易愈。

〔注释〕

⑮阴阳气并竭:指表里之气均受损。

⑯无阳则阴独:指表证已罢而里证独具。

〔译文〕

太阳病,医生使用发汗法治疗,汗后仍然发热畏寒,于是又用攻下法治疗,误汗伤表,误下伤里,致表里正气均虚,阴阳之气同时虚竭,表证已无而里证独存,故见心下痞满。医者治疗再用烧针法,使脏气大伤,出现心胸烦躁不安,面色青黄,筋肉跳动的,为难治之候;若面色微黄、手足温暖的,表明胃气尚存,较易治愈。

◆ 原文

心下痞,按之濡,其脉关上浮者,大黄黄连泻心汤主之。方十七。

大黄二两　黄连一两

上二味,以麻沸汤⑰二升,渍⑱之须臾,绞去滓,分温再服。臣亿等看详大黄黄连泻心汤,诸本皆二味,又后附子泻心汤,用大黄、黄连、黄芩、附子,恐是前方中亦有黄芩,后但加附子也,故后云附子泻心汤,本云加附子也。

〔注释〕

⑰麻沸汤:沸水。

⑱渍:浸泡。

〔译文〕

胃脘部痞满,按之柔软,关部脉浮的,主治用大黄黄连泻心汤。

大黄黄连泻心汤方

大黄二两　黄连一两

以上二味药,用沸开水二升,浸泡一会儿,挤压泌汁,去掉药渣,分两次温服。

◆ 原文

心下痞,而复恶寒汗出者,附子泻心汤主之。方十八。

大黄二两　黄连一两　黄芩一两　附子一枚,炮,去皮,破,别煮取汁。

上四味,切三味,以麻沸汤二升渍之,须臾,绞去滓,内附子汁,分温再服。

〔译文〕

胃脘部痞满,而又畏寒汗出的,主治用附子泻心汤。

附子泻心汤方

大黄二两　黄连一两　黄芩一两　附子一枚,炮,去皮,破开,另煎取汁

以上四味药,将前三味药切细,用滚沸开水二升浸泡一会儿,挤压取汁,去掉药渣,再加入附子汁,分两次温服。

◆ 原文

本以下之,故心下痞,与泻心汤。痞不解,其人渴而口燥烦,小便不利者,五苓散主之。方十九。一方云,忍之一日乃愈。用前第七证方。

〔译文〕

本来因为误下,形成胃脘部痞满,给予泻心汤治疗,痞满却不能消除,且见口干燥、心烦、小便不通畅,这是水饮内蓄所致,主治用五苓散。

◆ 原文

伤寒汗出解之后,胃中不和,心下痞硬,干噫食臭⑲,胁下有水气,腹中雷鸣⑳,下利者,生姜泻心汤主之。方二十。

生姜四两,切　甘草三两,炙　人参三两　干姜一两　黄芩三两　半夏半升,洗　黄连一两　大枣十二枚,擘

上八味,以水一斗,煮取六升,去滓,再煎取三升,温服一升,日三服。附子泻心汤,本云加附子。半夏泻心汤,甘草泻心汤,同体别名耳。生姜泻心汤,本云理中人参黄芩汤,去桂枝、术,加黄连并泻肝法。

〔注释〕

⑲干噫食臭:干噫,即嗳气。干噫食臭,即嗳气中有饮食气味。
⑳腹中雷鸣:即肠鸣。

〔译文〕

伤寒表证,经用发汗,汗出表证已解,而损伤胃气,胃中不和,水食停滞,出现胃脘部痞满硬结,嗳气有食物腐臭气味,肠鸣较甚,腹泻的,主治用生姜泻心汤。

生姜泻心汤方

生姜四两,切片　甘草三两,炙　人参三两　干姜一两　黄芩三两　半夏半升,用水洗　黄连一两　大枣十二枚,剖开

以上八味药,加水一斗,煮至六升,去掉药渣,再煎煮成三升,每次温服一升,一日服三次。旧本说:附子泻心汤,即用大黄黄连泻心汤加附子。半夏泻心汤与甘草泻心汤,药物组成相同而名称不同。生姜泻心汤是用理中人参黄芩汤去桂枝、白术,加黄连,并用泻肝之法。

◆ 原文

伤寒中风,医反下之,其人下利日数十行,谷不化,腹中雷鸣,心下痞硬而满,干呕心烦不得安,医见心下痞,谓病不尽,复下之,其痞益甚,此非结热,但以胃中虚,客气上逆,故使硬也,甘草泻心汤主之。方二十一。

甘草四两,炙　黄芩三两　干姜三两　半夏半升,洗　大枣十二枚,擘　黄连一两

上六味,以水一斗,煮取六升,去滓,再煎取三升,温服一升,日三服。臣亿等谨按,上生姜泻心汤法,本云理中人参黄芩汤,今详泻心以疗痞,痞气因发阴而生,是半夏、生姜、甘草泻心汤三方,皆本于理中也,其方必各有人参,今甘草泻心中无者,脱落之也。又按《千金》并《外台秘要》,治伤寒䘌食用此方皆有人参,知脱落无疑。

〔译文〕

太阳伤寒或中风证,医生本应发汗解表,反而用攻下法,损伤脾胃,导致病人一日腹泻数十次,泻下不消化食物,肠鸣厉害,胃脘部痞满硬结,干呕,心中烦躁不安,医生见胃部痞硬,认为是邪热内结,病邪未尽,又行攻下,致痞胀更甚。这种情况并非邪热内结,而是中气虚弱,浊气上逆,气结心下,故胃脘部痞硬,主治用甘草泻心汤。

甘草泻心汤方

甘草四两,炙　黄芩三两　干姜三两　半夏半升,用水洗　大枣十二枚,剖开　黄连一两　人参三两

以上七味药,加水一斗,煮至六升,去掉药渣,再煎煮成三升,每次温服一升,一日服三次。

◆ 原文

伤寒服汤药,下利不止,心下痞硬。服泻心汤已,复以他药下之,利不止,医以理中与之,利益甚。理中者,理中焦,此利在下焦,赤石脂禹余粮汤主之。复不止者,当利其小便。赤石脂禹余粮汤。方二十二。

赤石脂一斤,碎　太一禹余粮一斤,碎

上二味,以水六升,煮取二升,去滓,分温三服。

〔译文〕

伤寒表证,泻下的汤药服后,导致腹泻不止,胃脘部痞胀硬结。医生用泻心汤治疗,又用其他药攻下,导致腹泻不止,医生又以理中汤投之,致腹泻更甚。究其原因,是因为理中汤是治疗中焦虚寒腹泻证之剂,而此种下利责在下焦不固,主治应当用赤石脂禹余粮汤。若用赤石脂禹余粮汤仍然腹泻不止的,则恐怕属水湿内盛之腹泻,治疗应当用分利小便法。

赤石脂禹余粮汤方

赤石脂一斤,打碎　太一禹余粮一斤,打碎

以上二味药,用水六升,煎煮成三升,去掉药渣,分三次温服。

◆ 原文

伤寒吐下后,发汗,虚烦,脉甚微,八九日心下痞硬,胁下痛,气上冲咽喉,眩冒,经脉动惕者,久而成痿。

〔注释〕

㉑痿:指肢体萎软无力、活动不便或不能的症状。

〔译文〕

太阳伤寒证,误用吐下发汗,导致心烦不安,脉象十分微弱,病情迁延八九天,更见胃脘部痞结胀硬,胁下疼痛,气上冲咽喉,眩晕昏冒,全身经脉跳动,时间久了,痿证则会形成。

◆ 原文

伤寒发汗,若吐若下,解后心下痞硬,噫气不除者,旋覆代赭汤主之。方二十三。

旋覆花三两　人参二两　生姜五两　代赭一两　甘草三两,炙　半夏半升,洗　大枣十二枚,擘

上七味,以水一斗,煮取六升,去滓,再煎取三升。温服一升,日三服。

〔译文〕

太阳伤寒证,经用发汗,或涌吐,或攻下,表证已解,而胃气损伤,胃虚气逆,出现胃脘部痞胀而硬,嗳气不止的,主治用旋覆代赭汤。

旋覆代赭汤方

旋覆花三两　人参二两　生姜五两　代赭石一两　甘草二两　半夏半升,用水洗　大枣十二枚,剖开

以上七味药,加水一斗,煮至六升,去掉药渣,再煎煮药汁成三升,每次温服一升,一日服三次。

◆ 原文

下后不可更行桂枝汤,若汗出而喘,无大热者,可与麻黄杏子甘草石膏汤。方二十四。

麻黄四两　杏仁五十个,去皮尖　甘草二两,炙　石膏半斤,碎,绵囊

上四味,以水七升,先煮麻黄,减二升,去白沫,内诸药,煮取三升,去滓,温服一升。本云黄耳杯。

〔译文〕

表证攻下后,外邪内入,热邪壅肺,出现汗出、气喘,表热证已除的,不能再用桂枝汤,可治疗用麻黄杏子甘草石膏汤。

◆ 原文

太阳病,外证未除,而数下之,遂协热而利,利下不止,心下痞硬,表里不解者,桂枝人参汤主之。方二十五。

桂枝四两,别切　甘草四两,炙　白术三两　人参三两　干姜三两

上五味,以水九升,先煮四味,取五升,内桂,更煮取三升,去滓,温服一升,日再夜一服。

〔译文〕

太阳病,表证未解,反而屡次攻下,致损伤脾气,出现腹泻不止,胃脘部痞结胀硬,而发热畏寒等表证尚存的,主治用桂枝人参汤。

桂枝人参汤方

桂枝四两,另外切　甘草四两,炙　白术三两　人参三两　干姜三两

以上五味药,用水九升,先加入后四味药煎煮至五升,再加入桂枝共煎煮成三升,去掉药渣,每次温服一升,白天服二次,晚上服一次。

◆ 原文

伤寒大下后,复发汗,心下痞,恶寒者,表未解也。不可攻痞,当先解表,表解乃可攻痞。解表宜桂枝汤,攻痞宜大黄黄连泻心汤。方二十六。泻心汤用前第十七方。

〔译文〕

伤寒表证,用峻泻药攻下后,再发其汗,导致心下痞塞,若出现发热畏寒等见症的,是表证仍未解除,不能先泄热消痞,而应先解表,表证解除以后才能泄热消痞。桂枝汤适宜解表,而大黄黄连泻心汤适宜泄热消痞。

◆ 原文

伤寒发热,汗出不解,心中痞硬,呕吐而下利者,大柴胡汤主之。方二十七。用前第四方。

〔译文〕

外感病,发热,汗出而热不退,上腹部痞结胀硬,呕吐而又腹泻的,主治用大柴胡汤。

◆ 原文

病如桂枝证,头不痛,项不强,寸脉微浮,胸中痞硬,气上冲喉咽,不得息者,此为胸有寒也。当吐之,宜瓜蒂散。方二十八。

瓜蒂一分,熬黄　赤小豆一分

上二味,各别捣筛,为散已,合治之,取一钱匕,以香豉一合,用热汤七合,煮作稀糜,去滓,取汁和散,温顿服之。不吐者,少少加,得快吐乃止。诸亡血虚家,不可

与瓜蒂散。

〔译文〕

病的表现像桂枝汤证,但头不痛,项部不拘急,寸部脉微浮,胸脘痞胀硬结,气上冲咽喉,呼吸不畅,这是痰实之邪停滞胸中,应当采用吐法,可用瓜蒂散。

瓜蒂散方

瓜蒂一分,炒黄　赤小豆一分

以上二味药,分别捣碎过筛做散,然后混合在一起研治。另用香豉一合,热开水七合,共煮成稀粥,去掉药渣,再取上药末一钱匕,与稀粥混合,一次温服。服药后不呕吐的,稍稍增加药量继续服用;服药后则呕吐很快出现的,应停止服药。各种失血、虚弱的患者,瓜蒂散不宜用。

◆ 原文

病胁下素有痞[22],连在脐旁,痛引少腹,入阴筋者,此名藏结,死。方二十九。

〔注释〕

[22]痞:此指痞块。

〔译文〕

病人胁下宿有痞块,连及到脐旁,疼痛牵引少腹,甚至痛彻阴茎,即脏结,为死候。

◆ 原文

伤寒若吐若下后,七八日不解,热结在里,表里俱热,时时恶风,大渴,舌上干燥而烦,欲饮水数升者,白虎加人参汤主之。方三十。

知母六两　石膏一斤,碎　甘草二两,炙　人参二两　粳米六合

上五味,以水一斗,煮米熟汤成,去滓,温服一升,日三服。此方立夏后,立秋前乃可服。立秋后不可服。正月、二月、三月尚凛冷,亦不可与服之,与之则呕利而腹痛。诸亡血虚家亦不可与,得之则腹痛利者,但可温之,当愈。

〔译文〕

伤寒表证,误用涌吐或泻下法后,病经七八天尚不解除,邪热内入,结聚在里,

热邪充斥内外,出现时有畏风,口渴很甚,想喝水数升,舌干燥,心烦不安的,主治用白虎加人参汤。

白虎加人参汤方

知母六两　石膏一斤,打碎　甘草二两,炙　人参二两　粳米六合

以上五味药,加水一斗煎煮,待米熟汤成,去掉药渣,每次温服一升,一日服三次。本方在立夏后、立秋前才能服用,立秋后不宜服用。正月、二月、三月天气尚寒冷,也不宜服用。此时服用就会伤中而出现呕吐、腹泻、腹痛。各种失血,虚弱的人也不宜服用,若服用也会有腹痛,腹泻出现。此时,可用温里散寒法救治,则会痊愈。

◇ 原文

伤寒无大热,口燥渴,心烦,背微恶寒者,白虎加人参汤主之。方三十一。用前方。

〔译文〕

外感病,表无大热而里热炽盛,出现口干燥而渴,心中烦躁不安,背部微感畏冷的,主治用白虎加人参汤。

◇ 原文

伤寒脉浮,发热无汗,其表不解,不可与白虎汤。渴欲饮水,无表证者,白虎加人参汤主之。方三十二。用前方。

〔译文〕

外感病,脉象浮,发热无汗,是表证尚未解除,不宜用白虎汤,若里热盛,津气伤,出现口渴想喝水,而无表证的,主治用白虎加人参汤。

◇ 原文

太阳少阳并病,心下硬,颈项强而眩者,当刺大椎、肺俞、肝俞,慎勿下之。方三十三。

〔译文〕

太阳病未解,又并发少阳病,有胃脘部痞结胀硬,颈项拘急不舒,头目昏眩等证

出现的,应当针刺大椎、肺腧、肝腧诸穴,而攻下的方法千万不可用。

◆ 原文

太阳与少阳合病,自下利者,与黄芩汤;若呕者,黄芩加半夏生姜汤主之。方三十四。

黄芩汤方:

黄芩三两　芍药二两　甘草二两,炙　大枣十二枚,擘

上四味,以水一斗,煮取二升,去滓,温服一升,日再夜一服。

黄芩加半夏生姜汤方:

黄芩三两　芍药二两　甘草二两,炙　大枣十二枚,擘　半夏半升,洗　生姜一两半,一方三两,切

上六味,以水一斗,煮取三升,去滓,温服一升,日再夜一服。

〔译文〕

太阳与少阳两经同时感受外邪而发病,邪热下迫肠胃,而出现自下痢的,用黄芩汤,若呕吐的,主治用黄芩加半夏生姜汤。

黄芩汤方

黄芩三两　芍药二两　甘草二两,炙　大枣十二枚,剖开

以上四味药,用水一斗,煎煮成三升,去掉药渣,每次温服一升,白天服二次,夜晚服一次。

黄芩加半夏生姜汤方

黄芩三两　芍药二两　甘草二两,炙　大枣十二枚,剖开　半夏半升,用水洗　生姜一两半,一方为三两,切片。

以上六味药,用水一斗,煎煮成三升,去掉药渣,每次温服一升,白天服二次,夜晚服一次。

◆ 原文

伤寒胸中有热,胃中有邪气[23],腹中痛,欲呕吐者,黄连汤主之。方三十五。

黄连三两　甘草三两,炙　干姜三两　桂枝三两,去皮　人参二两　半夏半升,洗　大枣

十二枚,擘

上七味,以水一斗,煮取六升,去滓,温服,昼三夜二。疑非仲景方。

〔注释〕

㉓邪气:此指寒邪。

〔译文〕

外感病,胸脘部有热,腹中有寒,腹中疼痛,想呕吐的,主治用黄连汤。

黄连汤方

黄连三两　甘草三两,炙　干姜三两　桂枝三两,去皮　人参二两　半夏半升,用水洗　大枣十二枚,剖开

以上七味药,用水一斗,煎煮成六升,去掉药渣,每次温服一升,白天服三次,夜间服二次。故有人怀疑非张仲景的方子。

◆ 原文

伤寒八九日,风湿相搏,身体疼烦,不能自转侧,不呕,不渴,脉浮虚而涩者,桂枝附子汤主之。若其人大便硬,一云脐下心下硬。小便自利者,去桂加白术汤主之。方三十六。

桂枝附子汤方:

桂枝四两,去皮　附子三枚,炮,去皮,破　生姜三两,切　大枣十二枚,擘　甘草二两,炙

上五味,以水六升,煮取二升,去滓,分温三服。

去桂加白术汤方:

附子三枚,炮,去皮,破　白术四两　生姜三两,切　甘草二两,炙　大枣十二枚,擘

上五味,以水六升,煮取二升,去滓,分温三服。初一服,其人身如痹,半日许复服之,三服都尽,其人如冒状,勿怪,此以附子、术,并走皮内,逐水气未得除,故使之耳。法当加桂四两,此本一方二法,以大便硬,小便自利,去桂也;以大便不硬,小便不利,当加桂。附子三枚恐多也,虚弱者及产妇,宜减服之。

〔译文〕

外感病八九天后,风湿相互搏结,出现身体疼痛剧烈,不能自行转侧,不作呕,口不渴,脉象浮虚而涩症状的,主治用桂枝附子汤,若病人大便硬结、小便通畅的,主治则用去桂加白术汤。

桂枝附子汤方

桂枝四两,去皮　附子三枚,炮,去皮,剖开　生姜三两,切片　大枣十二枚,剖开　甘草二两,炙

以上五味药,用水六升,煎煮成二升,去掉药渣,分三次温服。

去桂加白术汤方

附子三枚,炮,去皮,剖开　白术四两　生姜三两,切片　甘草二两,炙　大枣十二枚,剖开

以上五味药,用水六升,煎煮成二升,去掉药渣,分三次温服。服第一次药后,病人身体感觉麻木,半天左右可再服一次,待三次药服完,病人头目昏眩如物蒙蔽,即药物的反应,是附子、白术的药力行于皮内、攻逐水湿之气而不能解除所造成的,因此不必奇怪。本方照理应当加桂枝四两,实际上,本方与桂枝附子汤是一方两法。因为大便硬结、小便通畅,故去桂枝;因为大便不硬,小便不通畅,故应当加桂枝。附子用三枚,用量恐怕过大,故虚弱者及产妇,服用时应减少用量。

◆ 原文

风湿相搏,骨节疼烦,掣痛㉔不得屈伸,近之则痛剧,汗出短气,小便不利,恶风不欲去衣,或身微肿者,甘草附子汤主之。方三十七。

甘草二两,炙　附子二枚,炮,去皮,破　白术二两　桂枝四两,去皮

上四味,以水六升,煮取三升,去滓,温服一升,日三服。初服得微汗则解,能食,汗止复烦者,将服五合,恐一升多者,宜服六七合为始。

〔注释〕

㉔掣痛:疼痛有牵引拘急之感。

〔译文〕

风湿相互搏结,周身关节剧烈疼痛,牵引拘急不能屈伸,触按则疼痛更甚,汗出,短气,小便不通畅,畏风不愿减衣,或者身体轻度浮肿的,主治用甘草附子汤。

甘草附子汤方

甘草二两,炙　附子二枚,炮,去皮,剖开　白术二两　桂枝四两,去皮

以上四味药,用水六升,煎煮成三升,去掉药渣,每次温服一升,一日服三次。服第一次药,若能得汗出的,则会痊愈。若汗出停止,而又出现疼痛的,可再给病人服五合,或服六七合也可,服一升恐怕量过大。

◆ 原文

伤寒脉浮滑,此以表有热,里有寒,白虎汤主之。方三十八。

知母六两　石膏一斤,碎　甘草二两,炙　粳米六合

上四味,以水一斗,煮米熟汤成,去滓,温服一升,日三服。臣亿等谨按,前篇云热结在里,表里俱热者,白虎汤主之。又云其表不解,不可与白虎汤。此云脉浮滑,表有热,里有寒者,必表里字差矣。又阳明一证云,脉浮迟,表热里寒,四逆汤主之。又少阴一证云,里寒外热,通脉四逆汤主之。以此表里自差,明矣。《千金翼》云白通汤。非也。

〔译文〕

外感病,脉象浮滑的,这是表有热,里也有热,主治用白虎汤。

白虎汤方

知母六两　石膏一斤,打碎　甘草二两,炙　粳米六合

以上四味药,用水一斗煎煮,待米熟汤成,去掉药渣,每次温服一升,一日服三次。

◆ 原文

伤寒脉结代,心动悸,炙甘草汤主之。方三十九。

甘草四两,炙　生姜三两,切　人参二两　生地黄一斤　桂枝三两,去皮　阿胶二两　麦门冬半升,去心　麻仁半升　大枣三十枚,擘

上九味,以清酒七升,水八升,先煮八味取三升,去滓,内胶烊消尽,温服一升,日三服。一名复脉汤。

〔译文〕

外感病,脉象结代,心中悸动不宁的,主治用炙甘草汤。

炙甘草汤方

甘草四两,炙　生姜三两,切片　人参二两　生地黄一斤　桂枝三两,去皮　阿胶二两

麦门冬半升,去心　麻仁半升　大枣三十枚,剖开

以上九味药,用陈米酒七升,水八升,混匀,先加入阿胶外的八味药煮成三升,去掉药渣,再加入阿胶烊化溶解尽,每次温服一升,一日服三次。本方又名"复脉汤"。

◆ 原文

脉按之来缓,时一止复来者,名曰结。又脉来动而中止,更来小数,中有还者反动,名曰结,阴也。脉来动而中止,不能自还,因而复动者,名曰代,阴也。得此脉者,必难治。

〔译文〕

脉象按之见缓,时而一止而又继续跳动的,即结脉。又有脉象跳动中一止,能够自还,脉搏停止间歇时间短,复跳的脉稍快的,名"结",属于阴脉。脉象跳动中一止,不能自还,良久方再搏动的,名"代",属于阴脉。有这种脉象出现的,大多不易治疗。

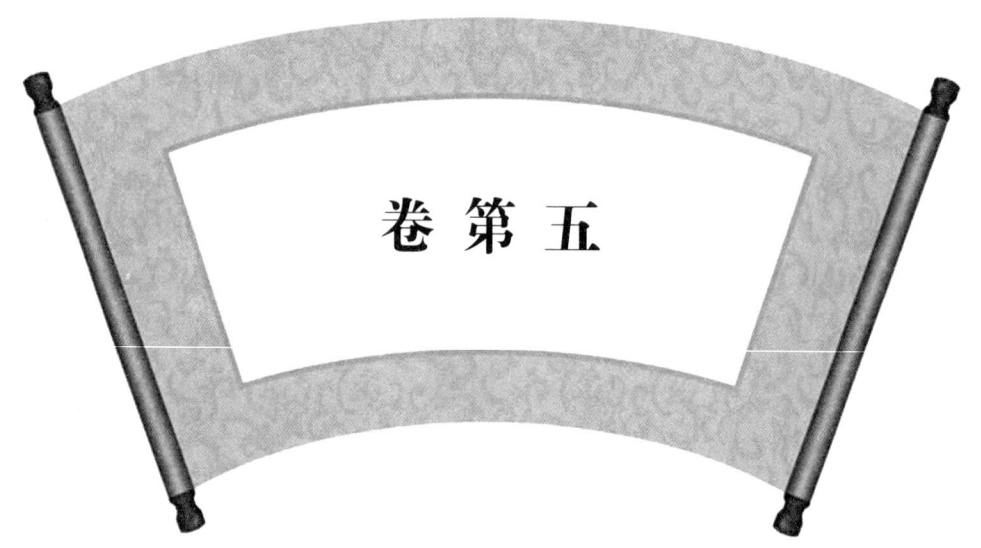
卷第五

辨阳明病脉证并治第八

合四十四法,方一十首,一方附,并见阳明少阳合病法

〔题解〕阳明病,即胃肠热实证,它是以身热、汗自出、不畏寒、反畏热为主要外在表现,以胃肠燥热实为主要病理变化的病症。阳明病包括阳明热证和阳明实证。阳明热证包括热郁于上的栀子豉汤证、热盛于中的白虎加人参汤证、热与水互结于下的猪苓汤证。阳明实证根据病变程度而分为大承气汤证、小承气汤证、调胃承气汤证、脾约证等证。此外,阳明邪热与脾湿相合,则形成湿热发黄证。其中又有茵陈蒿汤证、栀子柏皮汤证、麻黄连轺赤小豆汤证等不同类型。为对比阳明实热证,阳明篇对阳明虚寒证还进行了论述,此乃阳明病之变。

◆ 原文

问曰:病有太阳阳明,有正阳阳明,有少阳阳明,何谓也?答曰:太阳阳明者,脾约①一云络是也;正阳阳明者,胃家实是也;少阳阳明者,发汗利小便已,胃中燥烦实,大便难是也。

〔注释〕

①脾约:胃热津亏肠燥所致的便秘。钱天来说:"脾约以胃中津液言。胃无津液,脾气无以转输,故如穷约而不能舒展也。"

〔译文〕

问:三种不同的病证,有太阳阳明、有正阳阳明、有少阳阳明,各是指的什么?答:太阳阳明证,就是指脾约证,即胃燥津伤而引起的便秘证。正阳阳明,就是指胃家实证,即肠胃燥热积滞成实证。少阳阳明,是指误用发汗、利小便之法,使津液损伤,致津枯肠燥而成实,则形成大便难以解出的病症。

◆ 原文

阳明之为病,胃家②实一作寒是也。

〔注释〕

②胃家：概胃肠而言，包括胃、大肠。

〔译文〕

胃肠燥热实，是阳明病的主要病变特征。

◆ 原文

问曰：何缘得阳明病？答曰：太阳病，若发汗，若下，若利小便，此亡津液，胃中干燥，因转属阳明。不更衣③，内实，大便难者，此名阳明④也。

〔注释〕

③不更衣：不大便。

④阳明：《玉函》为"阳明病"。

〔译文〕

问：阳明病是怎么得的呢？答：患太阳表证，若太过地发汗，或误用攻下，或误用利小便之法，导致津液损伤，肠胃干燥，病邪因而传入阳明，出现不解大便、肠胃燥结成实、大便困难的，即所谓的阳明病。

◆ 原文

问曰：阳明病外证云何？答曰：身热，汗自出，不恶寒，反恶热也。

〔译文〕

问：阳明病的外在证候表现是什么样的呢？答：其外在表现为身体发热，自汗，不怕冷，反而怕热。

◆ 原文

问曰：病有得之一日，不发热而恶寒者，何也？答曰：虽得之一日，恶寒将自罢，即自汗出而恶热也。

〔译文〕

问：有这种情况，在刚患阳明病的第一天，出现不发热而怕冷的，是什么原因呢？答：虽然是阳明病开始的第一天，这种怕冷也会自行停止，旋即有自汗而怕热的证候出现。

◆ 原文

问曰:恶寒何故自罢?答曰:阳明居中,主土也,万物所归,无所复传,始虽恶寒,二日自止,此为阳明病也。

〔译文〕

问:怕冷为什么会自行停止呢?答:原因是阳明在方位上居于中央而隶属于土,就像万物归土一样,六经之邪,皆可传入阳明,而很少再传入其他经,同时,阳明主燥土,邪传阳明,多从燥热而化。因邪从燥化,燥热势必会很快显露于外,所以在阳明病刚开始的时候虽然会出现短暂怕冷的症状,第二天就会自行停止,即阳明病的特征。

◆ 原文

本太阳初得病时,发其汗,汗先出不彻,因转属阳明也。伤寒发热无汗,呕不能食,而反汗出濈濈然⑤者,是转属阳明也。

〔注释〕

⑤濈濈然:汗出连绵不断貌。

〔译文〕

本来属太阳病,在刚起病的时候,使用了发汗的方法,由于汗出不透彻,因而导致邪气内传阳明。患外感病,有发热无汗、呕吐、不能进食症状出现,是伤寒邪热亢盛的表现,若反而出现不断汗出的,是邪传阳明的标志。

◆ 原文

伤寒三日,阳明脉大。

〔译文〕

外感病的第三天,阳明病的脉象为大。

◆ 原文

伤寒脉浮而缓,手足自温者,是为系在太阴⑥。太阴者,身当发黄,若小便自利者,不能发黄。至七八日大便硬者,为阳明病也。

〔注释〕

⑥系在太阴：系，联系、关系。系在太阴，即病属太阴。

〔译文〕

外感病，脉象浮而缓，手足温暖的，这是病属太阴。太阴寒湿内郁，患者身体应当发黄，若小便通畅的，则湿有出路，而不会发黄；到了第七八天，若大便硬结的，则是湿邪化燥，已转成为阳明病。

◆ 原文

伤寒转系阳明⑦者，其人濈然微汗出也。

〔注释〕

⑦转系阳明：即转属阳明。

〔译文〕

患外感病，邪由其他经转属阳明的，患者就会有不断汗出的症状出现。

◆ 原文

阳明中风，口苦咽干，腹满微喘，发热恶寒，脉浮而紧，若下之，则腹满小便难也。

〔译文〕

阳明感受风邪，出现口苦、咽喉干燥、腹部胀满、微微气喘、发热怕冷、脉象浮紧症状的，不能攻下。若误行攻下，就会使腹部胀满更加厉害，小便不易解出。

◆ 原文

阳明病，若能食，名中风；不能食，名中寒。

〔译文〕

阳明病，若能够饮食的，示胃中有热，水谷能够消化，这就叫中风；若不能饮食的，示胃中虚寒，水谷不能消化，这就叫中寒。

◆ 原文

阳明病，若中寒者，不能食，小便不利，手足濈然汗出，此欲作固瘕⑧，必大便初硬后溏。所以然者，以胃中冷，水谷不别故也。

〔注释〕

⑧固瘕：寒气结积而致大便硬结的病症。

〔译文〕

阳明中寒证，不能饮食，小便不通畅，手足不断汗出的，这是将要形成固瘕的征兆，大便一定初出干硬，后见稀溏。这是胃中寒冷，不能泌别水谷的缘故。

◆ 原文

阳明病，初欲食，小便反不利，大便自调，其人骨节疼，翕翕如有热状，奄然⑨发狂，濈然汗出而解者，此水不胜谷气，与汗共并，脉紧则愈。

〔注释〕

⑨奄然：忽然。

〔译文〕

阳明病，初起病时想进食，小便反而不通畅，大便正常，病人骨关节疼痛，身上好像皮毛覆盖一样有发热的感觉，忽然发狂的，为水湿郁滞肌表的表现，若浑身畅汗而病解的，这是正与邪争、正能胜邪、邪随汗解的缘故，此时若呈现脉紧的，疾病则会痊愈。

◆ 原文

阳明病欲解时，从申至戌上。

〔译文〕

阳明病，将要解除的时间，大多在下午三时至九时期间。

◆ 原文

阳明病，不能食，攻其热必哕，所以然者，胃中虚冷故也。以其人本虚，攻其热必哕。

〔译文〕

阳明中寒证，不能进食，若误用苦寒药泻热，呃逆就会产生。这是胃中虚寒的缘故。由于病人胃气本虚，又再用苦寒泻热，必使胃气更虚而产生呃逆的变证。

◆ 原文

阳明病,脉迟,食难用饱,饱则微烦头眩,必小便难,此欲作谷疸⑩。虽下之,腹满如故,所以然者,脉迟故也。

〔注释〕

⑩谷疸:病名,黄疸中的一种。因水谷之湿郁所致的黄疸。

〔译文〕

阳明病,脉象迟,饮食不能吃饱,若饱食则会微感心烦、头目昏眩,小便必不通畅,腹部胀满,这是谷疸即将形成。治疗时用了泻下法,而腹部胀满丝毫不减轻。究其原因,是因为病人脉迟,迟脉主寒,其证属寒湿内郁,故攻下无效。

◆ 原文

阳明病,法多汗,反无汗,其身如虫行皮中状者,此以久虚故也。

〔译文〕

阳明病,本应当汗出多,却反而无汗,患者身痒似有虫在皮内爬行般的,这是长期正气虚弱的缘故。

◆ 原文

阳明病,反无汗,而小便利,二三日呕而咳,手足厥者,必苦头痛。若不咳不呕,手足不厥者,头不痛。一云冬阳明。

〔译文〕

阳明病,若属实热证,应当汗多,现却反而无汗,并见小便通畅,是阳明中寒证。病至二三日,出现呕吐、咳嗽、手足冷的,为寒邪上逆,则一定会发头痛;若不咳嗽,不呕吐,手足不冷的,为寒邪不上逆,就不会发头痛。

◆ 原文

阳明病,但头眩,不恶寒,故能食而咳,其人咽必痛。若不咳者,咽不痛。一云冬阳明。

〔译文〕

阳明病,头目昏眩,不怕冷,是属阳明中风证,故可以饮食。若有咳嗽出现的,为热邪上攻,病人咽喉一定疼痛;若不咳嗽的,则热邪不上攻,咽喉就不会疼痛。

◆ 原文

阳明病,无汗,小便不利,心中懊憹者,身必发黄。

〔译文〕

阳明病,无汗,小便不通畅,心中烦闷至极的,是阳明湿热内郁,肌肤一定会出现发黄。

◆ 原文

阳明病,被火,额上微汗出,而小便不利者,必发黄。

〔译文〕

阳明病,治疗时误用火法,火邪内迫,出现微微汗出,小便不通畅的,肌肤一定会出现发黄。

◆ 原文

阳明病,脉浮而紧者,必潮热,发作有时。但浮者,必盗汗出。

〔译文〕

阳明病,脉象浮而紧的,主胃燥成实,故一定会出现潮热定时发作;只见脉浮的,主邪热内盛、实邪未成,故一定会出现盗汗。

◆ 原文

阳明病,口燥,但欲漱水,不欲咽者,此必衄。

〔译文〕

阳明病,口中干燥,但只想用水漱口,却不想吞咽下去的,即热在血分的表现,衄血则一定会出现。

◆ 原文

阳明病,本自汗出,医更重发汗,病已差,尚微烦不了了者,此必大便硬故也。以亡津液,胃中干燥,故令大便硬。当问其小便日几行,若本小便日三四行,今日再行,故知大便不久出。今为小便数少,以津液当还入胃中,故知不久必大便也。

〔译文〕

阳明病,本来就有自汗出,医生又重复发汗,疾病虽然得以解除,但仍微感心烦不舒适的,这一定是大便干结坚硬的缘故。大便之所以干燥,是因为汗出过多,津液受到损伤,津液亏乏,故肠中干燥所致。此时,应当询问病人一天解几次小便,若原来为一天三四次,现在只有两次,便可推知大便不久将要解出。究其原因,是因小便次数较原来减少,津液应当还在肠中,肠中津液势必增加,硬便得以濡润,则大便一定会很快排出。

◇ 原文

伤寒呕多,虽有阳明证,不可攻之⑪。

〔注释〕

⑪攻之:攻下、泻下的意思。

〔译文〕

伤寒病,呕吐剧烈的,虽然有阳明府实证,治疗时也不能用攻下法。

◇ 原文

阳明病,心下硬满者,不可攻之。攻之利遂不止者死,利止者愈。

〔译文〕

阳明病,胃脘部痞满硬结的,治疗时不能用攻下法。若误用攻下,就会损伤脾胃而致腹泻。假如腹泻不停的,就有生命危险;若停止腹泻的,疾病就会痊愈。

◇ 原文

阳明病,面合色赤⑫,不可攻之,必发热。色黄者,小便不利也。

〔注释〕

⑫面合色赤:满面通红。

〔译文〕

阳明病,满面通红的,治疗时不能用攻下法。误用攻下就会产生发热、肌肤发黄、小便不通畅的变证。

◆ 原文

阳明病,不吐不下,心烦者,可与调胃承气汤。方一。

甘草二两,炙　芒硝半升　大黄四两,清酒洗

上三味,切,以水三升,煮二物至一升,去滓,内芒硝,更上微火一二沸,温顿服之,以调胃气。

〔译文〕

阳明病,治疗时没有使用涌吐或泻下法的,外邪内入,化热化燥成实,而见心中烦躁不安的,治疗可用调胃承气汤。

调胃承气汤方

甘草二两,炙　芒硝半升　大黄四两,用陈米酒洗

以上三味药,将大黄、甘草切细,加水三升,煎煮成一升,去掉药渣,再加入芒硝,然后放在小火上煮一二开即可。一次温服,用来调和胃气。

◆ 原文

阳明病,脉迟,虽汗出不恶寒者,其身必重,短气腹满而喘,有潮热者,此外欲解,可攻里也。手足濈然汗出者,此大便已硬也,大承气汤主之;若汗多,微发热恶寒者,外未解也,一法与桂枝汤。其热不潮,未可与承气汤;若腹大满不通者,可与小承气汤,微和胃气,勿令至大泄下。大承气汤。方二。

大黄四两,酒洗　厚朴半斤,炙,去皮　枳实五枚,炙　芒硝三合

上四味,以水一斗,先煮二物,取五升,去滓,内大黄,更煮取二升,去滓,内芒硝,更上微火一两沸,分温再服,得下余勿服。

小承气汤方:

大黄四两　厚朴二两,炙,去皮　枳实三枚,大者,炙

上三味,以水四升,煮取一升二合,去滓,分温二服。初服汤当更衣,不尔者尽饮之,若更衣者,勿服之。

〔译文〕

阳明病,脉象迟,汗出而不怕冷,身体沉重,短气,腹部胀满,喘息,若发潮热的,这是表证即将解除而已成里实,可以攻下里实;若手足不断汗出的,这表面大便已经硬结,用大承气汤主治。若出汗较多,轻微发热而怕冷的,这是表证未解,病人不

发潮热,不能用承气汤攻下。若腹部胀满厉害、大便不通的,可用小承气汤轻微泻下来和畅胃气,而峻泻药攻下不可用。

大承气汤方

大黄四两,用酒洗　厚朴半斤,炙,去皮　枳实五枚,炙　芒硝三合

以上四味药,用水一斗,先加入厚朴、枳实煎煮至五升,去掉药渣,再加入大黄,煎煮成二升,去掉药渣,加入芒硝,然后放在小火上煮一二开,分两次温服。服药后若大便已通,停止再服余下的药。

小承气汤方

大黄四两　厚朴二两,炙,去皮　枳实大的三个,炙

以上三味药,用水四升,煎煮成一升二合,除药渣,分两次温服。服第一次药应当解大便,若服药后大便不解,可服完剩下的药,若大便已通,不要再服剩下的药。

◆ **原文**

阳明病,潮热,大便微硬者,可与大承气汤,不硬者不可与之。若不大便六七日,恐有燥屎,欲知之法,少与小承气汤,汤入腹中,转失气⑬者,此有燥屎也,乃可攻之。若不转失气者,此但初头硬,后必溏,不可攻之,攻之必胀满不能食也。欲饮水者,与水则哕。其后发热者,必大便复硬而少也,以小承气汤和之。不转失气者,慎不可攻也。小承气汤。方三。用前第二方。

〔注释〕

⑬转失气:失气又称"矢气"。转失气,即肛门排气,俗称放屁。

〔译文〕

阳明病,发潮热,大便微有硬结的,为燥屎内阻、里实已成,可以用大承气汤攻下里实;若大便不硬结的,是内无燥屎,则大承气汤不能用。若六七天不解大便,恐有燥屎内阻,预测的方法,可给予少量小承气汤。服药后若屎气转动而放屁的,即为有燥屎的征象,才能够攻下;若服药后不放屁的,则是大便初出硬结、后部稀溏,不能攻下,若攻下就会形成腹部胀满,不能进食,甚至饮水就呃逆的变证。若攻下后又出现发热的,这一定是燥屎复结,大便再次变硬而量较少,此时,应当用小承气

汤和畅胃气而攻下。可见,若服小承气汤不转屎气的,千万不能攻下。

◆ 原文

夫实则谵语⑭,虚则郑声⑮。郑声者,重语也。直视谵语,喘满者死,下利者亦死。

〔注释〕

⑭谵语:神志昏乱,语无伦次,声高气粗。

⑮郑声:意识不清,语言重复,说了又说,声低息微。

〔译文〕

谵语一般属实,郑声一般属虚。所谓郑声,是指语言重复、声低息微的证候。两眼直视谵语,并见喘渴胀满的,属于死候,并见下利的,也属死候。

◆ 原文

发汗多,若重发汗者,亡其阳,谵语。脉短者死,脉自和者不死。

〔译文〕

发汗太过,或重复发汗,大伤阳气,出现谵语,脉象短的,属于死候;若脉与证相应的,不属死候。

◆ 原文

伤寒若吐若下后不解,不大便五六日,上至十余日,日晡所发潮热,不恶寒,独语如见鬼状。若剧者,发则不识人,循衣摸床⑯,惕而不安,一云顺衣妄撮,怵惕不安。微喘直视,脉弦者生,涩者死。微者,但发热谵语者,大承气汤主之。若一服利,则止后服。方四。用前第二方。

〔注释〕

⑯循衣摸床:同捻衣摸床。

〔译文〕

伤寒表证,误用吐法或下法之后,病未除,出现五六天甚至十余天不解大便,午后发潮热,不怕冷,谵言妄语,如见鬼神般。病情严重的,则会出现神志昏糊、目不识人、两手无意识地乱摸衣被床帐、惊惕不安、微微喘息、两目直视,若脉象弦的,还有生机;若脉象涩的,属于死候。若病情较轻,只见发潮热、谵语等症,主治用大承气汤。服药后,若大便已通的,应停服剩余的药。

◇ 原文

阳明病,其人多汗,以津液外出,胃中燥,大便必硬,硬则谵语,小承气汤主之;若一服谵语止者,更莫复服。方五。用前第二方。

[译文]

阳明病,病人太多地出汗,导致津液外泄,肠中干燥,大便势必硬结;大便硬结,府气不通,浊邪上扰,则发生谵语,主治用小承气汤。若服一次药谵语就停止的,则停服剩余的药。

◇ 原文

阳明病,谵语发潮热,脉滑而疾者,小承气汤主之。因与承气汤一升,腹中转气⑰者,更服一升,若不转气者,勿更与之。明日又不大便,脉反微涩者,里虚也,为难治,不可更与承气汤也。方六。用前第二方。

[注释]

⑰转气:即转失气。

[译文]

阳明病,谵语,发潮热,脉象滑而疾的,主治用小承气汤。于是给病人服小承气汤一升,服药后腹中转矢气而放屁的,可以再服一升;服药后腹中不转矢气的,就不要再服。若第二天又不解大便,脉象反见微弱而滞涩的,这是正气虚弱而实邪阻滞,正虚邪实,攻补两难,治疗十分棘手,故治疗则不能再用承气汤了。

◇ 原文

阳明病,谵语有潮热,反不能食者,胃中⑱必有燥屎五六枚也;若能食者,但硬耳,宜大承气汤下之。方七。用前第二方。

[注释]

⑱胃中:指肠中。

[译文]

阳明病,谵语,发潮热,反而不能进食的,是肠中燥屎已成,应用大承气汤攻下燥屎;若尚能进食的,只是大便硬结,应用小承气汤和畅胃气。

◆ 原文

阳明病，下血谵语者，此为热入血室，但头汗出者，刺期门，随其实而写之，濈然汗出则愈。

〔译文〕

阳明病，经行下血而谵语的，这是热入血室，若只见头部出汗的，可以针刺期门，以泻血室的实邪，使血热得以宣泄，则浑身畅汗而痊愈。

◆ 原文

汗汗一作卧出谵语者，以有燥屎在胃中，此为风也，须下者，过经乃可之下之。下之若早，语言必乱，以表虚里实故也。下之愈，宜大承气汤。方八。用前第二方，一云大柴胡汤。

〔译文〕

汗出谵语的，这是外有太阳中风，内有燥屎阻结。燥屎内结必须用泻下法治疗，但是须待太阳表证解除后才能攻下。若过早攻下，则会导致表邪尽陷而里实益甚，出现神昏语言错乱。若表证已解而里实未除，用攻下法治疗则会痊愈，可用大承气汤。

◆ 原文

伤寒四五日，脉沉而喘满，沉为在里，而反发其汗，津液越出，大便为难，表虚里实，久则谵语。

〔译文〕

外感病四五天后，出现脉沉、气喘、腹部胀满症状的。脉沉主里，可知其病在里，却反而用发汗法治疗，汗出津液外泄，津伤肠燥成实，故大便硬结难以解出。津液外越而虚，津伤肠燥成实，时日已久，谵语就会出现。

◆ 原文

三阳合病[19]，腹满身重，难以转侧，口不仁[20]，面垢[21]，又作枯，一云向经。谵语遗尿。发汗则谵语。下之则额上生汗，手足逆冷。若自汗出者，白虎汤主之。方九。

知母六两　　石膏一斤，碎　　甘草二两，炙　　粳米六合

上四味，以水一斗，煮米熟汤成，去滓。温服一升，日三服。

〔注释〕

⑲三阳合病：即太阳、阳明、少阳三经同时发病。

⑳口不仁：口中麻木，知觉减退。

㉑面垢：面部污浊秽垢。

〔译文〕

太阳、阳明、少阳三经合病，腹部胀满，身体沉重，转侧困难，口中麻木不仁，面部垢浊，谵语，小便失禁，如见身热、自汗出的，是邪热偏重于阳明，主治用白虎汤。若用发汗法治疗，就会使谵语更甚；若妄行攻下，就会造成额上出汗，四肢冰冷的变证。

◆ 原文

二阳并病，太阳证罢，但发潮热，手足漐漐汗出，大便难而谵语者，下之则愈，宜大承气汤。方十。用前第二方。

〔译文〕

太阳、阳明两经并病，太阳表证已解，仅只见发潮热，手足微微出汗，大便解出困难而谵语的，是属阳明里实，攻下里实则可痊愈，适宜用大承气汤治疗。

◆ 原文

阳明病，脉浮而紧，咽燥口苦，腹满而喘，发热汗出，不恶寒反恶热，身重。若发汗则躁，心愦愦㉒公对切反谵语。若加温针，必怵惕㉓烦躁不得眠。若下之，则胃中空虚，客气动膈，心中懊憹，舌上胎者，栀子豉汤主之。方十一。

肥栀子十四枚，擘　香豉四合，绵裹

上二味，以水四升，煮栀子取二升半，去滓，内豉，更煮取一升半，去滓。分二服，温进一服，得快吐者，止后服。

〔注释〕

㉒愦愦：心中烦乱不安。

㉓怵惕：恐惧貌。

〔译文〕

阳明病，脉象浮而紧，咽喉干燥，口中感觉苦，腹部胀满，喘息，发热，汗出，不怕

冷,反而怕热,身体沉重,是属阳明里热证。若误发其汗,就会出现心中烦乱不安、甚或神昏谵语的变证;若误用温针,则可导致恐惧不安、烦躁失眠的变证;若误行攻下,就会使胃气受到损伤,致邪热扰于胸膈,出现心中烦躁厉害,舌上生薄黄苔,主治用栀子豉汤。

◆ 原文

若渴欲饮水,口干舌燥者,白虎加人参汤主之。方十二。

知母六两　石膏一斤,碎　甘草二两,炙　粳米六合　人参三两

上五味,以水一斗,煮米熟汤成,去滓,温服一升,日三服。

〔译文〕

如果误下后热盛津伤,出现口渴想喝水,口干舌燥的,主治用白虎加人参汤。

◆ 原文

若脉浮发热,渴欲饮水,小便不利者,猪苓汤主之。方十三。

猪苓去皮　茯苓　泽泻　阿胶　滑石碎,各一两

上五味,以水四升,先煮四味,取二升,去滓,内阿胶烊消,温服七合,日三服。

〔译文〕

如果误下后出现脉浮、发热、口渴想喝水、小便不通畅的,属阴伤有热、水热互结于下焦,主治用猪苓汤。

猪苓汤方

猪苓去皮　茯苓　泽泻　阿胶　滑石打碎,各一两

以上五味药,用水四升,先加入猪苓、茯苓、泽泻、滑石四味药煎煮至二升,去掉药渣,再加入阿胶烊化溶解,每次温服七合,一日服三次。

◆ 原文

阳明病,汗出多而渴者,不可与猪苓汤,以汗多胃中燥,猪苓汤复利其小便故也。

〔译文〕

阳明病,汗出多而口渴的,属汗多津伤、胃津不足的口渴,不能用猪苓汤治疗。因为猪苓汤能够通利病人小便,而进一步损伤津液。

◆ 原文

脉浮而迟,表热里寒,下利清谷者,四逆汤主之。方十四。

甘草二两,炙　干姜一两半　附子一枚,生用,去皮,破八片

上三味,以水三升,煮取一升二合,去滓,分温二服。强人可大附子一枚、干姜三两。

〔译文〕

脉象浮而迟,外有假热内有真寒,腹泻完谷不化的,主治用四逆汤。

◆ 原文

若胃中虚冷,不能食者,饮水则哕。

〔译文〕

如果胃中虚寒不能进食的,饮水后,呃逆则会出现。

◆ 原文

脉浮发热,口干鼻燥,能食者则衄。

〔译文〕

脉浮发热,口干鼻燥,能够饮食的,为阳明气热炽盛,气病及血,迫血妄行,衄血则会出现。

◆ 原文

阳明病,下之,其外有热,手足温,不结胸,心中懊憹,饥不能食,但头汗出者,栀子豉汤主之。方十五。用前第十一方。

〔译文〕

阳明病,经用泻下法治疗,身热未除,手足温暖,无结胸的表现,心中烦躁异常,嘈杂似饥而不能进食,仅头部汗出的,主治用栀子豉汤。

◆ 原文

阳明病,发潮热,大便溏,小便自可,胸胁满不去者,与小柴胡汤。方十六。

柴胡半斤　黄芩三两　人参三两　半夏半升,洗　甘草三两,炙　生姜三两,切　大枣十二枚,擘

上七味,以水一斗二升,煮取六升,去滓,再煎取三升。温服一升,日三服。

〔译文〕

阳明病,发潮热,大便稀溏,小便正常,胸胁胀闷不除的,为少阳之邪未尽,治疗宜用小柴胡汤。

◆ 原文

阳明病,胁下硬满,不大便而呕,舌上白胎者,可与小柴胡汤,上焦得通,津液得下,胃气因和,身濈然汗出而解。方十七。用上方。

〔译文〕

阳明病,胁下痞硬胀满,不解大便,呕吐,舌苔白的,为柴胡证未除,治疗可用小柴胡汤。用药后,上焦经气得以畅通,津液能够下达,胃肠机能得以恢复,全身就会畅汗而病解。

◆ 原文

阳明中风,脉弦浮大而短气,腹都满,胁下及心痛,久按之气不通,鼻干不得汗,嗜卧,一身及目悉黄,小便难,有潮热,时时哕,耳前后肿,刺之小差,外不解,病过十日,脉续浮者,与小柴胡汤。方十八。用上方。

〔译文〕

阳明中风,脉象弦浮而大,全腹胀满,两胁及心下疼痛,按压很久而气仍不畅通,鼻中干燥,无汗,嗜睡,全身肌肤及目都发黄,小便解出困难,发潮热,呃逆不断,耳前后部肿胀。证属三阳合病,治疗当先用针刺法以泄里热。刺后里热得泄,病情稍减,而未除太阳、少阳症,病邪经过了十余天,脉象弦浮的,可用小柴胡汤以解少阳之邪。

◆ 原文

脉但浮,无余证者,与麻黄汤。若不尿,腹满加哕者,不治。麻黄汤。方十九。

麻黄三两,去节　桂枝二两,去皮　甘草一两,炙　杏仁七十个,去皮尖

上四味,以水九升,煮麻黄,减二升,去白沫,内诸药,煮取二升半,去滓。温服八合,覆取微似汗。

〔译文〕

若服小柴胡汤后少阳证已解,只见脉象浮等表证,无其他经见症的,可用麻黄汤治疗。若病情恶化,出现无尿、腹部胀满并且呃逆更甚的,属不治之候。

◇ 原文

阳明病,自汗出,若发汗,小便自利者,此为津液内竭,虽硬不可攻之,当须自欲大便,宜蜜煎导[24]而通之。若土瓜根及大猪胆汁,皆可为导。方二十。

蜜煎方:

食蜜七合

上一味,于铜器内,微火煎,当须凝如饴状,搅之勿令焦著,欲可丸,并手捻作挺,令头锐,大如指,长寸许。当热时急作,冷则硬。以内谷道中,以手急抱,欲大便时乃去之。疑非仲景意,已试甚良。

又大猪胆一枚,泻汁,和少许法醋[25],以灌谷道[26]内,如一食顷,当大便出宿食恶物,甚效。

〔注释〕

[24]导:用润滑类药物纳入肛门,引导大便排出的方法。

[25]法醋:即米醋。

[26]谷道:肛门。

〔译文〕

阳明病,自汗出,已伤津液,若再行发汗,而又小便通畅的,则更伤津液,导致肠中津液枯竭,引起大便硬结。此时大便虽硬结,泻下药攻下法也不宜用,必须待病人自己想解大便时,用蜜煎导引导通便,或土瓜根及大猪胆汁,皆可作为导药,以引导大便解出。

蜜煎方

食蜜七合

上一味药,倒进铜器里,用小火煎熬,待熬炼至能凝结得像饴糖一样即成。煎

熬时，要不断搅拌，以免焦糊粘着，煎熬到可以作丸的程度时，用双手捻蜜作成头部尖锐、大小如指头、长二寸左右的棒状物，必须趁蜜热时马上作，冷却后就会变硬。使用时，将所作的药棒塞进肛门里，用手急转，待病人想要解大便时则拔出去掉。有人怀疑此方不是仲景的原意，但已经试用，效果甚佳。

猪胆汁方

用大猪胆汁一个，取汁，与少许米醋混合，灌进肛门里，维持一顿饭左右的时间，用药后，即可解除宿食及腐败物等，非常有效。

◆ 原文

阳明病，脉迟，汗出多，微恶寒者，表未解也，可发汗，宜桂枝汤。方二十一。

桂枝三两，去皮　芍药三两　生姜三两　甘草二两，炙　大枣十二枚，擘

上五味，以水七升，煮取三升，去滓，温服一升，须臾，啜热稀粥一升，以助药力取汗。

〔译文〕

阳明病，脉象迟，汗出很多，微微怕冷的，这是表证仍未解除，可发汗，适宜用桂枝汤。

◆ 原文

阳明病，脉浮，无汗而喘者，发汗则愈，宜麻黄汤。方二十二。用前第十九方。

〔译文〕

阳明病，脉象浮，无汗而气喘的，是太阳表实证未解，用发汗法则可痊愈，可用麻黄汤。

◆ 原文

阳明病，发热汗出者，此为热越㉗，不能发黄也。但头汗出，身无汗，剂颈而还，小便不利，渴引水浆者，此为瘀热在里，身必发黄，茵陈蒿汤主之。方二十三。

茵陈蒿六两　栀子十四枚，擘　大黄二两，去皮

上三味，以水一斗二升，先煮茵陈减六升，内二味，煮取三升，去滓，分三服。小便当利，尿如皂荚汁状，色正赤，一宿腹减，黄从小便去也。

〔注释〕

㉗热越:邪热发越于外。

〔译文〕

阳明病,发热汗出的,这是热邪能够发越于外,故发黄证不可形成。若仅见头部出汗,到颈部为止,身上无汗,小便不通畅,口渴想喝汤水,这是湿热郁滞在里,势必出现肌肤发黄,主治用茵陈蒿汤。

茵陈蒿汤方

茵陈蒿六两　栀子十四枚,剖开　大黄二两,去皮

以上三味药,用水一斗二升,先加入茵陈煎煮,煮去水分六升,再加另二味药,煎煮成三升,去掉药渣,分三次温服。服药后小便应当通畅,并见尿色红,像皂荚汁一样,经过一晚上后,腹胀应当减轻,这是湿热之邪从小便而去的缘故。

◆ 原文

阳明证,其人喜忘㉘者,必有畜血㉙。所以然者,本有久瘀血,故令喜忘。屎虽硬,大便反易,其色必黑者,宜抵当汤下之。方二十四。

水蛭熬　虻虫去翅足,熬,各三十个　大黄三两,酒洗　桃仁二十个,去皮尖及两仁者

上四味,以水五升,煮取三升,去滓,温服一升,不下更服。

〔注释〕

㉘喜忘:善忘,健忘。

㉙畜血:"畜"同"蓄"。畜血,即瘀血停留。

〔译文〕

阳明病,健忘的病人,则体内一定有蓄血。由于瘀血久停,气血阻滞,故使人健忘。其大便虽然硬结,但易解出,且颜色一定是黑的,宜用抵当汤攻下瘀血。

◆ 原文

阳明病,下之,心中懊憹而烦,胃中有燥屎者,可攻。腹微满,初头硬,后必溏,不可攻之。若有燥屎者,宜大承气汤。方二十五。用前第二方。

〔译文〕

阳明病,用泻下药攻下后,有心中烦躁异常症状出现的,若是肠中燥屎阻结所

致的,可以攻下,适宜用大承气汤。若腹部轻微胀满,大便始出干硬,后出稀溏的,则不可攻下。

◆ 原文

病人不大便五六日,绕脐痛,烦躁,发作有时者,此有燥屎,故使不大便也。

〔译文〕

病人不解大便五六天,脐腹部疼痛,烦躁不安,定时发作,这是肠中有燥屎阻结,故导致大便秘结。

◆ 原文

病人烦热,汗出则解,又如疟状,日晡所发热者,属阳明也。脉实者,宜下之;脉浮虚者,宜发汗。下之与大承气汤,发汗宜桂枝汤。方二十六。大承气汤用前第二方。桂枝汤用前第二十一方。

〔译文〕

病人心烦、发热,经过发汗,病已解除。现又出现午后发潮热,似发疟疾般,这是邪传阳明。若脉象实的,治疗时宜用攻下法;若脉象浮虚的,治疗时宜用发汗法。攻下用大承气汤,发汗用桂枝汤。

◆ 原文

大下后,六七日不大便,烦不解,腹满痛者,此有燥屎也。所以然者,本有宿食故也,宜大承气汤。方二十七。用前第二方。

〔译文〕

用峻泻药攻下后,病人又出现六七天不解大便,烦躁不解,腹部胀满疼痛的,这是肠中有燥屎的缘故。这样的原因是下后余热未尽,与肠内宿食相结合而成燥屎,治疗时适宜用大承气汤。

◆ 原文

病人小便不利,大便乍㉚难乍易,时有微热,喘冒㉛一作怫郁。不能卧者,有燥屎也,宜大承气汤。方二十八。用前第二方。

〔注释〕

㉚乍:或。

㉛喘冒:气喘而头目昏眩。

〔译文〕

病人小便不通畅,大便忽而困难,忽而容易,时而有轻度发热,气喘,头昏目眩,不能平卧者,即肠中有燥屎,应用大承气汤攻下燥屎。

◆ 原文

食谷欲呕,属阳明也,吴茱萸汤主之。得汤反剧者,属上焦也。吴茱萸汤。方二十九。

吴茱萸一升,洗　人参三两　生姜六两,切　大枣十二枚,擘

上四味,以水七升,煮取二升,去滓,温服七合,日三服。

〔译文〕

病人进食后想呕吐的,属阳明胃寒证,主治可用吴茱萸汤。若服吴茱萸汤后呕吐反而增剧的,则不属胃中虚寒,而是上焦有热。

吴茱萸汤方

吴茱萸一升,洗　人参三两　生姜六两,切片　大枣十二枚,剖开

以上四味药,用水七升,煎煮成二升,去掉药渣,每次温服七合,每天服三次。

◆ 原文

太阳病,寸缓关浮尺弱,其人发热汗出,复恶寒,不呕,但心下痞者,此以医下之也。如其不下者,病人不恶寒而渴者,此转属阳明也。小便数者,大便必硬,不更衣十日,无所苦也。渴欲饮水,少少与之,但以法救之。渴者,宜五苓散。方三十。

猪苓去皮　白术　茯苓各十八铢　泽泻一两六铢　桂枝半两,去皮

上五味,为散,白饮和服方寸匕,日三服。

〔译文〕

太阳病,寸部脉缓,关部脉浮,尺部脉弱,病人发热,汗出,怕冷,不呕吐,心下痞满不适的,这是医生误用攻下所致。若无误下,病人出现不怕冷而口渴的,这是邪传阳明。若小便次数多的,大便一定干硬,其人虽然十余天不解大便,也不会有什

么痛苦。若是胃中津液不足所致的口渴想要喝水的,可以给予少量汤水,以补充津液,津液恢复,则病可愈。若是水饮内蓄、气不化津所致的口渴的,宜用五苓散通阳化气行水。若是其他原因所致口渴的,可根据病情,依法施治。

◆ **原文**

脉阳微㉜而汗出少者,为自和也,汗出多者,为太过。阳脉实㉝,因发其汗,出多者,亦为太过。太过者,为阳绝于里㉞,亡津液,大便因硬也。

〔注释〕

㉜脉阳微:脉浮取微弱和缓。

㉝脉阳实:脉浮取充盛有力。

㉞阳绝于里:阳气盛极于里。

〔译文〕

脉象浮取微弱和缓、汗出少时,是正气驱邪,津液未伤,邪去正安,病得痊愈。如果汗出多的,则是汗出太过,势必损伤津液。脉象浮而充实有力,主表有实邪,当用发汗解表法治疗,若出汗多的,也是汗出太过。汗出太过,就会导致损伤津液,阳热盛于里,大便因而硬结。

◆ **原文**

脉浮而芤,浮为阳,芤为阴,浮芤相搏,胃气生热,其阳则绝。

〔译文〕

脉浮而芤,浮主阳气盛,芤主阴血虚,浮脉与芤脉相合,胃气偏亢则生热,阳热亢盛至极,阴液亏虚,因而大便硬结之症便形成了。

◆ **原文**

趺阳脉浮而涩,浮则胃气强,涩则小便数,浮涩相搏,大便则硬,其脾为约,麻子仁丸主之。方三十一。

麻子仁 二升　芍药 半斤　枳实 半斤,炙　大黄 一斤,去皮　厚朴 一尺,炙,去皮　杏仁 一升,去皮尖,熬,别作脂

上六味,蜜和丸如梧桐子大,饮服十丸,日三服,渐加,以知为度。

〔译文〕

趺阳脉浮而涩,浮主胃热亢盛,涩是小便频数,阴液不足。胃热津亏,肠中干燥,大便因而硬结。这是脾不能为胃转输津液所致,主治用麻子仁丸。

麻子仁丸方

麻子仁二升　芍药半斤　枳实半斤,炙　大黄一斤,去皮　厚朴一尺,炙,去皮　杏仁一升,去皮尖,炒,另外研成膏脂状

以上六味药,共为细末,炼蜜为丸,如梧桐子大,每次服十丸,每日服三次,并逐渐加量,直至病愈为度。

◆ 原文

太阳病三日,发汗不解,蒸蒸发热㉟者,属胃也,调胃承气汤主之。方三十二。用前第一方。

〔注释〕

㉟蒸蒸发热:高热炽盛貌。

〔译文〕

太阳病,三天过后,用发汗法治疗而病不除的,高热炽盛的,是转属阳明,主治则用调胃承气汤。

◆ 原文

伤寒吐后,腹胀满者,与调胃承气汤。方三十三。用前第一方。

〔译文〕

伤寒表证,使用吐法后,出现腹部胀满硬痛的,主治宜用调胃承气汤。

◆ 原文

太阳病,若吐若下若发汗后,微烦,小便数,大便因硬者,与小承气汤和之愈。方三十四。用前第二方。

〔译文〕

太阳表证,用催吐、攻下或发汗后,出现轻微心烦,小便频数,大便硬结的,用小

承气汤和畅胃气、攻下里实,则可痊愈。

◆ **原文**

得病二三日,脉弱,无太阳、柴胡证,烦躁,心下硬。至四五日,虽能食,以小承气汤,少少与,微和之,令小安,至六日,与承气汤一升。若不大便六七日,小便少者,虽不受食,一云不大便但初头硬,后必溏,未定成硬,攻之必溏;须小便利,屎定硬,乃可攻之,宜大承气汤。方三十五。用前第二方。

〔译文〕

患病二三天后,脉象弱,无太阳、少阳见证,烦躁不安,胃脘部痞胀硬结,到了四五天,虽见可以饮食,也应先给予少量小承气汤,以微微调畅胃气,使病情稍挫,到了第六天,再给予小承气汤一升。若六七天不解大便者,而小便短少的,则津液当还于肠中,虽然不能饮食,也并非燥屎内结,而是大便初出干硬,后出稀溏,故攻下必成溏泄。必须小便通利,大便始会坚硬,才可攻下,宜用大承气汤。

◆ **原文**

伤寒六七日,目中不了了㊱,睛不和㊲,无表里证,大便难,身微热者,此为实也,急下之,宜大承气汤。方三十六。用前第二方。

〔注释〕

㊱目中不了了:视物不明。
㊲睛不和:眼球转动不灵活。

〔译文〕

外感病六七天,出现视物模糊不清,眼球转动不灵活,既无头痛畏寒等表证,又无谵语、腹满痛等里证,大便不易解出,体表有轻微发热的,这是燥热内结成实,而又真阴欲涸,应急下存阴,适宜用大承气汤。

◆ **原文**

阳明病,发热汗多者,急下之,宜大承气汤。方三十七。用前第二方。一云大柴胡汤。

〔译文〕

阳明腹实证,又见发热、出汗多的,应急下存阴,宜用大承气汤。

◇ 原文

发汗不解,腹满痛者,急下之,宜大承气汤。方三十八。用前第二方。

〔译文〕

发汗以后,不仅病未除,反而出现腹部胀满疼痛,是发汗伤津,燥热迅速内结成实,应急下存阴,宜用大承气汤。

◇ 原文

腹满不减,减不足言,当下之,宜大承气汤。方三十九。用前第二方。

〔译文〕

腹部胀满持续不减轻,即使有所减轻,也微不足言的,是实邪内阻的征象,应当攻下,可用大承气汤。

◇ 原文

阳明少阳合病,必下利,其脉不负㊳者,为顺也。负者㊴,失也,互相克贼,名为负也。脉滑而数者,有宿食也,当下之,宜大承气汤。方四十。用前第二方。

〔注释〕

㊳其脉不负:阳明属土,少阳属木,若木不克土,未见少阳之脉,而见阳明之脉,是为"其脉不负"。

㊴负者,失也:木邪克土,而纯见少阳弦脉,为负,为逆。

〔译文〕

阳明少阳两经合病,邪热下迫大肠,势必发生腹泻。若木不克土,而见实大滑数之脉,与阳明实热相符的,为顺证;若木邪克土,纯见少阳弦脉的,为逆证。现脉象滑而数,是阳明有宿食内停、宿滞内阻,应当攻下宿滞,可用大承气汤。

◇ 原文

病人无表里证,发热七八日,虽脉浮数者,可下之。假令已下,脉数不解,合热则消谷喜饥,至六七日不大便者,有瘀血,宜抵当汤。方四十一。用前第二十四方。

〔译文〕

病人发热七八天后,既无头痛、畏寒等太阳表证,又无腹满谵语等阳明里证,虽

然脉象浮数,亦可用泻下法泄热。若已经攻下,脉浮已除,而脉数不解,是气分之热已解而血分之热未除,邪热与瘀血相合,故出现容易饥饿,能够饮食,六七天不解大便。这是瘀血停蓄,宜用抵当汤攻下瘀血。

◆ 原文

若脉数不解,而下不止,必协热便脓血也。

〔译文〕

若攻下后脉数不解,而又腹泻不止的,为热邪下迫,势必会出现协热下利、解脓血便的变证。

◆ 原文

伤寒发汗已,身目为黄,所以然者,以寒湿一作温在里不解故也。以为不可下也,于寒湿中求之。

〔译文〕

伤寒病,发汗以后,出现全身及两目发黄,这是发汗太过,损伤中阳,寒湿郁滞在里不解的缘故,治疗应当温化寒湿,攻下法不可用。

◆ 原文

伤寒七八日,身黄如橘子色,小便不利,腹微满者,茵陈蒿汤主之。方四十二。用前第二十三方。

〔译文〕

外感病六七天,皮肤发黄如橘子色,小便不通畅,腹部稍感胀满的,主治宜用茵陈蒿汤。

◆ 原文

伤寒身黄发热,栀子柏皮汤主之。方四十三。

肥栀子十五个,擘　甘草一两,炙　黄柏二两

上三味,以水四升,煮取一升半,去滓,分温再服。

〔译文〕

外感病,证见皮肤发黄,发热的,主治宜用栀子柏皮汤。

栀子柏皮汤方

肥栀子十五个,剖开　甘草一两,炙　黄柏二两

以上三味药,用水四升,煎煮成一升半,去掉药渣,分两次温服。

◆ 原文

伤寒郁热在里,身必黄,麻黄连轺⁴⁰赤小豆汤主之。方四十四。

麻黄二两,去节　连轺二两,连翘根是　杏仁四十个,去皮尖　赤小豆一升　大枣十二枚,擘　生梓白皮切,一升　生姜二两,切　甘草二两,炙

上八味,以潦水⁴¹一斗,先煮麻黄再沸,去上沫,内诸药,煮取三升,去滓,分温三服,半日服尽。

〔注释〕

⁴⁰连轺:即连翘根,今用连翘。

⁴¹潦水:即雨水。

〔译文〕

外感病,湿热郁滞在里,身体必定发黄,若兼有头痛、畏寒、无汗、身痒等表证的,主治宜用麻黄连轺赤小豆汤。

麻黄连轺赤小豆汤方

麻黄二两,去节　连轺二两,即连翘根　杏仁四十个,去皮尖　赤小豆一升　大枣十二枚,剖开　生梓白皮切细,一升　生姜二两,切片　甘草二两,炙

以上八味药,用雨水一斗,先加入麻黄煎煮一二滚,除去上面的白沫,再加入其他药物,共煎煮成三升,去掉药渣,分三次温服,半天服完。

辨少阳病脉证并治第九

方一首,并见三阳合病法

〔题解〕所谓少阳病,即邪在半表半里的病症。具体来说,是指发生在外感病中期阶段,口苦、咽干、目眩、往来寒热、胸胁苦满、神情默默、不欲饮食、心烦喜呕为其主要证候,正邪分争于半表半里、枢机不利为其主要病理变化的病症。本篇主要论述了少阳病的证候特征、少阳半表半里证的证治、治禁、转归、预后等问题。少阳兼变之证较多,但多载于太阳篇、阳明篇,当与有关条文互参。

◇ 原文

少阳之为病,口苦,咽干,目眩也。

〔译文〕

少阳病的主要症候,是口苦,咽喉干燥,头目昏眩。

◇ 原文

少阳中风,两耳无所闻,目赤,胸中满而烦者,不可吐下,吐下则悸而惊。

〔译文〕

少阳感受风邪,耳聋听不到声音,眼睛发红,胸中满闷而烦躁不安。治疗时不可用吐法或下法。若误用吐法或下法,就会出现心悸不宁及惊恐不安的变证。

◇ 原文

伤寒,脉弦细,头痛发热者,属少阳。少阳不可发汗,发汗则谵语,此属胃。胃和则愈,胃不和,烦而悸。一云躁。

〔译文〕

外感病,脉象弦细,头痛发热的,是证属少阳。少阳病不能用发汗法治疗,误发其汗,津液受损,津伤胃燥,邪传阳明,就会出现谵语。若通过治疗,胃气得以调和,则会痊愈;若胃气不和,则会出现烦躁、心悸的变证。

◆ 原文

本太阳病不解,转入少阳者,胁下硬满,干呕不能食,往来寒热,尚未吐下,脉沉紧者,与小柴胡汤。方一。

柴胡八两　人参三两　甘草三两,炙　半夏半升,洗　生姜三两,切　大枣十二枚,擘

上七味,以水一斗二升,煮取六升,去滓,再煎取三升。温服一升,日三服。

〔译文〕

原患太阳病,未解除,病邪传入少阳,出现胁下痞硬胀满,干呕,不能进食,发热怕冷交替而作,若未使用涌吐或攻下法,而见脉沉紧的,治疗时可用小柴胡汤。

◆ 原文

若已吐下发汗温针,谵语,柴胡汤证罢,此为坏病,知犯何逆,以法治之。

〔译文〕

若已经使用涌吐、泻下、发汗、温针等治法,柴胡证已解,而见谵语的,即为坏病。应该详审其误治之因,详查演变为何种证候,然后随证选用适当的治疗方法。

◆ 原文

三阳合病,脉浮大,上关上①,但欲眠睡,目合则汗。

〔注释〕

①上关上:从寸部上至关部。

〔译文〕

太阳、阳明、少阳三经同时皆病,其脉浮大而弦直,只想睡眠,眼睛闭合则会出汗。

◆ 原文

伤寒六七日,无大热,其人躁烦者,此为阳去入阴②故也。

〔注释〕

②阳去入阴:表病入里。

〔译文〕

外感病六七天,表热已不显,却见病人躁烦不安的,这是表邪传里的缘故。

◆ 原文

伤寒三日,三阳为尽,三阴当受邪,其人反能食而不呕,此为三阴不受邪也。

〔译文〕

外感病第三天,邪气已传尽三阳经,应当传入三阴经。此时,若病人反而能够饮食而不呕吐的,是邪气未传入三阴经。

◆ 原文

伤寒三日,少阳脉小者,欲已也。

〔译文〕

外感病第三天,病在少阳,若脉象小的,是邪气已衰,疾病即将痊愈的征象。

◆ 原文

少阳病欲解时,从寅至辰③上。

〔注释〕

③从寅至辰:包含寅卯辰三个时辰。寅,三时至五时;卯,五时至七时;辰,七时至九时。从寅至辰,即从三时至九时。

〔译文〕

少阳病即将解除的时间,多在早晨三时至九时之间。

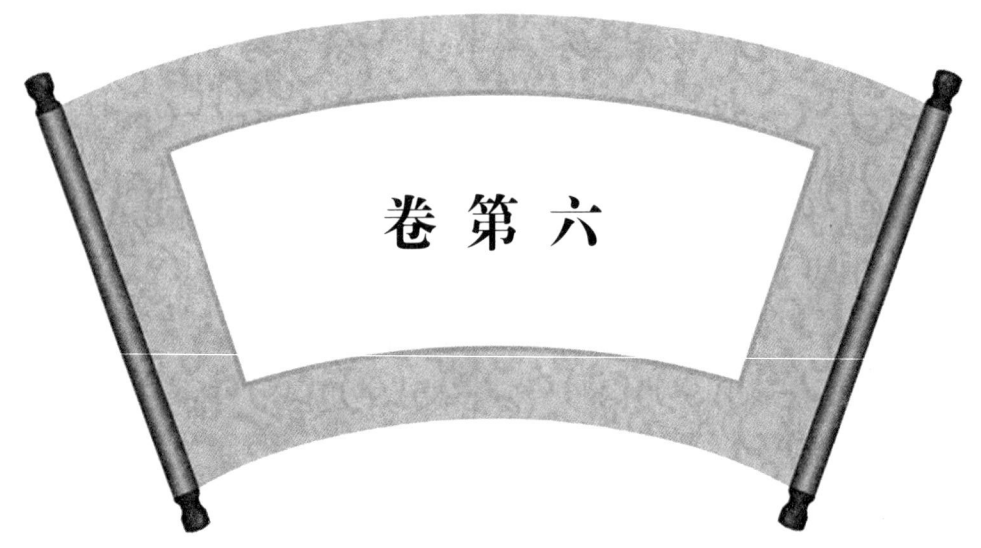

卷第六

辨太阴病脉证并治第十

合三法，方三首

〔题解〕所谓太阴病，即脾虚寒湿的病症，具体而言，就是指以腹满呕吐、饮食不下、自利尤甚、时腹自痛为主要证候表现，以脾阳虚弱、寒湿内阻为主要病理变化的病症。本篇主要论述了太阴病的证候特征、治疗原则、治禁及几种主要证候的诊治。

◆ 原文

太阴之为病，腹满而吐，食不下，自利益甚，时腹自痛。若下之，必胸下结硬①。

〔注释〕

①胸下结硬：胃脘部痞结胀硬。

〔译文〕

太阴病的主要证候特征是，腹部胀满，呕吐，吃不进饮食，腹泻特别厉害，腹部时时疼痛。若误用攻下，则会导致胃脘部痞结胀硬。

◆ 原文

太阴中风，四肢烦疼，阳微阴涩②而长者，为欲愈。

〔注释〕

②阳微阴涩：脉浮取微，沉取涩。

〔译文〕

太阴为风邪所伤，四肢疼痛而烦扰不安，脉象浮取见微，沉取见涩而转长的，是邪去正气来复的征象，疾病即将痊愈。

◆ 原文

太阴病，欲解时，从亥至丑③上。

〔注释〕

③从亥至丑：包含亥子丑三个时辰。亥，二十一时至二十三时；子，二十三时至次日一时；丑，一时至三时。从亥至丑，即从二十一时至次日三时。

〔译文〕

太阴病即将解除的时间，大多在二十一时至三时之间。

◆ 原文

太阴病，脉浮者，可发汗，宜桂枝汤。方一。

桂枝三两,去皮　芍药三两　甘草二两,炙　生姜三两,切　大枣十二枚,擘

上五味，以水七升，煮取三升，去滓，温服一升。须臾，啜热稀粥一升，以助药力，温覆取汗。

〔译文〕

太阴病，脉象浮的，是外兼表证未解，治疗时可以用发汗法，宜用桂枝汤。

◆ 原文

自利不渴者，属太阴，以其藏有寒④故也，当温之，宜服四逆辈⑤。方二。

〔注释〕

④脏有寒：指脾脏有寒。

⑤四逆辈：四逆汤一类的方剂。

〔译文〕

腹泻而口不渴的，是属于太阴病。因为脾虚有寒，治疗时应当用温补的方法，可用四逆汤一类的方剂。

◆ 原文

伤寒脉浮而缓，手足自温者，系在太阴；太阴当发身黄，若小便自利者，不能发黄；至七八日，虽暴烦下利日十余行，必自止，以脾家实⑥，腐秽⑦当去故也。

〔注释〕

⑥脾家实：脾阳恢复。

⑦腐秽：指肠中腐败秽浊之物。

〔译文〕

外感病,脉象浮而缓,手足自然温暖的,是病属太阴。太阴寒湿内郁,全身应显发黄,若小便通畅的,则湿能下泄,不会形成发黄症。到了七八天,病人突然出现心烦、一日腹泻十多次,这是脾阳恢复,胃肠机能恢复正常,推荡腐秽积滞之物从下而去所致,故其腹泻一定会自行停止。

◆ 原文

本太阳病,医反下之,因尔腹满时痛者,属太阴也,桂枝加芍药汤主之;大实痛者,桂枝加大黄汤主之。方三。

桂枝加芍药汤方:

桂枝三两,去皮　芍药六两　甘草二两,炙　大枣十二枚,擘　生姜三两,切

上五味,以水七升,煮取三升,去滓,温分三服。本云,桂枝汤,今加芍药。

桂枝加大黄汤方:

桂枝三两,去皮　大黄二两　芍药六两　生姜三两,切　甘草二两,炙　大枣十二枚。擘

上六味,以水七升,煮取三升,去滓,温服一升,日三服。

〔译文〕

本来是太阳表证,医生反而误用攻下法治疗,出现腹部胀满时作疼痛的,这是误下伤脾,邪陷太阴,主治宜用桂枝加芍药汤;若出现腹满硬痛、大便不通,是实邪内阻,主治宜用桂枝加大黄汤。

桂枝加芍药汤方

桂枝三两,去皮　芍药六两　甘草二两,炙　大枣十二枚,剖开　生姜三两,切片

以上五味药,用水七升,煎煮成三升,去掉药渣,分三次温服。旧本说:现用桂枝汤加芍药。

桂枝加大黄汤方

桂枝三两,去皮　大黄二两　芍药六两　生姜三两,切片　甘草二两,炙　大枣十二枚,剖开

以上六味药,用水七升,煎煮成三升,去掉药渣,每次温服一升,一日服三次。

◇ 原文

太阴为病,脉弱,其人续自便利,设当行大黄芍药者,宜减之,以其人胃气弱,易动故也。下利者,先煎芍药二沸。

〔译文〕

太阴病,脉象弱,病人虽暂时没有腹泻,其后一定续发腹泻。对于此类患者,若应当使用大黄、芍药的,也应当减量使用。这是病人脾胃之气虚弱,容易受到损伤的缘故。

辨少阴病脉证并治第十一

合二十三法,方一十九首

〔题解〕少阴病包括寒化证及热化证两大类型。少阴寒化证是以脉微细、但欲寐、无热畏寒、呕吐、下利清谷、四肢厥冷、小便清白等为主要表现,以心肾阳衰、阴寒内盛为主要病理变化的病症;少阴热化症的主要表现则是以心烦不得眠、舌红少苔、脉细数等,其主要病理变化的病症为肾阴亏虚、心火亢盛。本篇主要讨论了少阴寒化证及热化证的主要证治、治禁及预后等,并讨论了少阴病兼变证(如少阴三急下证、太阳少阴两感证、少阴咽痛证)等内容。

◇ 原文

少阴之为病,脉微细,但欲寐①也。

〔注释〕

①但欲寐:精神萎靡不振,神志迷迷糊糊,似睡非睡之象。

〔译文〕

少阴病的证候特征,为脉象微细,精神萎靡、神志迷糊欲睡。

◇ 原文

少阴病,欲吐不吐,心烦,但欲寐。五六日自利而渴者,属少阴也,虚故引水自救,若小便色白②者,少阴病形悉具,小便白者,以下焦③虚有寒,不能制水,故令色

白也。

〔注释〕

②小便色白:小便色清亮。

③下焦:指肾脏。

〔译文〕

少阴病,想吐而又吐不出,心中烦躁不安,精神萎靡不振,神志迷糊欲睡,到了五六天,出现腹泻而口渴的,是病在少阴,由于少阴阳气虚弱,不能蒸化津液,故口渴。若小便清亮的,那么就确定无疑是少阴病症了。这是因为小便清亮,是下焦虚寒、不能化气行水的确证。

◆ 原文

病人脉阴阳俱紧,反汗出者,亡阳也,此属少阴,法当咽痛而复吐利。

〔译文〕

寸关尺三部脉都沉紧,紧脉主寒,病人本应当无汗,却反而汗出的,是阳气外亡的征象,这属于少阴亡阳证,理应呈现呕吐、腹泻、咽喉疼痛等症。

◆ 原文

少阴病,咳而下利谵语者,被火气劫故也,小便必难,以强责④少阴汗也。

〔注释〕

④强责:强求。

〔译文〕

少阴病,出现咳嗽、腹泻症状的,若出现谵语的,这是用火治法强迫发汗所导致的变证,病人小便一定难以解出。

◆ 原文

少阴病,脉细沉数,病为在里,不可发汗。

〔译文〕

少阴病,脉象沉细数,是病在里,治疗时不宜用发汗法。

◆ 原文

少阴病,脉微,不可发汗,亡阳故也;阳已虚,尺脉弱涩者,复不可下之。

〔译文〕

少阴病,脉象微,为阳气虚弱,故不能发汗。若阳气已虚,又见尺脉弱涩的,是阴血亦亏,不仅不能发汗,亦不能泻下。

◆ 原文

少阴病,脉紧,至七八日,自下利,脉暴微,手足反温,脉紧反去者,为欲解也,虽烦下利,必自愈。

〔译文〕

少阴病,脉象紧,到了七八天的时候,出现腹泻,脉象忽然由紧转微弱,手足反而变温暖的,为阳复阴去、疾病将要解除的征象。此时即使出现心烦、腹泻,势必会自行恢复。

◆ 原文

少阴病,下利,若利自止,恶寒而蜷卧⑤,手足温者,可治。

〔注释〕

⑤蜷卧:四肢蜷曲而卧。

〔译文〕

少阴病,腹泻,若腹泻自行停止,手足转温暖的,虽见畏寒蜷曲而卧,亦为可治之症。

◆ 原文

少阴病,恶寒而蜷,时自烦,欲去衣被者,可治。

〔译文〕

少阴病,怕冷而蜷卧,时而自觉心胸烦热,欲减去衣被的,这是阳气来复之兆,此病可治。

◆ 原文

少阴中风,脉阳微阴浮者,为欲愈。

〔译文〕

少阴感受风邪,寸部脉微尺部脉浮的,是风邪已去、阳气回复的征象,疾病即将痊愈。

◆ 原文

少阴病,欲解时,从子至寅上。

〔译文〕

少阴病将要解除的时间,大多在二十三时至五时之间。

◆ 原文

少阴病,吐利,手足不逆冷,反发热者,不死。脉不至者,至一作足。灸少阴⑥七壮。

〔注释〕

⑥灸少阴:指灸少阴经穴。

〔译文〕

少阴病,呕吐,腹泻,本应畏寒、手足冷,现手足不冷,反而发热的,表明阳气尚存,不为死候。若脉搏一时不至的,可以急灸少阴经穴七个艾柱以通阳复脉。

◆ 原文

少阴病,八九日,一身手足尽热者,以热在膀胱,必便血也。

〔译文〕

少阴病,八九天后浑身及四肢都发热,其热在膀胱,必然有血便。

◆ 原文

少阴病,但厥无汗,而强发之,必动其血,未知从何道出,或从口鼻,或从目出者,是名下厥上竭⑦,为难治。

〔注释〕

⑦下厥上竭：阳气衰于下而厥，阴血亡于上而竭，故云下厥上竭。

〔译文〕

少阴病，仅见四肢厥冷和无汗，却强行发汗，势必伤经动血而引起出血，其出血部位难以预测，有的从鼻出，有的从眼睛出，即所谓的下厥上竭，属难治之症。

◆ 原文

少阴病，恶寒身蜷而利，手足逆冷者，不治。

〔译文〕

少阴病，怕冷身体蜷卧，腹泻，手足冰冷的，属不治之症。

◆ 原文

少阴病，吐利躁烦，四逆者死。

〔译文〕

少阴病，呕吐，腹泻，神昏躁扰不宁的，属于死候。

◆ 原文

少阴病，下利止而头眩，时时自冒⑧者死。

〔注释〕

⑧时时自冒：冒，昏晕。时时自冒，即时发昏晕。

〔译文〕

少阴病，腹泻停止而呈现头昏目眩、时而昏晕的，属于死候。

◆ 原文

少阴病，四逆恶寒而身蜷，脉不至，不烦而躁者死。一作吐利而躁逆者死。

〔译文〕

少阴病，四肢冰冷，怕冷且身体蜷卧，脉搏不来，心中不烦，手足躁扰不宁的，为死候。

◆ 原文

少阴病,六七日,息高⑨者死。

〔注释〕

⑨息高:呼吸表浅,出多入少。

〔译文〕

少阴病,延至六七天,呼吸表浅,呼多吸少的,属于死候。

◆ 原文

少阴病,脉微细沉,但欲卧,汗出不烦,自欲吐,至五六日自利,复烦躁不得卧寐者死。

〔译文〕

少阴病,脉微细沉,精神萎靡不振,总欲睡眠,汗出,心中不烦,想呕吐,时至五六天,又出现腹泻,且烦躁不能安卧的,为死候。

◆ 原文

少阴病,始得之,反发热,脉沉者,麻黄细辛附子汤主之。方一。

麻黄二两,去节　细辛二两　附子一枚,炮,去皮,破八片

上三味,以水一斗,先煮麻黄,减二升,去上沫,内诸药,煮取三升,去滓,温服一升,日三服。

〔译文〕

少阴病,刚开始得病,既有发热等表证,又见脉沉的,是少阴阳虚兼太阳表证,主治宜用麻黄细辛附子汤。

麻黄细辛附子汤方

麻黄二两,去节　细辛二两　附子一枚,炮,去皮,剖成八片

以上三味药,用水一斗,先加入麻黄煎煮,煮去二升水分,除去上面的白沫,再加入其他药物,煎煮成三升,去掉药渣,每次温服一升,一日服三次。

◆ 原文

少阴病,得之二三日,麻黄附子甘草汤微发汗。以二三日无证⑩,故微发汗也。方二。

麻黄二两,去节　甘草二两,炙　附子一枚,炮,去皮,破八片

上三味,以水七升,先煮麻黄一两沸,去上沫,内诸药,煮取三升,去滓,温服一升,日三服。

〔注释〕

⑩无证:《玉函》作"无里证"。可从。

〔译文〕

少阴病,得病两三天时,既有发热等表证,亦有少阴阳虚证,用麻黄附子甘草汤温阳微汗解表。因为病才两三天,尚无吐、利等里证,故用温阳微汗解表法。

麻黄附子甘草汤方

麻黄二两,去节　甘草二两,炙　附子一枚,炮,去皮,剖成八片

以上三味药,用水七升,先加入麻黄煎煮一二滚,除去上面的白沫,再加入其他药物,煎煮至三升,去掉药渣,每次温服一升,一日服三次。

◆ 原文

少阴病,得之二三日以上,心中烦,不得卧,黄连阿胶汤主之。方三。

黄连四两　黄芩二两　芍药二两　鸡子黄二枚　阿胶三两。一云三挺。

上五味,以水六升,先煮三物,取二升,去滓,内胶烊尽,小冷,内鸡子黄,搅令相得,温服七合,日三服。

〔译文〕

少阴病,得病二三天以上,心中烦躁不安,不能够安眠的,主治宜用黄连阿胶汤。

黄连阿胶汤方

黄连四两　黄芩二两　芍药二两　鸡蛋黄二枚　阿胶三两,一为三条

以上五味药,用水六升,先加入前三味药煎煮至二升,去掉药渣,再加入阿胶烊

化溶尽,稍稍冷却,然后加入鸡蛋黄搅拌均匀即成。每次温服七合,一天服三次。

◆ 原文

少阴病,得之一二日,口中和⑪,其背恶寒者,当灸之,附子汤主之。方四。

附子二枚,炮,去皮,破八片　茯苓三两　人参二两　白术四两　芍药三两

上五味,以水八升,煮取三升,去滓,温服一升,日三服。

〔注释〕

⑪口中和:口中不苦不燥不渴。

〔译文〕

少阴病,患病二三天,口中不苦不燥不渴,病人背部怕冷的,当用艾灸灸少阴经穴,主治宜用附子汤。

附子汤方

附子二枚,炮,去皮,剖成八片　茯苓三两　人参二两　白术四两　芍药三两

以上五味药,用水八升,煎煮成三升,去掉药渣,每次温服一升,一日服三次。

◆ 原文

少阴病,身体痛,手足寒,骨节痛,脉沉者,附子汤方之。方五。用前第四方。

〔译文〕

少阴病,身体疼痛,骨关节疼痛,手足冷,脉象沉的,主治宜用附子汤。

◆ 原文

少阴病,下利便脓血者,桃花汤主之。方六。

赤石脂一斤,一半全用,一半筛末　干姜一两　粳米一升

上三味,以水七升,煮米令熟,去滓,温服七合,内亦石脂末方寸匕,日三服。若一服愈,余勿服。

〔译文〕

少阴虚寒证,腹泻,解脓血黏液便的,主治宜用桃花汤。

桃花汤方

赤石脂一斤,取一半入煎,另一半筛末冲服　干姜一两　粳米一斤

以上三味药,加水七升煎煮,至米熟汤成,去掉药渣,每次取七合,加入赤石脂末一方寸匕温服,日服三次。

◆ 原文

少阴病,二三日至四五日,腹痛,小便不利,下利不止,便脓血者,桃花汤主之。方七。用前第六方。

〔译文〕

少阴虚寒证,得病二三天至四五天时,腹中疼痛,小便不通畅,腹泻滑脱不尽,大便带脓血的,主治宜用桃花汤。

◆ 原文

少阴病,下利便脓血者,可刺。

〔译文〕

少阴病,腹泻,解脓血便,治疗可用针刺法。

◆ 原文

少阴病,吐利,手足逆冷,烦躁欲死者,吴茱萸汤主之。方八。

吴茱萸一升　人参二两　生姜六两,切　大枣十二枚,擘

上四味,以水七升,煮取二升,去滓,温服七合,日三服。

〔译文〕

少阴虚寒证,呕吐频剧,腹泻,手足发凉,烦躁不安、心中难受的,主治宜用吴茱萸汤。

◆ 原文

少阴病,下利咽痛,胸满心烦,猪肤汤主之。方九。

猪肤⑫一斤

上一味,以水一斗,煮取五升,去滓,加白蜜一升,白粉⑬五合,熬香,和令相得,温分六服。

〔注释〕

⑫猪肤:即猪皮。

⑬白粉:白米粉。

〔译文〕

少阴病,腹泻,咽喉疼痛,胸部满闷,心中烦躁不安的,是阴虚虚热上扰,主治宜用猪肤汤。

猪肤汤方

猪肤一斤

以上一味药,加水一斗,煎煮至五升,去掉药渣,加入白蜂蜜一升,再将白米粉五合炒香,加入药汁中混匀即成,分六次温服。

◆ 原文

少阴病,二三日,咽痛者,可与甘草汤,不差⑭,与桔梗汤。方十。

甘草汤方:

甘草二两

上一味,以水三升,煮取一升半,去滓,温服七合,日二服。

桔梗汤方:

桔梗一两 甘草二两

上二味,以水三升,煮取一升,去滓,温分再服。

〔注释〕

⑭不差:不愈。

〔译文〕

少阴病,得病二三天,咽喉疼痛的,可用甘草汤猪猪;若服药后仍不见好的,用桔梗汤治疗。

甘草汤方

甘草二两

以上一味药,用水三升,煎煮成一升半,去掉药渣,每次温服七合,一日服三次。

桔梗汤方

桔梗一两　甘草二两

以上二味药,用水三升,煎煮成一升,去掉药渣,分二次温服。

◆ 原文

少阴病,咽中伤,生疮⑮,不能语言,声不出者,苦酒汤主之。方十一。

半夏洗,破如枣核十四枚　鸡子一枚,去黄,内上苦酒,着鸡子壳中

上二味,内半夏著苦酒⑯中,以鸡子壳置刀环⑰中,安火上,令三沸,去滓,少少含咽之,不差,更作三剂。

〔注释〕

⑮生疮:咽喉部发生溃疡。

⑯苦酒:米醋。

⑰刀环:古代刀具,其形狭长,柄端有环中空,可以置物。

〔译文〕

少阴病,咽喉部受到创伤,发生破溃,不可言语,且说话发不出声音者,用苦酒汤主治。

苦酒汤方

半夏用水洗,破成枣核大小,十四枚　鸡蛋一个,将鸡蛋头部开一小孔,去掉蛋黄,把米醋加入其中

以上二味药,把半夏加入装有米醋及蛋清的鸡蛋壳中,混匀,把鸡蛋壳置于刀环中,再放在火上煮二三开,去掉药渣,每次取小量含咽。若服药后不愈,可以再作三剂药服用。

◆ 原文

少阴病,咽中痛,半夏散及汤主之。方十二。

半夏洗　桂枝去皮　甘草炙

上三味,等分。各别捣筛已,合治之,白饮和服方寸匕,日三服。若不能散服者,以水一升,煎七沸,内散两方寸匕,更煮三沸,下火令小冷,少少咽之。半夏有毒,不当散服。

〔译文〕

少阴病,咽喉中疼痛,主治可用半夏散或半夏汤。

半夏散及汤方

半夏用水洗　桂枝去皮　甘草炙

以上三味药,各取等分,分别捣细筛末后,混合制成散剂,用白米汤冲服一方寸匕,一日服三次。若病人不能服散剂的,可以用水七升,煮七滚,加入上述散剂两方寸匕,再煮三滚,离火稍稍冷却,取少量药汁含咽。半夏有毒,不应该作散剂服。

◆ 原文

少阴病,下利,白通汤主之。方十三。

葱白四茎　干姜一两　附子一枚,生,去皮,破八片

上三味,以水三升,煮取一升,去滓,分温再服。

〔译文〕

少阴虚寒证,腹泻的,主治宜用白通汤。

白通汤方

葱白四根　干姜一两　附子一枚,生用,去皮,剖成八片

以上三味药,用水三升,煎煮成一升,去掉药渣,分两次温服。

◆ 原文

少阴病,下利脉微者,与白通汤。利不止,厥逆无脉,干呕烦者,白通加猪胆汁汤主之。服汤脉暴出者死,微续者生。白通加猪胆汤。方十四。白通汤用上方。

葱白四茎　干姜一两　附子一枚,生,去皮,破八片　人尿五合　猪胆汁一合

上五味,以水三升,煮取一升,去滓,内胆汁、人尿,和令相得,分温再服。若无胆,亦可用。

〔译文〕

少阴病,腹泻,脉象微的,可用白通汤。若服药后腹泻不止,四肢冰冷,且摸不到脉搏,干呕,心中烦躁不安的,是阴盛格阳所致,用白通加猪胆汁汤主治。服药后,脉搏突然出现的,是阴液枯竭、孤阳外脱的征象,预后不良;服药后脉搏逐渐恢复的,是阴液未竭、阳气渐复的征象,预后较好。

白通加猪胆汁汤方

葱白四根　干姜一两　附子一枚,生用,去皮,剖成八片　人尿五合　猪胆汁一合

以上五味药,用水三升,先加入前三味药煎煮成一升,去掉药渣,再加入猪胆汁、人尿,混合即成,分两次温服。倘若没有猪胆汁,亦可使用。

◆ 原文

少阴病,二三日不已,至四五日,腹痛,小便不利,四肢沉重疼痛,自下利者,此为有水汽。其人或咳,或小便利,或下利,或呕者,真武汤主之。方十五。

茯苓三两　芍药三两　白术二两　生姜三两,切　附子一枚,炮,去皮,破八片

上五味,以水八升,煮取三升,去滓,温服七合,日三服。若咳者,加五味子半升、细辛一两、干姜一两;若小便利者,去茯苓;若下利者,去芍药,加干姜二两;若呕者,去附子,加生姜,足前为半斤。

〔译文〕

少阴病,二三天未好,到了四五天,出现腹中疼痛,小便不通畅,四肢沉重疼痛,自行腹泻的,这是肾阳虚弱,水汽泛滥。患者亦可出现咳嗽,或者小便通畅,或者腹泻更甚,或者呕吐等,主治宜用真武汤。

真武汤方

茯苓三两　芍药三两　白术二两　生姜三两,切片　附子一枚,炮,去皮,剖成八片

以上五味药,用水八升,煎煮成三升,去掉药渣,每次温服七合,一日服三次。

若出现咳嗽的,原方加五味子半升、细辛一两、干姜一两;若小便通畅的,去茯苓;若腹泻较甚的,去芍药,加干姜二两;若呕吐的,去附子,加生姜,补足上药量至半斤。

◆ 原文

少阴病,下利清谷,里寒外热,手足厥逆,脉微欲绝,身反不恶寒,其人面色赤,或腹痛,或干呕,或咽痛,或利止脉不出者,通脉四逆汤主之。方十六。

甘草二两,炙　附子大者一枚,生用,去皮,破八片　干姜三两,强人可四两

上三味,以水三升,煮取一升二合,去滓,分温再服,其脉即出者愈。面色赤者,加葱九茎;腹中痛者,去葱,加芍药二两;呕者,加生姜二两;咽痛者,去芍药,加桔梗一两;利止脉不出者,去桔梗,加人参二两。病皆与方相应者,乃服之。

〔译文〕

少阴病,腹泻完谷不化,手足冰冷,脉象微弱似有若无,身上反而不怕冷,病人面部发红,或者腹中疼痛,或者咽喉疼痛,或者腹泻过度而停止,摸不到脉搏,这是内真寒外假热的阴盛格阳证,主治宜用通脉四逆汤。

通脉四逆汤方

甘草二两,炙　附子大的一枚,生用,去皮,剖成八片　干姜三两,强壮的人可用四两

以上三味药,用水三升,煎煮至一升二合,去掉药渣,分两次温服。服药后病人脉搏马上出现的,可望痊愈。如果出现面部发红的,加葱白九根;腹中疼痛的,去葱白,加芍药二两;呕吐的,加生姜二两;咽痛的,去芍药,加桔梗一两;腹泻过度而无物可泻、脉搏摸不到的,去桔梗,加人参二两。病症必须都与方相对应,才能服用。

◆ 原文

少阴病,四逆,其人或咳,或悸,或小便不利,或腹中痛,或泄利下重者,四逆散主之。方十七。

甘草炙　枳实破,水渍,炙干　柴胡　芍药

上四味,各十分,捣筛,白饮和服方寸匕,日三服。咳者,加五味子、干姜各五分,并主下利;悸者,加桂枝五分;小便不利者,加茯苓五分;腹中痛者,加附子一枚,炮令坼[18];泄利下重者,先以水五升,煮薤白三升,煮取三升,去滓,以散三方寸匕内汤中,煮取一升半,分温再服。

〔注释〕

⑱拆：裂开。

〔译文〕

少阴病，四肢冷，病人或有咳嗽，或见心悸，或见小便不通畅，或见腹中疼痛、腹泻、下痢兼后重的，皆因肝郁气滞所致，主治宜用四逆散。

四逆散方

甘草炙　枳实破开，用水浸泡，炙干　柴胡　芍药

以上四味药，各用十分，捣细筛末，用白米汤调服一方寸匕，一日服三次。若咳嗽的，加五味子、干姜各五分，并主治腹泻；心悸的，加桂枝五分；小便不通畅的，加茯苓五分；腹中疼痛的，加附子一枚，炮至裂开；腹泻或下痢后重的，先用水五升，加入薤白三升，煎煮至三升，去掉药渣，再取四逆散三方寸匕加入药汁中，煮至一升半，分两次温服。

◆ 原文

少阴病，下利六七日，咳而呕渴，心烦不得眠者，猪苓汤主之。方十八。

猪苓去皮　茯苓　阿胶　泽泻　滑石各一两

上五味，以水四升，先煮四物，取二升，去滓，内阿胶烊尽，温服七合，日三服。

〔译文〕

少阴病，腹泻六七天，咳嗽，呕吐，口渴，小便不通畅，心中烦躁，不能安眠的，是阴虚水热互结，主治宜用猪苓汤。

◆ 原文

少阴病，得之二三日，口燥咽干者，急下之，宜大承气汤。方十九。

枳实五枚，炙　厚朴半斤，去皮，炙　大黄四两，酒洗　芒硝三合

上四味，以水一斗，先煮二味，取五升，去滓，内大黄，更煮取二升，去滓，内芒硝，更上火令一两沸，分温再服。一服得利，止后服。

〔译文〕

少阴病，得了二三天，具备里实证的症状而又见咽喉干燥的，应当急以攻下，用大承气汤主治。

◆ 原文

少阴病,自利清水,色纯青,心下必痛,口干燥者,可⑲下之,宜大承气汤。方二十。用前第十九方。一法用大柴胡汤。

〔注释〕

⑲可:《玉函》作"急"。

〔译文〕

少阴病,腹泻稀水,颜色青黑,脘腹疼痛,口干燥的,应当急以攻下,宜用大承气汤主治。

◆ 原文

少阴病,六七日,腹胀不大便者,急下之,宜大承气汤。方二十一。用前第十九方。

〔译文〕

少阴病,经过六七天,腹部胀满,大便不通的,应当急以攻下,主治宜用大承气汤。

◆ 原文

少阴病,脉沉者,急温之,宜四逆汤。方二十二。

甘草二两,炙　干姜一两半　附子一枚,生用,去皮,破八片

上三味,以水三升,煮取一升二合,去滓,分温再服。强人可大附子一枚、干姜三两。

〔译文〕

少阴虚寒证,脉见沉的,当急用温法治疗,适宜用四逆汤猪猪。

◆ 原文

少阴病,饮食入口则吐,心中温温欲吐,复不能吐。始得之,手足寒,脉弦迟者,此胸中实,不可下也,当吐之。若膈上有寒饮,干呕者,不可吐也,当温之,宜四逆汤。方二十三。方依上法。

〔译文〕

少阴病,若饮食进口就吐,心中蕴结不适,想呕吐却又吐不出,初得病时,即见四肢冷,脉象弦迟的,这是痰实阻塞胸中,不能攻下,治疗应当用涌吐法。若是肾阳虚弱、不能气化,寒饮停聚膈上,而致干呕的,不能用涌吐法,治疗应当用温法,可用四逆汤主治。

◆ 原文

少阴病,下利,脉微涩,呕而汗出,必数更衣,反少者,当温其上,灸之。《脉经》云,灸厥阴可五十壮。

〔译文〕

少阴病,腹泻,脉象微而涩,呕吐,汗出,为阳虚气陷兼阴血不足,势必出现大便频数,解出量反而少,治疗应当用温灸法,可灸头顶百会穴,以升阳举陷。

辨厥阴病脉证并治第十二

厥利呕哕附,合一十九法,方一十六首

〔题解〕厥阴病多出现于外感病末期,病情复杂且危重,大体可归纳为上热下寒证、热证、寒证及厥热胜复证几大类型。厥阴上热下寒证以"消渴、气上撞心、心中疼热、饥而不欲食、食则吐蛔"为特征,是厥阴病的主要类型,其中包括乌梅丸证、麻黄升麻汤证、干姜黄芩黄连人参汤证。厥阴寒证包括吴茱萸汤证、当归四逆汤证等,厥阴热证则以白头翁汤证为代表。本篇主要论述了厥阴病各种类型的基本证治、预后转归及辨证等问题。

◆ 原文

厥阴之为病,消渴,气上撞心①,心中疼热②,饥而不欲食,食则吐蛔,下之利不止。

〔注释〕

①气上撞心:气上冲逆至剑突下。

②心中疼热:胃脘部疼痛而有热感。

〔译文〕

厥阴上热下寒证的主要证候特征,是口渴能饮水,气逆上冲心胸,胃脘部灼热疼痛,腹中虽饥饿,但又不想进食,倘若进食就会出现呕吐或吐出蛔虫。若误用攻下,就会导致腹泻不止。

◆ 原文

厥阴中风,脉微浮为欲愈,不浮为未愈。

〔译文〕

厥阴感受风邪,若脉象微微见浮的,是病邪从阴出阳,其病将要痊愈,若脉象不浮的,是邪仍在里,疾病尚未好转。

◆ 原文

厥阴病欲解时,从丑至卯③上。

〔注释〕

③从丑至卯:包括丑寅卯三个时辰,即从一时至七时。

〔译文〕

厥阴病即将解除的时间,一般在一时至七时之间。

◆ 原文

厥阴病,渴欲饮水者,少少与之愈。

〔译文〕

厥阴虚寒证,出现口渴想要喝水时,是阴寒邪去、阳气回复的征象,可以让病人少喝些许汤水,则可痊愈。

◆ 原文

诸四逆厥者,不可下之,虚家亦然。

〔译文〕

凡属虚寒厥逆证,治疗时不能用攻下药,凡是身体虚弱的,治疗时亦不可用攻下药。

◆ 原文

伤寒先厥,后发热而利者,必自止,见厥复利。

〔译文〕

伤寒病,先出现四肢厥冷,以后转为发热的,为阴去阳复之象,此时,虽有腹泻,一定会自行停止。若再转为四肢厥冷的,为阴进阳退,腹泻就会再次出现。

◆ 原文

伤寒始发热六日,厥反九日而利。凡厥利者,当不能食,今反能食者,恐为除中④。一云消中。食以索饼⑤,不发热者,知胃气尚在,必愈,恐暴热来出而复去也。后日脉之⑥,其热续在者,期之旦日⑦夜半愈。所以然者,本发热六日,厥反九日,复发热三日,并前六日,亦为九日,与厥相应,故期之旦日夜半愈。后三日脉之,而脉数,其热不罢者,此为热气有余,必发痈脓也。

〔注释〕

④除中:中气败绝的一种证候。表现为证情垂危而突然饮食增加。

⑤索饼:即面条。

⑥脉之:诊察的意思。

⑦旦日:明日。

〔译文〕

伤寒病,开始发热六天,四肢厥冷及腹泻反有九天。凡是四肢厥冷而腹泻的,一般为阳衰阴盛,应当不能饮食,现在反而能够饮食,唯恐是中气败绝的除中证。此时,可给病人试探性地吃一些面条之类的食物。若吃后突然发热而又猝然退去的,是除中证;如果吃后不出现这种发热的,可以断定胃气仍然存在,其能食是阳复的表现,就一定会痊愈。第二天进行诊查,病人发热继续存在的,可以推测第二天半夜痊愈。这样的原因是原先发热六天,其后四肢厥冷九天,再发热三天,与原先发热的六天相加,也是九天,与四肢厥冷的日期相等,所以预测第二天半夜痊愈。三天后再进行诊查,如果出现脉数不除、发热不退的,这是阳复太过,阳热有余,疮痈脓疡的变证就一定会形成。

◆ 原文

伤寒脉迟六七日,而反与黄芩汤彻⑧其热。脉迟为寒,今与黄芩汤,复除其热,腹中应冷,当不能食,今反能食,此名除中,必死。

〔注释〕

⑧彻:除。

〔译文〕

外感病,脉迟已经六七天,却反而用黄芩汤清除其热。脉迟主寒,其证属虚寒,现在却反而用黄芩汤清热,必使阴寒更甚,腹中应该更加寒冷,照理应当不能饮食,现在却反而食欲亢盛可以进食,这就是除中,预后不良。

◆ 原文

伤寒先厥后发热,下利必自止,而反汗出,咽中痛者,其喉为痹。发热无汗,而利必自止,若不止,必便脓血,便脓血者,其喉不痹。

〔译文〕

外感病,先见四肢厥冷而又腹泻,以后转为发热的,是阳复阴退,其腹泻一定会自然停止。若发热反见汗出、咽喉红肿疼痛的,是阳复太过、邪热上迫,则会产生喉痹的变证。若发热无汗、腹泻不止的,是阳复太过、邪热下迫,就会出现下利脓血的变证。若出现下利脓血,则不会发生喉痹。

◆ 原文

伤寒一二日至四五日,厥者必发热,前热者后必厥,厥深者热亦深,厥微者热亦微。厥应下之,而反发汗者,必口伤烂赤。

〔译文〕

外感病,起病一二日到四五日,若四肢厥冷伴发热,并且发热在先,四肢厥冷在后的,是属于热厥。其四肢厥冷的程度越严重,则郁闭的邪热就越深重;四肢厥冷的程度轻微,则邪热郁闭也就轻微。治疗热厥理应用清下法,若反用发汗法,就会使邪热更炽,发生口舌生疮、红肿糜烂的变证。

◆ 原文

伤寒病,厥五日,热亦五日,设六日当复厥,不厥者自愈。厥终不过五日,以热五日,故知自愈。

〔译文〕

伤寒病,四肢厥冷五天,发热也是五天,若到了第六天,四肢厥冷应当再现,若不出现四肢厥冷的,则会自行痊愈。这是因为四肢厥冷总共只有五天,而发热也是五天,四肢厥冷与发热时间相等,阴阳趋于平衡,故得知会自行痊愈。

◆ 原文

凡厥者,阴阳气不相顺接,便为厥。厥者,手足逆冷者是也。

〔译文〕

所谓"厥",是指四肢冷而言。凡属厥证,都是阴气、阳气不能相互顺接所致。

◆ 原文

伤寒脉微而厥,至七八日肤冷,其人躁无暂安时者,此为藏厥⑨,非蛔厥⑩也。蛔厥者,其人当吐蛔。令病者静,而复时烦者,此为藏寒⑪,蛔上入其膈,故烦,须臾复止,得食而呕,又烦者,蛔闻食臭⑫出,其人常自吐蛔。蛔厥者,乌梅丸主之。又主久利。方一。

乌梅三百枚　细辛六两　干姜十两　黄连十六两　当归四两　附子六两,炮,去皮　蜀椒四两,出汗⑬　桂枝去皮,六两　人参六两　黄柏六两

上十味,异捣筛,合治之,以苦酒渍乌梅一宿,去核,蒸之五斗米下,饭熟捣成泥,和药令相得,内臼中,与蜜杵二千下,丸如梧桐子大,先食饮服十丸,日三服,稍加⑭至二十丸。禁生冷、滑物、臭食⑮等。

〔注释〕

⑨脏厥:内脏真阳衰竭所致的四肢厥冷。
⑩蛔厥:蛔虫窜扰所致的四肢厥冷。
⑪脏寒:指肠寒。
⑫食臭:饮食气味。
⑬出汗:以微火炒蜀椒,使其水分与油质向外渗出,谓之出汗。
⑭稍加:渐加。
⑮臭食:指香味浓烈的食物。

〔译文〕

外感病,脉象微而四肢厥冷,时至七八天,出现周身肌肤都冰冷,病人躁扰不安,没有片刻安静,这是内脏阳气极虚所致的脏厥证,并非蛔厥证。蛔厥证的证候,是病人有发作性的心烦腹痛,让病人安静却又时而发作心烦腹痛,这是肠中有寒,蛔虫不安其位向上钻入膈内(胆道)所致,过一会儿烦痛就会缓解。进食后,又出现

呕吐、腹痛而烦的,是蛔虫闻到食物气味上扰而致。此外,病人常有呕吐蛔虫的表现。蛔厥证可用主治,乌梅丸还可主治久泻。

乌梅丸方

乌梅三百枚　细辛六两　干姜十两　黄连十六两　当归四两　附子六两,炮,去皮　蜀椒四两,炒至油质渗出　桂枝去皮,六两　人参六两　黄柏六两

以上十味药,除乌梅外,余药分别捣细筛末,然后混合研制。另把乌梅放入米醋中浸泡一晚上,去掉内核。再将乌梅放在蒸具内,上面覆盖五斗米共蒸,待米蒸熟后捣成泥状,与上药末混合均匀,放入药臼中,加入蜂蜜,用棒槌捣二千下,作丸如梧桐子大,每次饭前吞服十粒丸药,一日服三次。此后,再慢慢加量到每次服二十粒药丸。服药期间,禁食生冷、黏滑、有浓烈气味的食品。

◇ 原文

伤寒热少微厥,指一作稍。头寒,嘿嘿不欲食,烦躁,数日小便利,色白者,此热除也,欲得食,其病为愈。若厥而呕,胸胁烦满者,其后必便血。

〔译文〕

外感病、邪热郁遏较轻,四肢厥冷轻微,病人仅指头发凉,神情沉默,不想进食,烦躁不安。经过几天,出现小便通畅、颜色清亮的,这是里热已经解除的征象,此时,病人如想进食,表明胃气已和,其病即将痊愈。若热邪加重出现四肢厥冷并见呕吐、胸胁满闷而烦躁的,此后则会出现便血的变证。

◇ 原文

病者手足厥冷,言我不结胸,小腹满,按之痛者,此冷结在膀胱关元⑯也。

〔注释〕

⑯膀胱关元:指脐下小腹部位。

〔译文〕

患者手足厥冷,自诉无胸胁心下疼痛,而觉小腹胀满,触按疼痛的,这是寒邪凝结在下焦膀胱关元部位的缘故。

◆ 原文

伤寒发热四日,厥反三日,复热四日,厥少热多者,其病当愈。四日至七日,热不除者,必便脓血。

〔译文〕

外感病,发热四天,四肢厥冷仅只三天,又发热四天,四肢厥冷的时间少而发热的时间多,疾病理应痊愈。若到了第四天至第七天,发热仍不退的,是阳复太过,热伤血络的缘故,必致下利脓血。

◆ 原文

伤寒厥四日,热反三日,复厥五日,其病为进。寒多热少,阳气退,故为进也。

〔译文〕

外感病,四肢厥冷四天,发热却只有三天,又见四肢厥冷五天,这是疾病在进展。因为四肢厥冷的时间多而发热的时间少,为阳气退阴寒邪气进,故病情进展。

◆ 原文

伤寒六七日,脉微,手足厥冷,烦躁,灸厥阴⑰,厥不还者,死。

〔注释〕

⑰灸厥阴:灸厥阴经的穴位。

〔译文〕

外感病六七天时,脉微,手足厥冷,烦躁不安,应当急灸厥阴的经穴。若灸后四肢厥冷仍不转温的,属死症。

◆ 原文

伤寒发热,下利厥逆,躁不得卧者,死。

〔译文〕

外感病,发热,腹泻,四肢厥冷,神昏躁扰不能安卧的,是阴极阳脱的征象,属死症。

◆ 原文

伤寒发热,下利至甚,厥不止者,死。

〔译文〕

外感病发热,腹泻十分严重,四肢厥冷一直不回复的,为阳气脱绝的征象,属死候。

◆ 原文

伤寒六七日不利,便发热而利,其人汗出不止者,死。有阴无阳故也。

〔译文〕

外感病六七天,开始不腹泻,接着出现发热腹泻,病人大汗淋漓,汗出不止的,表明阴盛阳亡,病情及其险恶。

◆ 原文

伤寒五六日,不结胸,腹濡⑱,脉虚复厥者,不可下,此亡血,下之死。

〔注释〕

⑱腹濡:腹软。

〔译文〕

外感病五六天,无结胸证的表现,腹部柔软,脉象虚软而又四肢厥冷的,这是血虚所致。不能用攻下法治疗,若误用攻下,其血则更伤,可导致死亡。

◆ 原文

发热而厥,七日下利者,为难治。

〔译文〕

发热而又四肢厥冷,为阴盛阳亡之象,到了第七天,又发生腹泻的,属难治之候。

◆ 原文

伤寒脉促,手足厥逆,可灸之。促,一作纵。

〔译文〕

外感病,脉象促而四肢厥冷,治疗可用温灸法。

◆ 原文

伤寒脉滑而厥者,里有热,白虎汤主之。方二。

知母六两　石膏一斤,碎,绵裹　甘草二两,炙　粳米六合

上四味,以水一斗,煮米熟汤成,去滓,温服一升,日三服。

〔译文〕

外感病,脉象滑而手足厥冷的,是里有邪热所致,主治宜用白虎汤。

◆ 原文

手足厥寒,脉细欲绝者,当归四逆汤主之。方三。

当归三两　桂枝三两,去皮　芍药三两　细辛三两　甘草二两,炙　通草二两　大枣二十五枚,擘。一法,十二枚

上七味,以水八升,煮取三升,去滓,温服一升,日三服。

〔译文〕

手足厥冷,脉象很细,好像要断绝一样的,主治用当归四逆汤。

当归四逆汤方

当归三两　桂枝三两,去皮　芍药三两　细辛三两　甘草二两,炙　通草二两　大枣二十五枚,剖开,另一法用十二枚

以上七味药,用水八升,煎煮成三升,去掉药渣,每次温服一升,一日服三次。

◆ 原文

若其入内有久寒者,宜当归四逆加吴茱萸生姜汤。方四。

当归三两　芍药三两　甘草二两,炙　通草二两　桂枝三两,去皮　细辛三两　生姜半斤,切　吴茱萸二升　大枣二十五,擘

上九味,以水六升,清酒六升和,煮取五升,去滓,温分五服。一方,水酒各四升。

〔译文〕

若病人体内素有寒饮停滞,而又见上症的,治疗可用当归四逆加吴茱萸生姜汤。

当归四逆加吴茱萸生姜汤方

当归三两　芍药三两　甘草二两,炙　通草二两　桂枝三两,去皮　细辛三两　生姜半斤,切片　吴茱萸三升　大枣二十五枚,剖开

以上九味药,用水六升与陈米酒六升混和,加入上药煎煮成五升,去掉药渣,分五次温服。另一方用水及陈米酒各四升。

◆ 原文

大汗出,热不去,内拘急⑲,四肢疼,又下利厥逆而恶寒者,四逆汤主之。方五。

甘草二两,炙　干姜一两半　附子一枚,生用,去皮,破八片

上三味,以水三升,煮取一升二合,去滓,分温再服。若强人可用大附子一枚,干姜三两。

〔注释〕

⑲内拘急:腹内拘挛急迫不舒。

〔译文〕

大汗淋漓,而发热仍不退,腹中拘急,四肢疼痛,又见腹泻、四肢厥冷而怕冷的,是阴盛阳亡的征象,主治用四逆汤。

◆ 原文

大汗,若大下利,而厥冷者,四逆汤主之。方六。用前第五方。

〔译文〕

大汗淋漓,若腹泻很厉害,而又四肢厥冷的,主治用四逆汤。

◆ 原文

病人手足厥冷,脉乍紧者,邪⑳结在胸中,心下满而烦,饥不能食者,病在胸中,当须吐之,宜瓜蒂散。方七。

瓜蒂　赤小豆

上二味,各等分,异捣筛,合内臼中,更治之,别以香豉一合,用热汤七合,煮作稀糜,去滓取汁,和散一钱匕,温顿服之。不吐者,少少加,得快吐乃止。诸亡血虚家,不可与瓜蒂散。

〔注释〕

⑳邪:指痰饮之邪。

〔译文〕

病人手足厥冷,脉忽然现紧象的,这是实邪结在胸中所致,应有胸脘部胀满不适,虽然饥饿却不能进食等症状,治疗当用涌吐法,可用瓜蒂散。

◆ 原文

伤寒厥而心下悸,宜先治水,当服茯苓甘草汤,却治其厥。不尔㉑,水渍㉒入胃,必作利也。茯苓甘草汤。方八。

茯苓二两　甘草一两,炙　生姜三两,切　桂枝二两,去皮

上四味,以水四升,煮取二升,去滓,分温三服。

〔注释〕

㉑不尔:不这样。

㉒渍:浸渍,浸渗。

〔译文〕

外感病,四肢厥冷,心胸部悸动不宁,这是水饮内停所致,必须先治水饮,当用茯苓甘草汤,然后再治四肢厥冷。否则,水饮浸渍入肠,势必引起腹泻。

◆ 原文

伤寒六七日,大下后,寸脉沉而迟,手足厥逆,下部脉㉓不至,喉咽不利,唾脓血,泄利不止者,为难治,麻黄升麻汤主之。方九。

麻黄二两半,去节　升麻一两一分　当归一两一分　知母十八铢　黄芩十八铢　萎蕤十八铢。一作菖蒲　芍药六铢　天门冬六铢,去心　桂枝六铢,去皮　茯苓六铢　甘草六铢,炙　石膏六铢,碎,绵裹　白术六铢　干姜六铢

上十四味,以水一斗,先煮麻黄一两沸,去上沫,内诸药,煮取三升,去滓,分温三服。相去如炊三斗米顷令尽,汗出愈。

〔注释〕

㉓下部脉:指尺脉。

〔译文〕

外感病六七天,峻下以后,出现寸部脉沉而迟,尺部脉不现,手足厥冷,咽喉疼痛,吞咽困难,唾吐脓血,腹泻不停的,属难治之症,主治用麻黄升麻汤。

麻黄升麻汤方

麻黄二两半,去节　升麻一两一分　当归一两一分　知母十八铢　黄芩十八铢　萎蕤十八铢,一方用菖蒲　芍药六铢　天门冬六铢,去心　桂枝六铢,去皮　茯苓六铢　甘草六铢,炙　石膏六铢,打碎,布包　白术六铢　干姜六铢

以上十四味药,用水一斗,先加入麻黄煮一二开,除去上面的白沫,再加入其他药物,共煎煮成三升,去掉药渣,分三次温服。在大约相距做熟一顿饭的时间内把药服完,药后汗出就会痊愈。

◆ 原文

伤寒四五日,腹中痛,若转气下趣㉔少腹者,此欲自利也。

〔注释〕

㉔趣:同趋。

〔译文〕

外感病四五天,腹中疼痛,若腹内有气转动下行趋向小腹的,这是即将腹泻的先兆。

◆ 原文

伤寒本自寒下,医复吐下之,寒格㉕更逆吐下,若食入口即吐,干姜黄芩黄连人参汤主之。方十。

干姜　黄芩　黄连　人参各三两

上四味,以水六升,煮取二升,去滓,分温再服。

〔注释〕

㉕寒格:上热与下寒相格拒。

〔译文〕

外感病,本属虚寒腹泻,医生却误用涌吐、泻下法治疗,致使上热与下寒相格拒,若再次误用吐下,出现饮食进口就吐的,主治宜用干姜黄芩黄连人参汤。

干姜黄芩黄连人参汤方

干姜　黄芩　黄连　人参各三两

以上四味药,用水六升,煎煮成二升,去掉药渣,分二次温服。

◆ 原文

下利,有微热而渴,脉弱者,今自愈。

〔译文〕

虚寒腹泻,有轻微发热,口渴症状出现,且脉象弱的,是邪气已衰,阳气来复,预示疾病即将痊愈。

◆ 原文

下利,脉数,有微热汗出,今自愈,设复紧为未解。一云,设脉浮复紧。

〔译文〕

虚寒腹泻,若脉象由紧转数,微微发热汗出的,是阴去阳复,其病即将痊愈。若脉又现紧象的,为阴寒邪盛,其病没有得到缓解。

◆ 原文

下利,手足厥冷,无脉者,灸之不温,若脉不还,反微喘者,死。少阴负趺阳[26]者,为顺也。

〔注释〕

[26]少阴负趺阳:少阴太溪之脉弱于阳明趺阳之脉。

〔译文〕

腹泻,手足厥冷,无脉搏跳动的,急用灸法以回阳复脉。若灸后手足仍不转温,脉搏跳动仍不恢复,反而微微喘息的,属于死候。若足部的太溪脉和趺阳脉仍有搏动,而趺阳脉大于太溪脉的,为胃气尚旺,属可治的顺证。

◆ 原文

下利,寸脉反浮数,尺中自涩者,必清脓血㉗。

〔注释〕

㉗清脓血:便脓血。

〔译文〕

腹泻,寸部脉反见浮数,尺部脉现涩的,是阳热盛而阴血亏,热伤阴络,大便泻下脓血的证候很有可能会产生。

◆ 原文

下利清谷,不可攻表,汗出必胀满。

〔译文〕

腹泻完谷不化,多属阴盛阳衰,此时,即使兼有表证,也不能发汗解表,若误发其汗,则会传变为腹部胀满的变证。

◆ 原文

下利,脉沉弦者,下重也;脉大者,为未止;脉微弱数者,为欲自止,虽发热,不死。

〔译文〕

腹泻或下痢,若脉沉弦的,是肝经湿热壅滞,多会出现里急后重;脉大的,为病势进展,腹泻不会停止;脉微弱数的,是邪退正复,腹泻将要停止,此时,虽有发热,也不会有什么危险。

◆ 原文

下利,脉沉而迟,其人面少赤,身有微热,下利清谷者,必郁冒㉘汗出而解,病人必微厥。所以然者,其面戴阳㉙,下虚㉚故也。

〔注释〕

㉘郁冒:眩晕昏冒。
㉙戴阳:因虚阳上浮而出现的两颧潮红的假热之象。
㉚下虚:下焦虚寒。

〔译文〕

腹泻食物不化,脉象沉而迟,病人面部微发潮红,体表轻度发热,这是下焦阳虚阴盛,虚阳上浮。若病人四肢厥冷轻的,则阳虽虚而不甚,阳与阴争,故眩晕昏冒、随之汗出而病解的现象就一定会出现。

◆ 原文

下利,脉数而渴者,今自愈。设不差,必清脓血,以有热故也。

〔译文〕

虚寒腹泻,出现脉数而口渴的,是阳气回复,其病将要痊愈。若不痊愈,则是阳热有余,势必引起大便下脓血。

◆ 原文

下利后脉绝,手足厥冷,晬时脉还,手足温者生,脉不还者死。

〔译文〕

腹泻频剧,一时摸不到脉搏,手足厥冷,经过一昼夜,脉搏恢复,手足转温的,是阳气恢复,尚存生机;若一昼夜后脉搏仍不恢复的,则没有了生还的希望。

◆ 原文

伤寒下利,日十余行,脉反实者死。

〔译文〕

外感病,患虚寒腹泻,一天十余次,脉象本当微弱沉迟,却反而出现弹指有力的实脉的,为真脏脉见之象,属死候。

◆ 原文

下利清谷,里寒外热,汗出而厥者,通脉四逆汤主之。方十一。

甘草二两,炙　附子大者一枚,生,去皮,破八片　干姜三两,强人可四两

上三味,以水三升,煮取一升二合,去滓,分温再服,其脉即出者愈。

〔译文〕

腹泻完谷不化,发热、汗出而四肢厥冷,证属里真寒、外假热,主治宜用通脉四逆汤。

◆ 原文

热利下重者,白头翁汤主之。方十二。

白头翁二两　黄柏三两　黄连三两　秦皮三两

上四味,以水七升,煮取二升,去滓,温服一升,不愈,更服一升。

〔译文〕

热性下痢,里急后重的,主治宜用白头翁汤。

白头翁汤方

白头翁二两　黄柏三两　黄连三两　秦皮三两

以上四味药,用水七升,煎煮成二升,去掉药渣,每次温服一升,服药后病仍不好的,再服一升。

◆ 原文

下利腹胀满,身体疼痛者,先温其里,而后攻其表,温里宜四逆汤,攻表宜用桂枝汤。方十三。四逆汤,用前第五方。

桂枝汤方

桂枝三两,去皮　芍药三两　甘草二两,炙　生姜三两,切　大枣十二枚,擘

上五味,以水七升,煮取三升,去滓,温服一升,须臾,歠热稀粥一升,以助药力。

〔译文〕

虚寒腹泻,腹部胀满,身体疼痛的,是表里皆病,应当先温里寒,而后再解表邪。温里宜用四逆汤,解表宜用桂枝汤。

◆ 原文

下利欲饮水者,以有热故也,白头翁汤主之。方十四。用前第十二方。

〔译文〕

下痢,口渴想喝水的,是里有热的缘故,主治宜用白头翁汤。

◆ 原文

下利谵语者,有燥屎也,宜小承气汤。方十五。

大黄四两,酒洗　枳实三枚,炙　厚朴二两,去皮,炙

上三味,以水四升,煮取一升二合,去滓,分二服。初一服谵语止,若更衣者,停后服。不尔尽服之。

〔译文〕

腹泻并见谵语、腹部硬痛的,是肠中有燥屎阻结,治疗可用小承气汤。

◆ 原文

下利后更烦,按之心下濡者,为虚烦也,宜栀子豉汤。方十六。

肥栀子十四个,擘　香豉四合,绵裹

上二味,以水四升,先煮栀子,取二升半,内豉,更煮取一升半,去滓,分再服。一服得吐,止后服。

〔译文〕

腹泻后心烦更甚,触按胃脘部柔软,这是无形邪热内扰胸膈所致,治疗宜用栀子豉汤。

◆ 原文

呕家有痈脓者,不可治呕,脓尽自愈。

〔译文〕

病人,宿有呕吐的,若是内有痈脓而引起的,不应见呕而止呕,应解毒排脓,脓尽则呕吐自然痊愈。

◆ 原文

呕而脉弱,小便复利,身有微热,见厥者难治,四逆汤主之。方十七。用前第五方。

〔译文〕

呕吐而见脉弱,小便通畅,体表有轻度发热,若见到四肢厥冷的,是阴盛虚阳外越之候,治疗较为困难,主治可用四逆汤。

◆ 原文

干呕吐涎沫,头痛者,吴茱萸汤主之。方十八。

吴茱萸一升,汤洗七遍　人参三两　大枣十二枚,擘　生姜六两,切

上四味,以水七升,煮取二升,去滓,温服七合,日三服。

〔译文〕

干呕,吐涎沫,头痛的,是肝寒犯胃、浊阴上逆所致,主治宜用吴茱萸汤。

◆ 原文

呕而发热者,小柴胡汤主之。方十九。

柴胡八两　黄芩三两　人参三两　甘草三两,炙　生姜三两,切　半夏半升,洗　大枣十二枚,擘

上七味,以水一斗二升,煮取六升,去滓,更煎取三升,温服一升,日三服。

〔译文〕

呕吐而见发热的,主治可用小柴胡汤。

◆ 原文

伤寒大吐大下之,极虚,复极汗者,其人外气怫郁[31],复与之水,以发其汗,因得哕,所以然者,胃中寒冷故也。

〔注释〕

[31]外气怫郁:体表之气郁闭不畅。

〔译文〕

伤寒病,治疗宜用峻吐峻下法,导致胃气极度虚弱,而又表气郁滞不畅,医生再与饮水以发汗,使汗出过多,胃气重虚,胃中寒冷,气机上逆,因而出现呃逆。

◆ 原文

伤寒哕而腹满,视其前后[32],知何部不利,利之即愈。

〔注释〕

[32]前后:指前后二阴。

〔译文〕

　　外感病,呃逆而腹部胀满,这是实邪内阻所致。应当询问病人大小便是否通畅,以便采取不同的治疗措施。若病人大便不通,是实邪阻结于肠,应用通利大便法,实邪去则病可愈;若是小便不通畅,则是水饮内阻,当用渗利小便法,水饮去则病除。

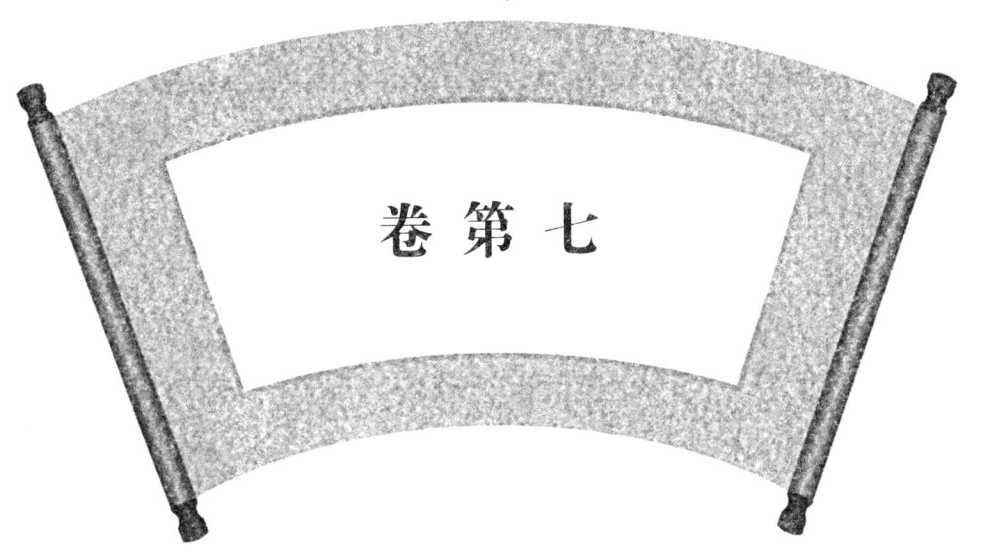
卷第七

辨霍乱病脉证并治第十三

合六法,方六首

〔题解〕所谓霍乱,是指以卒然发作、上吐下泻为主要临床表现的急性胃肠道疾病。霍,有迅速、急骤、卒然的意思,乱,即变乱。因起病突然,变化迅速,病势急剧,有挥霍撩乱之势,故曰霍乱。霍乱有干霍乱与湿霍乱的区别。以上吐下泻、吐泻相交作为主要表现的是湿霍乱;以欲吐不得吐、欲泻不得泄、脘腹绞痛为主要表现的是干霍乱。湿霍乱又有寒湿霍乱及热霍乱之分。本篇所论,主要是湿霍乱中的寒霍乱,其中包括中焦寒湿证、阴盛亡阳证、阳亡阴竭证等。

◆ 原文

问曰:病有霍乱①者何? 答曰:呕吐而利,此名霍乱。

〔注释〕

①霍乱:以吐泻相交作为主要表现的急性肠胃疾病。因其病势急骤,倾刻间有挥霍撩乱之势,故名霍乱。

〔译文〕

问:什么叫霍乱? 答:呕吐与腹泻并作,病势急骤,倾刻间有挥霍撩乱之势的,即所谓的霍乱。

◆ 原文

问曰:病发热头痛,身疼恶寒,吐利者,此属何病? 答曰:此名霍乱。霍乱自吐下,又利止,复更发热也。

〔译文〕

问:证候表现为发热、头痛、身痛、畏寒、呕吐腹泻并作,是什么病呢? 答:这叫霍乱。霍乱的呕吐腹泻是自内而发,故初起与表证同时出现,并且在呕吐腹泻停止后还存在头痛、畏寒、发热等表证。

◆ 原文

伤寒,其脉微涩者,本是霍乱,今是伤寒,却四五日,至阴经上,转入阴必利,本呕下利者,不可治也。欲似大便,而反失气,仍不利者,此属阳明也,便必硬,十三日愈,所以然者,经尽故也。下利后当便硬,硬则能食者愈,今反不能食,到后经中,颇能食②,复过一经能食,过之一日当愈,不愈者,不属阳明也。

〔注释〕

②颇能食:稍能食。颇,略,少也。

〔译文〕

伤寒病,脉象微涩,这是因为原先患霍乱,吐泻太甚、津液大伤的缘故。四五天过后,病邪由阳经传入阴经,势必会发生腹泻。若起病就吐泻的,是霍乱病吐泻,不可按伤寒论治。若病人想解大便,反而解不出大便,只放屁的,是病已转属阳明,大便一定硬结,估计十三天则可痊愈。这是因为腹泻后津伤肠燥,大便应当变硬。如果病人能够饮食的,为胃气恢复,则病即可痊愈。现在病人反而不能饮食,为胃气未复。经过六天,邪气行至下一经,此时病人稍能进食,为胃气稍复。再过六天,邪气又经过一经,此时病人已能够进食,表明邪气行经尽、邪气衰尽、胃气恢复,那么再过一天,即十三天,疾病则会痊愈。若到时不愈者,就不是阳明病了。

◆ 原文

恶寒脉微一作缓而复利,利止亡血③也,四逆加人参汤主之。方一。

甘草二两,炙　附子一枚,生,去皮,破八片　干姜一两半　人参一两

上四味,以水三升,煮取一升二合,去滓,分温再服。

〔注释〕

③亡血:指亡津液。

〔译文〕

畏寒、脉微而又腹泻,因泻利过度、津液内竭而腹泻停止的,主治宜用四逆加人参汤。

四逆加人参汤方

甘草二两,炙　附子一枚,生用,去皮,破成八片　干姜一两半　人参一两

以上四味药,用水三升,煎煮成一升二合,去掉药渣,分两次温服。

◆ **原文**

霍乱,头痛发热,身疼痛,热多④欲饮水者,五苓散主之;寒多不用水者,理中丸主之。

五苓散方:

猪苓_{去皮}　白术、茯苓各十八铢　桂枝_{半两,去皮}　泽泻_{一两六铢}

上五味,为散,更治之,白饮和服方寸匕,日三服,多饮暖水,汗出愈。

理中丸方(下有作汤加减法。):

人参、干姜、甘草_炙、白术各三两

上四味,捣筛,蜜和为丸,如鸡子黄许大。以沸汤数合,和一丸,研碎,温服之,日三四,夜二服。腹中未热,益至三四丸,然不及汤。汤法,以四物依两数切,用水八升,煮取三升,去滓,温服一升,日三服。若脐上筑⑤者,肾气动也,去术,加桂四两;吐多者,去术,加生姜三两;下多者,还用术;悸者,加茯苓二两;渴欲得水者,加术,足前成四两半;腹中痛者,加人参,足前成四两半;寒者,加干姜,足前成四两半;腹满者,去术,加附子一枚。服汤后如食顷,饮热粥一升许,微自温,勿发揭衣被。

〔注释〕

④热多:表证偏重,发热明显。

⑤脐上筑:脐上跳动不宁,有如物捣。

〔译文〕

霍乱病,吐泻,头痛发热,身疼痛,为霍乱表里同病,若表热较甚而想喝水的,主治宜用五苓散;若中焦寒湿偏盛而不想喝水的,主治宜用理中丸。

理中丸方

人参、干姜、甘草、白术各三两

以上四味药,捣细筛末,用蜜混合做成鸡蛋黄大小的药丸,然后用开水数合,与一粒药丸混合研碎,趁热服用,白天服三四次,夜晚服二次。服药后,腹中未感觉热的,可加至三四药丸。然而,丸药的效果不如汤剂。汤剂的制作方法:将以上四味药稍切细,用水八升,煎煮成三升,去掉药渣,每次温服一升,一日服三次。若出现脐上筑筑然悸动的,是肾气上逆,去白术,加桂枝四两;若呕吐甚的,去白术,加生姜三两;若腹泻严重的,仍用白术;若心悸不宁的,加茯苓二两;口渴要喝水的,加白

术,补足上用量到四两半;腹中疼痛的,加人参,补足上药量到四两半;腹部胀满的,去白术,加附子一枚。服药后约一顿饭的时间,吃热稀一升左右,以助药力;并取暖保温,不要脱衣揭被。

◆ 原文

吐利止,而身痛不休者,当消息和解其外,宜桂枝汤小和之。方三。

桂枝三两,去皮　芍药三两　生姜三两　甘草二两,炙　大枣十二枚,擘

上五味,以水七升,煮取三升,去滓,温服一升。

〔译文〕

呕吐腹泻停止,而身体疼痛仍不解的,是里和表未解,应当斟酌使用解表的方法,可用桂枝汤解肌去风,微微和解表邪。

◆ 原文

吐利汗出,发热恶寒,四肢拘急,手足厥冷者,四逆汤主之。方四。

甘草二两,炙　干姜一两半　附子一枚,生,去皮,破八片

上三味,以水三升,煮取一升二合,去滓,分温再服。强人可大附子一枚,干姜三两。

〔译文〕

呕吐腹泻,汗出,发热畏寒,四肢拘挛紧急,手足厥冷的,是阴盛阳亡的征象,急用四逆汤回阳救逆。

◆ 原文

既吐且利,小便复利,而大汗出,下利清谷,内寒外热,脉微欲绝者,四逆汤主之。方五。用前第四方。

〔译文〕

呕吐、腹泻交作,而小便又通畅,大汗淋漓,所泻之物完谷不化,体表发热,脉微弱至极、似有似无,即内真寒外假热的阴盛格阳证,急用四逆汤回阳救逆。

◆ 原文

吐已下断[6],汗出而厥,四肢拘急[7]不解,脉微欲绝者,通脉四逆加猪胆汤主之。方六。

甘草二两,炙　　干姜三两,强人可四两　　附子大者一枚,生,去皮,破八片　　猪胆汁半合

上四味,以水三升,煮取一升二合,去滓,内猪胆汁,分温再服,其脉即来。无猪胆,以羊胆代之。

〔注释〕

⑥吐已下断:吐利停止。

⑦四肢拘急:四肢拘挛紧急,后世称为转筋。

〔译文〕

呕吐腹泻已经停止,却见汗出而手足厥冷,四肢挛急不解,脉象微弱、似有似无的,属阴竭阳亡的危候,主治宜用通脉四逆加猪胆汤。

通脉四逆加猪胆汁汤方

甘草二两,炙　　干姜三两,强壮的人可用四两　　附子大的一枚,生用,去皮,破成八片　　猪胆汁半合

以上四味药,用水三升,先加入前三味药煎煮至一升二合,去掉药渣,再加入猪胆汁,分两次温服。服药后,病人脉搏就会恢复。若没有猪胆,用羊胆也可以代替。

◆ 原文

吐利发汗,脉平⑧,小烦⑨者;以新虚不胜谷气故也。

〔注释〕

⑧脉平:脉现平和之象。

⑨小烦:微烦不适。

〔译文〕

呕吐、腹泻、汗出以后,脉搏呈平和之象,还感觉微烦不适的,是病后新虚,脾胃之气尚弱,食物不能消化所致。只要适当节制饮食,则可痊愈。

辨阴阳易差后劳复病脉证并治第十四

合六法,方六首

〔题解〕所谓差后劳复,是指大病初愈,正气尚弱,或余邪未尽,复因调摄不当而

导致疾病复发的病症。其中,有因劳累而复发的,叫做劳复;因饮食不节而复发的,叫做食复。

所谓阴阳易,是指大病初愈,正气未复,余邪未尽,而触犯房事,以致男病传女、女病传男的病症。易有交易、变易之义,其中男病易于女叫阳易;女病易于男叫阴易;男女之病,交相传易,则名阴阳易。

本篇主要论述了差后劳复诸证的证治,包括枳实栀子豉汤证、牡蛎泽泻散证、竹叶石膏汤证、理中丸证等,并提出了差后调理要领。同时,论述了阴阳易病的基本证治。

◆ 原文

伤寒阴易①之为病,其人身体重,少气,少腹里急,或引阴中拘挛②,热上冲胸,头重不欲举,眼中生花,花一作眵。膝胫拘急者,烧裈散主之。方一。

妇人中裈③近隐处,取烧作灰。

上一味,水服方寸匕,日三服,小便即利,阴头微肿,此为愈矣。妇人病取男子裈烧服。

〔注释〕

①阴易:《玉函》《注解伤寒论》均作"阴阳易"。阴阳易,是指大病初愈,正气尚弱,余邪未尽,触犯房事,以致男病传女、女病传男的一种病症。

②引阴中拘挛:牵引阴部拘急痉挛。

③中裈:内裤。

〔译文〕

伤寒病后因男女交接而发生的阴阳易病,出现身体沉重,气少不足以息,小腹挛急疼痛的症状,甚至牵引阴部挛急疼痛,热气上冲至胸部,头重不能抬起,眼睛发花,膝与小腿肚拘急痉挛,主治宜用烧裈散。

烧裈散方

妇人内裤,在靠隐蔽处剪取一块,烧成灰

以上一味药,用水冲服一药匙,一日服三次。服后小便很快通畅、阴茎头部稍肿的,这是疾病将要痊愈之兆。若是妇女患病,则剪取男人内裤烧灰服用。

◆ 原文

大病④差后,劳复⑤者,枳实栀子汤主之。方二。

枳实三枚,炙　栀子十四个,擘　豉一升,绵裹

上三味,以清浆水⑥七升,空煮取四升,内枳实、栀子,煮取二升,下豉,更煮五六沸,去滓,温分再服,覆令微似汗。若有宿食者,内大黄如博棋子⑦五六枚,服之愈。

〔注释〕

④大病:伤寒热病。《诸病源候论》:"大病者,中风、伤寒、热劳、温疟之类是也。"

⑤劳复:大病初愈,因劳累而复发。

⑥清浆水:有二解。一谓酸浆水。清·吴仪洛说:"清浆水,一名酸浆水。炊粟米熟,投冷水中浸五六日,味酸生白花,色类浆,故名。若浸至败者害人。"一谓淘米泔水。清·徐灵胎谓:"浆水即淘米泔水,久贮味酸为佳。"

⑦博棋子:即棋子。

〔译文〕

伤寒大病初愈,因劳累过度而复发,见发热、心烦、脘腹胀满证的,主治用枳实栀子豉汤。

枳实栀子豉汤方

枳实三枚,炙　栀子十四个,剖开　豆豉一升,布包

取淘米水七升,空煮至四升,加入枳实、栀子,煎煮成二升,再加入豆豉,煮五六滚,去掉药渣,分两次温服。服药后,应覆盖衣被,使病人微微出汗。如果内有宿食、大便不通的,可加围棋子大小的大黄五六颗,服药后就会痊愈。

◆ 原文

伤寒差以后,更发热,小柴胡汤主之。脉浮者,以汗解之;脉沉实一作紧。者,以下解之。方三。

柴胡八两　人参二两　黄芩二两　甘草二两,炙　生姜二两　半夏半升,洗　大枣十二枚,擘

上七味,以水一斗二升,煮取六升,去滓,再煎取三升,温服一升,日三服。

〔译文〕

伤寒病,病已痊愈,又再发热,若兼见少阳脉证的,主治宜用小柴胡汤;若也兼见脉浮的,用发汗法以解表祛邪;若兼见脉沉实有力的,用攻下法去除里实。

◆ 原文

大病差后,从腰以下有水气者,牡蛎泽泻散主之。方四。

牡蛎熬　泽泻　蜀漆暖水洗,去腥　葶苈子熬　商陆根熬　海藻洗,去咸　栝楼根各等分

上七味,异捣,下筛为散,更于臼中治之。白饮和服方寸匕,日三服。小便利,止后服。

〔译文〕

患伤寒大病,痊愈后,自腰以下出现水肿、小便不通畅的,主治宜用牡蛎泽泻散。

牡蛎泽泻散方

牡蛎炒　泽泻　蜀漆用温水洗,去掉腥味　葶苈子炒　商陆根炒　海藻用水洗,去掉咸味　栝楼根各等分

以上七味药,分别捣细过筛为散,再放入药臼中研治。每次用米汤调服一方寸匕,每日服三次。服后小便通畅的,停止服药。

◆ 原文

大病差后,喜唾[8],久不了了[9],胸上有寒,当以丸药温之,宜理中丸。方五。

人参　白术　甘草炙　干姜各三两

上四味,捣筛,蜜和为丸,如鸡子黄许大,以沸汤数合,和一丸,研碎,温服之,日三服。

〔注释〕

[8]喜唾:时时泛吐唾沫。

[9]久不了了:迁延不愈。

〔译文〕

大病愈后,总爱泛吐唾沫,不能自制,长期迁延不愈的,这是脾虚不能摄津、寒

饮停聚胸膈所致,应当用丸药温补,可用理中丸。

◇ 原文

伤寒解后,虚羸⑩少气,气逆欲吐,竹叶石膏汤主之。方六。

竹叶二把　石膏一斤　半夏半升,洗　麦门冬一升,去心　人参二两　甘草二两,炙　粳米半升

上七味,以水一斗,煮取六升,去滓,内粳米,煮米熟,汤成去米,温服一升,日三服。

〔注释〕

⑩虚羸:虚弱消瘦。

〔译文〕

伤寒热病,大热已解,余热未尽,气阴俱伤,出现虚弱消瘦、气少不足以息、气逆要呕吐的,主治宜用竹叶石膏汤。

竹叶石膏汤方

竹叶二把　石膏一斤　半夏半升,用水洗　麦门冬一升,去心　人参二两　甘草二两,炙　粳米半斤

以上七味药,用水一斗,先加入前六味药煎煮至六升,去掉药渣,再加入粳米煎煮,待米熟汤成,去掉米,每次温服一升,每日服三次。

◇ 原文

病人脉已解,而日暮微烦,以病新差,人强与谷,脾胃气尚弱,不能消谷,故令微烦,损谷则愈。

〔译文〕

病人病脉已解,脉呈平和之象,却每于傍晚时分出现轻微的心烦,这是疾病刚愈,脾胃机能还很虚弱,消化力差,由于勉强进食,不能消化的缘故。此时,只须适当减少饮食,疾病则会痊愈。

辨不可发汗病脉证并治第十五

一法方本阙

〔题解〕本篇主要收集和补充了六经病不可发汗之例及误汗变证。

◆ 原文

夫以为疾病至急,仓卒寻按,要者难得,故重集诸可与不可方治,比之三阴三阳篇中,此易见也。又时有不止是三阳三阴,出在诸可与不可中也。

〔译文〕

我以为疾病发展迅速,病情十分危急,要想在仓卒时间内寻求到辨证治疗的要领,是不容易做到的,故重新收集各种可与不可的诊治原则和方法,整理成可与不可诸篇。这与三阴、三阳篇中相比,更容易查找。同时,还时有三阴、三阳篇中没有的内容,也补充在可与不可各篇中。

◆ 原文

少阴病,脉细沉数,病为在里,不可发汗。

〔译文〕

患有少阴病,脉象细而沉,且频数,表明这是病邪在里的里证,不可用发汗法。

◆ 原文

脉浮紧者,法当身疼痛,宜以汗解之。假令尺中迟者,不可发汗,何以知然?以荣气不足,血少故也。

〔译文〕

太阳病患者,脉象浮紧,里应全身疼痛,宜用发汗法,解除病邪。倘若尺部脉象迟缓者,不可用发汗法,知所以这样的原因,因荣气不足而导致亡血的缘故。

◆原文

少阴病,脉微不可发汗,亡阳故也。

〔译文〕

患有少阴病,脉象微弱者,不可用发汗法,这是荣血亏虚的缘故。

◆原文

脉濡而弱,弱反在关,濡反在巅①,微反在上②,涩反在下③。微则阳气不足,涩则无血,阳气反微,中风汗出,而反躁烦,涩则无血,厥而且寒。阳微发汗,躁不得眠。

〔注释〕

①巅:高处曰巅。这里指寸口高骨处的关脉。

②上:指寸部。

③下:指尺部。

〔译文〕

关脉濡而弱,寸脉反见微,尺脉反见涩。微主阳气不足,涩主阴血亏虚。阳气虚弱而又阴亏,则易出现中风多汗、烦躁不安、形寒怕冷、四肢厥冷。阳虚发汗,就会引起亡阳,出现烦躁、不得安眠的变证。

◆原文

动气在右④,不可发汗。发汗则衄而渴,心苦烦,饮即吐水。

〔注释〕

④动气在右:感觉脐右筑筑然跳动,有如气之动。

〔译文〕

脐右有气筑筑然跳动,是肺气虚,不能发汗。误发其汗,就会导致鼻衄、口渴、心中烦闷、喝水后立即吐出的变证。

◆原文

动气在左,不可发汗。发汗则头眩,汗不止,筋惕肉瞤。

〔译文〕

脐左有气筑筑然跳动,是肝气虚,不能发汗。误发其汗,则会引起头昏目眩、汗出不止、筋肉跳动的变证。

◆ 原文

动气在上,不可发汗。发汗则气上冲,正在心端。

〔译文〕

脐上有气筑筑然跳动,是心气虚,不能发汗。误发其汗,则会引起气向上冲撞、直至心下的变证。

◆ 原文

动气在下,不可发汗。发汗则无汗,心中大烦,骨节苦疼,目运⑤恶寒,食则反吐,谷不得前。

〔注释〕

⑤目运:头目昏眩。

〔译文〕

脐下有气筑筑然跳动,是肾气虚,不能发汗。误发其汗,则会出现汗闭不出、心中烦躁厉害、骨节疼痛、头目眩晕、怕冷、进食即吐、食物不能进的变证。

◆ 原文

咽中闭塞,不可发汗。发汗则吐血,气微绝,手足厥冷,欲得蜷卧,不能自温。

〔译文〕

咽喉闭塞的病症,不能发汗。若误发其汗,则易引起吐血、呼吸微弱、手足厥冷、想蜷曲而睡、不能自行温暖的变证。

◆ 原文

诸脉得数动微弱者,不可发汗。发汗则大便难,腹中干一云小便难,胞中干。胃躁而烦,其形相象,根本异源。

〔译文〕

凡是见到动数微弱脉象的,不能发汗。误发其汗,就会导致肠胃干燥,出现大便难以解出、心烦不安等变证。其表现虽然相似于阳明府实证,但病源却有本质的区别。

◆ 原文

脉濡而弱,弱反在关,濡反在巅,弦反在上,微反在下,弦为阳运⑥,微为阴寒,上实下虚,意欲得温,微弦为虚,不可发汗,发汗则寒栗,不能自还。

〔注释〕

⑥阳运:阳气运动。

〔译文〕

关部脉濡弱,寸部脉弦,尺部脉微。弦是阳气扰动于上,微是阴寒盛于下,这是上实而下虚,所以病人喜欢温暖。因下焦阳气本虚,故不能发汗。若误发其汗,则使阳气更伤,引起畏寒战栗、不能自行恢复的变证。

◆ 原文

咳者则剧,数吐涎沫,咽中必干,小便不利,心中饥烦,晬时而发,其形似疟,有寒无热,虚而寒栗,咳而发汗,蜷而苦满,腹中复坚。

〔译文〕

咳嗽剧烈,频频吐出涎沫,咽喉干燥,小便不通畅,腹中感觉饥饿,心中烦躁不安,一昼夜一发,似疟疾,但只有畏寒甚至寒战而并不发热,这是肺虚寒饮内停所致。若把咳嗽当作表寒而发汗,就会出现身体蜷曲而卧、胸中满闷、腹中坚硬的变证。

◆ 原文

厥,脉紧,不可发汗。发汗则声乱,咽嘶舌萎⑦,声不得前⑧。

〔注释〕

⑦舌萎:舌体萎软无力。

⑧声不得前:发不出声音。

〔译文〕

四肢厥冷、脉象紧的,是阳虚阴寒内盛,故不可发汗。若误发其汗,则会导致语声散乱、咽喉嘶哑、舌萎不用、发不出声音的变证。

◆ 原文

诸逆发汗,病微者难差,剧者言乱,目眩者死,一云谵言目眩,睛乱者死。命将难全。

〔译文〕

各种四肢厥冷证,不能发汗。若误发其汗,病变轻的,不易治愈;病加重的,就会导致神昏语言错乱、目眩等变证,难以保全其性命。

◆ 原文

太阳病,得之八九日,如疟状,发热恶寒,热多寒少,其人不呕,清便续自可,一日二三度发,脉微而恶寒者,此阴阳俱虚,不可更发汗也。

〔译文〕

得太阳病八九天,若病体发热恶寒呈阵发性,似疟状,而发热的时间较长,恶寒的时间较短,病人不呕吐,大小便也还正常。若一日发病二三次,脉象微弱而恶寒者,这是阴阳皆虚的征象,不可再用发汗法。

◆ 原文

太阳病,发热恶寒,热多寒少,脉微弱者,无阳也,不可发汗。

〔译文〕

太阳病,发热恶寒,且热多寒少,脉象微弱者,这是阳气虚弱的缘故,不可再用发汗法。

◆ 原文

咽喉干燥者,不可发汗。

〔译文〕

患太阳病,出现咽喉干燥症状者,不可使用发汗法。

◆ 原文

亡血不可发汗,发汗则寒栗而振。

〔译文〕

平素经常出血的人,不可使用汗法,若误施发汗法,必会寒战不断,畏寒而振颤。

◘ 原文

衄家不可发汗,汗出必额上陷脉急紧,直视不能眴,不得眠。音见上。

〔译文〕

平素患有鼻出血症的人,不可使用发汗法,若误发其寒,就会导致额部下陷,脉象紧急,眼球直视不能转动,不能入睡。

◘ 原文

汗家不可发汗,发汗必恍惚心乱,小便已阴疼,宜禹余粮丸。方一。方本阙。

〔译文〕

经常出汗的人,也不可发汗,若误发汗必会神情恍惚,慌乱不宁,小便则会阴道疼痛,宜用禹余粮丸主治。

◘ 原文

淋家不可发汗,发汗必便血。

〔译文〕

素患有小便淋沥的人,勿施发汗法,若误施必导致小便出血。

◘ 原文

疮家虽身疼痛,不可发汗,汗出则痉。

〔译文〕

久患疮疡的人,即使浑身疼痛,亦不可使用汗法,若误施汗法,必会导致汗出而脉象拘急,项背强直之病症。

◘ 原文

下利不可发汗,汗出必胀满。

〔译文〕

腹泻者,不可发汗,若误发汗,必会导致腹部胀满。

◆ 原文

咳而小便利,若失小便者,不可发汗,汗出则四肢厥逆冷。

〔译文〕

咳嗽而小便通利,或小便自遗的,不能发汗。若误发其汗,则会出现四肢厥冷的变证。

◆ 原文

伤寒一二日至四五日,厥者必发热,前厥者后必热,厥深者热亦深,厥微者热亦微。厥应下之,而反发汗者,必口伤烂赤。

〔译文〕

伤寒病,发病一二日至四五日,出现厥逆证者必发热,先患厥逆证者,以后必会发热,厥逆证严重者发热也必会严重,厥逆证轻者发热也会甚微。厥逆证本应攻下,若误用发汗法的话,必会口腔生疮而发生烂赤证。

◆ 原文

伤寒脉弦细,头痛发热者,属少阳,少阳不可发汗。

〔译文〕

伤寒患者,脉弦细,头痛发热的,属于少阳证,少阳证是不能用发汗法的。

◆ 原文

伤寒头痛,翕翕发热,形象中风,常微汗出,自呕者,下之益烦,心懊憹如饥,发汗则致痉,身强难以伸屈。熏之则发黄,不得小便,久则发咳唾。

〔译文〕

外感病,头痛,像皮毛覆盖身上一样发热,表现如太阳中风证,经常微微出汗,呕吐。若误用泻下法治疗,则发热更甚,心中烦闷异常,嘈杂似饥;治疗时若用发汗法,就会引起痉证,出现身体强直、难以屈伸的症状;若误用火熏法,则会引起身体发黄、小便不通的症状,久病则出现咳嗽唾脓血。

◆ 原文

太阳与少阳并病,头项强痛,或眩冒,时如结胸,心下痞硬者,不可发汗。

〔译文〕

太阳与少阳二经同时生病,症见头项强直作痛,或头晕目眩,有时如结胸证,且胃脘部痞硬者,不可使用发汗。

◆ 原文

少阴病,咳而下利,谵语者,此被火气劫故也。小便必难,以强责少阴汗也。

〔译文〕

患少阴病,症见咳嗽,腹泻,谵语,这是因误用火法的缘故。少阴之汗,劫耗津液,小便必然艰涩难下。

◆ 原文

少阴病,但厥无汗,而强发之,必动其血,未知从何道出,或从口鼻,或从目出者,是名下厥上竭,为难治。

〔译文〕

少阴病,症见厥冷而无汗,因其无汗而勉强发汗,必会引起本经出血,血不知从何而流出,就会或者从口鼻而出,或者从耳目而出,这种情况叫做下厥上竭,是很难治疗的。

辨可发汗病脉证并治第十六

合四十一法,方一十四首

〔题解〕本篇主要论述了汗法的使用原则,重集六经病篇中可发汗诸证。

◆ 原文

大法,春夏宜发汗。

〔译文〕

在春夏季节,适宜发汗,这是使用汗法的一般原则。

◆ 原文

凡发汗,欲令手足俱周,时出似漐漐然,一时间许益佳,不可令如水流离。若病不解,当重发汗。汗多者必亡阳,阳虚不得重发汗也。

〔译文〕

大凡发汗,最好须让病人手足及全身都有汗,并当微微汗出,维持两个小时左右。不能让病人像流水一样大汗淋漓。若服药后病不解除的,应当再发汗。若太多地出汗,势必伤阳,病人阳虚者虽有表邪,也不可再发汗。

◆ 原文

凡服汤发汗,中病便止,不必尽剂也。

〔译文〕

大凡服汤药发汗,汗出病愈就应停止服药,无需一剂药都服完。

◆ 原文

凡云可发汗,无汤者,丸散亦可用,要以汗出为解,然不如汤随证良验。

〔译文〕

凡是论中说可以发汗的,若无汤剂的,丸散剂亦可用。无论汤剂或丸散剂,总以汗出病解为度,但是丸散剂没有汤剂随症加减的效果好。

◆ 原文

太阳病,外证未解,脉浮弱者,当以汗解,宜桂枝汤。方一。

桂枝三两,去皮　芍药三两　甘草二两,炙　生姜三两,切　大枣十二枚,擘

上五味,以水七升,煮取三升,去滓,温服一升。啜粥,将息如初法。

〔译文〕

太阳病,外邪未去的,脉象浮弱者,应当用汗法解其表证,宜用桂枝汤主治。

◆ 原文

脉浮而数者,可发汗,属桂枝汤证。方二。用前第一方。一法用麻黄汤。

〔译文〕

脉象浮而数者,可以用汗法,宜用桂枝汤主治。

◆ 原文

阳明病,脉迟,汗出多,微恶寒者,表未解也,可发汗,属桂枝汤证。方三。用前第一方。

〔译文〕

阳明病患者,脉象迟缓,汗出过多,微微恶寒者,这是表邪未解的缘故,可以用发汗法,用桂枝汤主治。

◆ 原文

夫病脉浮大,问病者,言但便硬耳。设利者,为大逆。硬为实,汗出而解。何以故?脉浮当以汗解。

〔译文〕

证见脉浮大,询问病人,回答道只有大便硬结。若使用泻下法,即为严重错误的治疗方法。这是因为脉浮主表,大便硬为实,证属表里皆病,应当用发汗解表,汗出邪散则里自和。

◆ 原文

伤寒,其脉不弦紧而弱,弱者必渴,被火必谵语,弱者发热脉浮,解之,当汗出愈。

〔译文〕

患有伤寒,病人的脉象不是弦紧而是微弱,脉象微弱者必是津液亏损而口渴,若此时误用发汗法,必会谵语,若脉象微弱兼浮而发热的,欲解其热,用汗法,使邪随汗而出,病自愈。

◆ 原文

病人烦热,汗出即解,又如疟状,日晡所发热者,属阳明也。脉浮虚者,当发汗,属桂枝汤证。方四。用前第一方。

〔译文〕

病人烦热的,用汗法,汗出病邪即解,若又如疟疾状的,而午后至傍晚时分发热者,为阳明病的症状。脉象浮虚者,当用汗法,用桂枝汤主治。

◆ 原文

病常自汗出者,此为荣气和,荣气和者,外不谐,以卫气不共荣气谐和故尔。以荣行脉中,卫行脉外,复发其汗,荣卫和则愈,属桂枝汤证。方五。用前第一方。

〔译文〕

病人经常自己出汗者,这是营气独自和谐的缘故,营气和谐者,外气必不和谐,由于卫气不能与营气谐和,所以常自出汗。因为营气行于脉中,卫行于脉外,可以再发其汗,荣卫气和谐的则可痊愈,方用桂枝汤主治。

◆ 原文

病人脏无他病,时发热自汗出,而不愈者,此卫气不和也。先其时发汗则愈,属桂枝汤证。方六。用前第一方。

〔译文〕

病人脏腑没有其他的疾病,只是时而自汗出而久久不愈者,这是卫气不和的缘故。在病人自己未出汗前用发汗法,病则可痊愈,用桂枝汤主治方可。

◆ 原文

脉浮而紧,浮则为风,紧则为寒,风则伤卫,寒则伤荣,荣卫俱病,骨节烦疼,可发其汗,宜麻黄汤。方七。

麻黄三两,去节　桂枝二两　甘草一两,炙　杏仁七十个,去皮尖

上四味,以水八升,先煮麻黄,减二升,去上沫,内诸药,煮取二升半,去滓,温服八合。温覆取微似汗,不须歠粥,余如桂枝将息。

〔译文〕

脉象浮而紧,脉浮为外感风邪,脉紧为外感寒邪,感受风邪则损伤卫气,感受寒邪则损伤营阴。风寒之邪同时受,则营卫都发生病变,故出现骨节疼痛、身痛等证,治疗可用发汗解表法,宜用麻黄汤主治。

◆ 原文

太阳病不解,热结膀胱,其人如狂,血自下,下者愈。其外未解者,尚未可攻,当先解其外,属桂枝汤证。方八。用前第一方。

〔译文〕

太阳病表证未解,而热邪结聚在少腹下焦部位,病人出现发狂证,如果可自动下血者,则可痊愈。外邪未解,还不可使用攻下法,应当先解其外邪,用桂枝汤主治。

◆ 原文

太阳病,下之微喘者,表未解也,宜桂枝加厚朴杏子汤。方九。

桂枝三两,去皮　芍药三两　生姜三两,切　甘草二两,炙　厚朴二两,炙,去皮　杏仁五十个,去皮尖　大枣十二枚,擘

上七味,以水七升,煮取三升,去滓,温服一升。

〔译文〕

太阳病,使用下法后而出现微喘者,这是表邪未解的缘故,宜用桂枝加厚朴杏子汤主治。

◆ 原文

伤寒脉浮紧,不发汗,因致衄者,属麻黄汤证。方十。用前第七方。

〔译文〕

患有伤寒,呈现脉象浮紧者,没有即使使用发汗法,而致鼻中出血的,用麻黄汤主治。

◆ 原文

阳明病,脉浮无汗而喘者,发汗则愈,属麻黄汤证。方十一。用前第七方。

〔译文〕

患有阳明病,脉象浮弱无汗而喘息者,宜用发汗法,发汗后病则愈,用麻黄汤主治。

◆ 原文

太阴病,脉浮者,可发汗,属桂枝汤证。方十二。用前第一方。

〔译文〕

患有太阴病,脉象浮弱者,可以用发汗法,用桂枝汤主治。

◆ 原文

太阳病,脉浮紧,无汗发热,身疼痛,八九日不解,表证仍在,当复发汗。服汤已微除,其人发烦目瞑,剧者必衄,衄乃解。所以然者,阳气重故也。属麻黄汤证。方十三。用前第七方。

〔译文〕

太阳病,脉象浮紧,症见无汗、发热,身体疼痛,病邪八九日不得解除,这表明表证仍然存在,应当发汗。服用汤药后,症状略有好转,病人却出现烦躁闭目懒睁症状,严重者必会鼻出血,衄后病才得以解除。之所以这样,这是阳气太重的缘故,用麻黄汤主治。

◆ 原文

脉浮者,病在表,可发汗,属麻黄汤证。方十四。用前第七方。一法用桂枝汤。

〔译文〕

病人脉象浮弱者,表明病邪停留在表面,可以用发汗法,属于麻黄汤症,用麻黄汤主治。

◆ 原文

伤寒不大便六七日,头痛有热者,与承气汤。其小便清者,一云,大便青。知不在里,续在表也,当须发汗。若头痛者,必衄,属桂枝汤证。方十五。用前第一方。

〔译文〕

患有伤寒,已六七天不大便,且头痛有热者,也难怪承气汤主治。若病人小便清白,知道病邪不在里,而在表之证,当用发汗法。若头痛者,必会鼻中出血,用桂枝汤主治。

◆ 原文

下利腹胀满,身体疼痛者,先温其里,乃攻其表,温里宜四逆汤,攻表宜桂枝汤。方十六。用前第一方。

四逆汤方

甘草二两,炙　干姜一两半　附子一枚,生,去皮,破八片

上三味,以水三升,煮取一升二合,去滓,分温再服。强人可大附子一枚,干姜三两。

〔译文〕

下利腹部胀满,且身体疼痛者,应先用温法解除里证,再攻其表证,温里用四逆汤,而攻表则用桂枝汤主治。

◆ 原文

下利后,身疼痛,清便自调者,急当救表,宜桂枝汤发汗。方十七。用前第一方。

〔译文〕

下利后,身体疼痛,排便恢复正常者,应急用发汗法攻其表证,用桂枝汤主治。

◆ 原文

太阳病,头痛发热,汗出恶风寒者,属桂枝汤证。方十八。用前第一方。

〔译文〕

患有太阳病,头痛发热,汗出且恶风寒者,用桂枝汤主治。

◆ 原文

太阳中风,阳浮而阴弱,阳浮者,热自发,阴弱者,汗自出,啬啬恶寒,淅淅恶风,

翕翕发热,鼻鸣干呕者,属桂枝汤证。方十九。用前第一方。

〔译文〕

太阳中风证,脉象呈现寸浮而尺弱,寸脉浮的,自有发热,尺脉弱的,自会汗出,病人内气虚弱便会畏缩怕冷,外体疏则不禁风寒,发热好像皮毛披覆在身上一般,并伴有鼻息鸣响和干呕等症状,用桂枝汤主治。

◼ 原文

太阳病,发热汗出者,此为荣弱卫强,故使汗出,欲救邪风,属桂枝汤证。方二十。用前第一方

〔译文〕

太阳病,发热汗出者,这是荣气弱卫气强的缘故,用桂枝汤主治。

◼ 原文

太阳病,下之后,其气上冲者,属桂枝汤证。方二十一。用前第一方。

〔译文〕

太阳病,使用了泻下法后,病人觉得胸中有气息上逆者,用桂枝汤主治。

◼ 原文

太阳病,初服桂枝汤,反烦不解者,先刺风池风府,却与桂枝汤则愈。方二十二。用前第一方。

〔译文〕

太阳病,服第一剂桂枝汤后,反而心烦不解者,先用针刺刺风池和风府穴位,再续服桂枝汤,病方可痊愈。

◼ 原文

烧针令其汗,针处被寒,核起而赤者,必发奔豚,气从少腹上撞心者,灸其核上各一壮,与桂枝加桂汤。方二十三。

桂枝五两,去皮　甘草二两,炙　大枣十二枚,擘　芍药三两　生姜三两,切

上五味,以水七升,煮取三升,去滓,温服一升。本云,桂枝汤,今加桂满五两。

所以加桂者,以能泄奔豚气也。

〔译文〕

用烧针的方法令其发汗,针刺部位受到寒邪,发生红色核块的,必见奔豚状,气从小腹奔撞到心下部者,外用艾火在其核上各灸一壮,内服桂枝加桂汤,方可痊愈。

◆ 原文

太阳病,项背强几几,反汗出恶风者,宜桂枝加葛根汤。方二十四。

葛根四两　麻黄三两,去节　甘草二两,炙　芍药三两　桂枝二两,去皮　生姜三两　大枣十二枚,擘

上七味,以水一斗,煮麻黄、葛根,减二升,去上沫,内诸药,煮取三升,去滓,温服一升。覆取微似汗,不须歠粥助药力,余将息依桂枝法。注见第二卷中。

〔译文〕

太阳病,脖子背部强直不柔和的,反汗出而恶风者,用桂枝加葛根汤主治。

◆ 原文

太阳病,项背强几几,无汗恶风者,属葛根汤证。方二十五。用前第二十四方。

〔译文〕

太阳病,脖子背部强直不柔和,无汗出恶风者,用葛根汤主治。

◆ 原文

太阳与阳明合病,必自下利,不呕者,属葛根汤证。方二十六。用前方。一云,用后第二十八方。

〔译文〕

太阳与阳明两脉合病者,必见下利证,不呕吐者,用葛根汤主治。

◆ 原文

太阳与阳明合病,不下利,但呕者,宜葛根加半夏汤。方二十七。

葛根四两　半夏半升,洗　大枣十二枚,擘　桂枝二两,去皮　芍药二两　甘草二两,炙　麻黄三两,去节　生姜三两

上八味,以水一斗,先煮葛根、麻黄,减二升,去上沫,内诸药,煮取三升,去滓,

温服一升,覆取微似汗。

〔译文〕

太阳与阳明同时生病,不下利,但呕吐者,宜用葛根加半夏汤主治。

◆ 原文

太阳病,桂枝证,医反下之,利遂不止,脉促者,表未解也;喘而汗出者,宜葛根黄芩黄连汤。方二十八。促作纵。

葛根八两　　黄连三两　　黄芩三两　　甘草二两,炙

上四味,以水八升,先煮葛根,减二升,内诸药,煮取二升,去滓,分温再服。

〔译文〕

太阳病,表现为桂枝证,医生反而误用下法,以致伤于肠胃而腹泻不止,脉象浮盛而急促者,表明表邪未解。喘息而汗出者,用葛根黄芩黄连汤主治。

◆ 原文

太阳病,头痛发热,身疼腰痛,骨节疼痛,恶风无汗而喘者,属麻黄汤证。方二十九。用前第七方。

〔译文〕

太阳病,头痛发热,身体、骨节疼痛,恶风无汗而喘息者,用麻黄汤主治。

◆ 原文

太阳与阳明合病,喘而胸满者,不可下,属麻黄汤证。方三十。用前第七方。

〔译文〕

太阳与阳明二经同时生病,喘息而胸部胀满者,不可攻下,宜用麻黄汤主治。

◆ 原文

太阳中风,脉浮紧,发热恶寒,身疼痛,不汗出而烦躁者,大青龙汤主之。若脉微弱,汗出恶风者,不可服之,服之则厥逆,筋惕肉瞤,此为逆也。大青龙汤方。方三十一。

麻黄六两,去节　　桂枝二两,去皮　　杏仁四十枚,去皮尖　　甘草二两,炙　　石膏如鸡子大,碎

生姜三两,切　大枣十二枚,擘

上七味,以水九升,先煮麻黄,减二升,去上沫,内诸药,煮取三升,温服一升。覆取微似汗。汗出多者,温粉粉之。一服汗者,勿更服。若复服,汗出多者,亡阳遂一作逆。虚,恶风烦躁,不得眠也。

〔译文〕

太阳中风证,脉象浮紧,发热恶寒,身体疼痛,无汗出而烦躁者,用大青龙汤主治。若脉象微弱,汗出恶风者,则不可服用大青龙汤,若误服,必会导致四肢厥冷,筋肉跳动不安,这是因误治而加剧病情,宜用大青龙汤主治。

◆ 原文

阳明中风,脉弦浮大而短气,腹都满,胁下及心痛,久按之气不通,鼻干不得汗,嗜卧,一身及目悉黄,小便难,有潮热,时时哕,耳前后肿,刺之小差,外不解,过十日,脉续浮者,与小柴胡汤。脉但浮,无余证者,与麻黄汤。用前第七方。不溺,腹满加哕者,不治。方三十二。

小柴胡汤方

柴胡八两　黄芩三两　人参三两　甘草三两,炙　生姜三两,切　半夏半升,洗　大枣十二枚,擘

上七味,以水一斗二升,煮取六升,去滓,再煎取三升,温服一升,日三服。

〔译文〕

阳明中风,脉弦浮大而短气,腹部胀满,两胁以及心下疼痛,久按则更觉气闷不通,鼻腔干燥,浑身无汗出,喜欢睡觉,全身及双目皆发黄,小便艰难,有潮热,时而呕逆,耳朵的前后发肿,先用针刺法以泄经脉之热,病势稍有好转而外证不除,过十日后,脉象继续浮者,用小柴胡汤主治。而只有脉象见浮的,没有其他症状的,用麻黄汤主治。

◆ 原文

太阳病,十日以去,脉浮而细,嗜卧者,外已解也;设胸满胁痛者,与小柴胡汤;脉但浮者,与麻黄汤。方三十三。并用前方。

[译文]

太阳病，已经过了十天，见到脉象浮细而喜欢睡眠的，这是表证已经解除的征象；若胸部胀满两胁疼痛者，用小柴胡汤主治；而脉象唯独浮而不细的，用麻黄汤主治。

◆ 原文

伤寒脉浮缓，身不疼，但重，乍有轻时，无少阴证者，可与大青龙汤发之。方三十四。用前第三十一方。

[译文]

伤寒证，脉象浮缓，身体不痛，但觉沉重，偶尔有轻松的时候，只要没有少阴证者，就可用大青龙汤主治。

◆ 原文

伤寒表不解，心下有水气，干呕，发热而咳，或渴，或利，或噎，或小便不利、少腹满，或喘者，宜小青龙汤。方三十五。

麻黄二两，去节　芍药二两　桂枝二两，去皮　甘草二两，炙　细辛二两　五味子半升　半夏半升，洗　干姜三两

上八味，以水一斗，先煮麻黄，减二升，去上沫，内诸药，煮取三升，去滓，温服一升。若渴，去半夏，加栝楼根三两。若微利，去麻黄，加荛花如一鸡子，熬令赤色。若噎，去麻黄，加附子一枚，炮。若小便不利、少腹满，去麻黄，加茯苓四两。若喘，去麻黄，加杏仁半升，去皮尖。且荛花不治利，麻黄主喘，今此语反之，疑非仲景意。注见第三卷中。

[译文]

患有伤寒，表邪不解，胃脘部有水气郁结，干呕，发热而咳嗽，或兼口渴，或兼下利，或兼噎气证、小腹胀满，或者喘息者，用小青龙汤主治。

◆ 原文

伤寒心下有水气，咳而微喘，发热不渴，服汤已渴者，此寒去欲解也，属小青龙汤证。方三十六。用前方。

〔译文〕

患有伤寒,胃脘部郁结水气,咳嗽而微微喘息,发热口不渴,这是寒饮已除,病将痊愈的表邪,用小青龙汤主治。

◆ 原文

中风往来寒热,伤寒五六日以后,胸胁苦满,嘿嘿不欲饮食,烦心喜呕,或胸中烦而不呕,或渴,或腹中痛,或胁下痞硬,或心下悸、小便不利,或不渴、身有微热,或咳者,属小柴胡汤证。方三十七。用前第三十二方。

〔译文〕

患有太阳中风证,五六天以后,寒热往来,胸胁部苦闷烦满,抑郁寡言不想进食,心烦呕吐,或者胸中烦闷而不呕吐的,或口渴,或腹中疼痛,或胁下痞硬,或心下悸动,或不渴、身体有微热,或咳嗽者,用小柴胡汤主治。

◆ 原文

伤寒四五日,身热恶风,颈项强,胁下满,手足温而渴者,属小柴胡汤证。方三十八。用前第三十二方。

〔译文〕

患有伤寒四五日,身体发热恶风,颈项强直,胁下胀满,手足温暖而口渴者,用小柴胡汤主治。

◆ 原文

伤寒六七日,发热微恶寒,支节烦疼,微呕心下支结,外证未去者,柴胡桂枝汤主之。方三十九。

柴胡四两　黄芩一两半　人参一两半　桂枝一两半,去皮　生姜一两半,切　半夏二合半,洗　芍药一两半　大枣六枚,擘　甘草一两,炙

上九味,以水六升,煮取三升,去滓,温服一升,日三服。本云,人参汤,作如桂枝法,加半夏柴胡黄芩,如柴胡法,今著人参,作半剂。

〔译文〕

患伤寒六七天后,发热微微恶寒,四肢关节疼痛,微有呕吐,心下部两侧有轻度支撑感,这是外邪未去的征象,也是柴胡桂枝汤主治。

◆ 原文

少阴病,得之二三日,麻黄附子甘草汤微发汗,以二三日无证,故微发汗也。方四十。

麻黄二两,去根节　甘草二两,炙　附子一枚,炮,去皮,破八片

上三味,以水七升,先煮麻黄一二沸,去上沫,内诸药,煮取二升半,去滓,温服八合,日三服。

〔译文〕

得少阴病二三天,用麻黄附子甘草汤微微发汗即可,这是因为二三日无其他变证,故微发汗即可。

◆ 原文

脉浮,小便不利,微热消渴者,与五苓散,利小便发汗。方四十一。

猪苓十八铢,去皮　茯苓十八铢　白术十八铢　泽泻一两六铢　桂枝半两,去皮

上五味,捣为散,以白饮和,服方寸匕,日三服。多饮暖水,汗出愈。

〔译文〕

若病人脉象浮,小便不利,微有发热,渴饮不止等证时,用五苓散主治,以里小便、发汗。

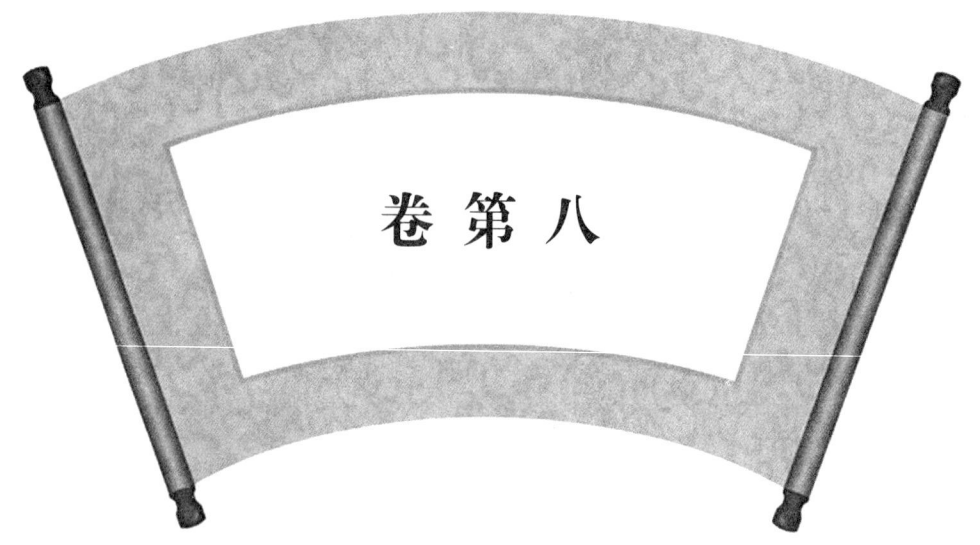
卷第八

辨发汗后病脉证并治第十七

合二十五法,方二十四首

〔题解〕本篇主要重集六经病篇发汗后的各种证治。

◆ 原文

二阳并病,太阳初得病时,发其汗,汗先出不彻,因转属阳明,续自微汗出,不恶寒。若太阳病症不罢者,不可下,下之为逆,如此可小发汗。设面色缘缘正赤者,阳气怫郁在表,当解之熏之。若发汗不彻,不足言,阳气怫郁不得越,当汗不汗,其人烦躁,不知痛处,乍在腹中,乍在四肢,按之不可得,其人短气但坐,以汗出不彻故也,更发汗则愈。何以知汗出不彻,以脉涩故知也。

〔译文〕

太阳与阳明证候相继出现,起初得太阳证时,先发汗,若汗出不透彻,而病邪没有彻底消除,这是邪陷于里而传变阳明的缘故,这时须继续发汗,不恶寒。若太阳表证没有解除者,不可攻下,使用下法就犯了治疗中的大错,故这时只可用小发汗法。若病人的面色阵阵发红者,是阳气抑郁在肌表不解的缘故,应当用熏法解除。若发汗不透,虽有汗也不足论道,则表邪怫郁,无从外泄,当汗出而不汗出,病人烦躁不安,不知到底身体哪个部位疼痛,四肢腹中,又似在四肢,按摸也按摸不住,病人气息短促,只能坐而不能平卧,这是汗出不透彻的缘故,再次发汗病则愈。这是怎么知道的呢?因为病人脉象涩而不畅的,故汗出不畅。

◆ 原文

未持脉时,病人叉手自冒心,师因教试令咳,而不即咳者,此必两耳聋无闻也。所以然者,以重发汗,虚故如此。

〔译文〕

没有持脉时,病人两手交叉手心冒汗,令其即咳,而病者不能马上咳嗽者,这是两耳聋没有听到的缘故。之所以这样,是因医生重发汗,使其身体虚弱的缘故。

◆ 原文

发汗后,饮水多必喘,以水灌之亦喘。

〔译文〕

病人发汗后,饮水多必喘息,用水灌溉的,亦会喘息。

◆ 原文

发汗后,水药不得入口为逆,若更发汗,必吐下不止。

〔译文〕

太阳病,用过汗法后,水药不能入口即呕吐者,若医者再重施发汗法,必导致呕吐不止。

◆ 原文

阳明病,本自汗出,医更重发汗,病已差,尚微烦不了了者,必大便硬故也。以亡津液,胃中干燥,故令大便硬。当问小便日几行,若本小便日三四行,今日再行,故知大便不久出。今为小便数少,以津液当还入胃中,故知不久必大便也。

〔译文〕

阳明病,本来是自汗出则病愈,医生若又重新发汗的,病症已经差解,还微微烦躁不适者,这必是大便干燥不得排解的缘故。这是因汗出过多而津液耗伤,胃中干燥,而导致大便干硬。这时医者应询问病人一天小便几次,若本来小便三四次,现在反而一二次,可以得知不久大便就会排出。这是根据小便次数减少,推知津液当还入胃腑中,大便不久便得到滋润而排出。

◆ 原文

发汗多,若重发汗者,亡其阳,谵语。脉短者死,脉自和者不死。

〔译文〕

病人经过发汗后,汗出过多,若再发其汗,必会伤其津液而引起亡阳谵语的变证。若病愈后,脉短者就会死亡,而脉自动平和者,还有治愈的希望。

◘ 原文

伤寒发汗已,身目为黄,所以然者,以寒湿一作温。在里不解故也。以为不可下也,于寒湿中求之。

〔译文〕

患有伤寒,已用过发汗法,出现体肤眼睛泛黄者,之所以会这样,是里有寒湿存在于里未得解除的缘故。治疗这种发黄,不可用下法,应当在寒湿的治法内去寻求。

◘ 原文

病人有寒,复发汗,胃中冷,必吐蛔。

〔译文〕

病人平素体虚多寒的,虽然外感风寒,也不应发汗,若误发汗,必导致胃中虚冷,吐出蛔虫。

◘ 原文

太阳病,发汗,遂漏不止,其人恶风,小便难,四肢微急,难以屈伸者,属桂枝加附子汤。方一。

桂枝三两,去皮　芍药三两　甘草二两,炙　生姜三两,切　大枣十二枚,擘　附子一枚,炮

上六味,以水七升,煮取三升,去滓,温服一升。本云,桂枝汤今加附子。

〔译文〕

太阳病,发汗太过,以致汗出不断,病人恶风,小便困难不畅,四肢微急,难以屈伸者,用桂枝加附子汤主治。

◘ 原文

太阳病,初服桂枝汤,反烦不解者,先刺风池、风府,却与桂枝汤则愈。方二。

桂枝三两,去皮　芍药三两　生姜三两,切　甘草二两,炙　大枣十二枚,擘

上五味,以水七升,煮取三升,去滓,温服一升。须臾啜热稀粥一升,以助药力。

〔译文〕

太阳病,起初服用桂枝汤后,反而烦躁不解者,这时可先采用针刺风池、风府穴

位,再续服桂枝汤,病则可愈。

◆ 原文

服桂枝汤,大汗出,脉洪大者,与桂枝汤如前法。若形似疟,一日再发者,汗出必解,属桂枝二麻黄一汤。方三。

桂枝一两十七铢　芍药一两六铢　麻黄十六铢,去节　生姜一两六铢　杏仁十六个,去皮尖　甘草一两二铢,炙　大枣五枚,擘

上七味,以水五升,先煮麻黄一二沸,去上沫,内诸药,煮取二升,去滓,温服一升,日再服。本云,桂枝汤二分,麻黄汤一分,合为二升,分再服,今合为一方。

〔译文〕

太阳病,服用桂枝汤后,大汗淋漓,脉象洪大,表证仍不除者,给其服用桂枝汤。若恶寒发热似疟疾,一日发作两次者,汗出后症状自解,用桂枝汤二分,麻黄汤一分,合为一方主治。

◆ 原文

服桂枝汤,大汗出后,大烦渴不解,脉洪大者,属白虎加人参汤。方四。

知母六两　石膏一斤,碎,绵裹　甘草二两,炙　粳米六合　人参二两

上五味,以水一斗,煮米熟汤成去滓,温服一升,日三服。

〔译文〕

患有太阳病,给患者服用桂枝汤后,大汗出,出现心烦口渴证的,大量地饮水而不解,且脉象洪大的,宜用白虎加人参汤主治。

◆ 原文

伤寒脉浮,自汗出,小便数,心烦,微恶寒,脚挛急。反与桂枝欲攻其表,此误也。得之便厥,咽中干,烦躁吐逆者,作甘草干姜汤与之,以复其阳;若厥愈足温者,更作芍药甘草汤与之,其脚即伸;若胃气不和,谵语者,少与调胃承气汤;若重发汗,复加烧针者,与四逆汤。方五。

甘草干姜汤方

甘草四两,炙　干姜二两

上二味,以水三升,煮取一升五合,去滓,分温再服。

芍药甘草汤方

白芍药四两　甘草四两,炙

上二味,以水三升,煮取一升一合,去滓,分温再服。

调胃承气汤方

大黄四两,去皮,清酒洗　甘草二两,炙　芒硝半升

上三味,以水三升,煮取一升,去滓,内芒硝,更上微火煮,令沸,少少温服之。

四逆汤方

甘草二两,炙　干姜一两半　附子一枚,生用,去皮,破八片

上三味,以水三升,煮取一升二合,去滓,分温再服。强人可大附子一枚,干姜三两。

〔译文〕

患有伤寒病,出现脉浮汗出,小便频数,心情烦躁,微微恶寒,脚拘急而伸展不如者,这时若给予桂枝汤攻其表,是错误的疗法。服用桂枝汤后,便四肢厥冷,咽喉干痛,烦躁不安,呕吐气逆,这时应给病人服下甘草干姜汤,使其阳气恢复;服药后若手足转温的,再用芍药甘草汤主治,病人的脚便可伸展自如;若服用桂枝汤后,出现胃气不和,谵语者,给其少量的调胃承气汤;若因重发汗,又用烧针者,用四逆汤主治。

◆ 原文

太阳病,脉浮紧,无汗发热,身疼痛,八九日不解,表证仍在,此当复发汗,服汤已,微除,其人发烦目瞑,剧者必衄,衄乃解。所以然者,阳气重故也,宜麻黄汤。方六。

麻黄三两,去节　桂枝二两,去皮　甘草一两,炙　杏仁七十个,去皮尖

上四味,以水九升,先煮麻黄减二升,去上沫,内诸药,煮取二升半,去滓,温服

八合,覆取微似汗,不须歠粥。

〔译文〕

患有伤寒病,脉象浮紧,表现出无汗出发热,身体疼痛症状,且八九日病症不解,表证仍存在的,此时应当重新发汗,服完汤药后,病情转为轻微的,其病即可解除。如病人烦躁不安,闭目懒症,严重的必会鼻中出血,鼻中出血后,病才会得以解除。之所以这样的原因,是因阳气太重,宜服麻黄汤,病即可痊愈。

◆ 原文

伤寒发汗已解,半日许复烦,脉浮数者,可更发汗,属桂枝汤证。方七。用前第二方。

〔译文〕

患有伤寒者,用过发汗后,已解病患,而半日后再次出现以前征象,且脉象浮数者,可以重新发其汗,用桂枝汤,病方可解除。

◆ 原文

发汗后身疼痛,脉沉迟者,属桂枝加芍药生姜各一两人参三两新加汤。方八。
桂枝三两,去皮　芍药四两　生姜四两　甘草二两,炙　人参三两　大枣十二枚,擘
上六味,以水一斗二升,煮取三升,去滓,温服一升。本云,桂枝汤今加芍药生姜人参。

〔译文〕

太阳病,使用过汗法后,身体疼痛,脉象沉迟者,须用桂枝加芍药生姜各一两,人参三两的两新加汤主治。

◆ 原文

发汗后,不可更行桂枝汤,汗出而喘,无大热者,可与麻黄杏仁甘草石膏汤。方九。
麻黄四两,去节　杏仁五十个,去皮尖　甘草二两,炙　石膏半斤,碎
上四味,以水七升,先煮麻黄,减二升,去上沫,内诸药,煮取二升,去滓,温服一升。本云,黄耳杯。

〔译文〕

太阳病，发汗后，不可再给病人服用桂枝汤，汗出而喘息，无大热者，这是表证已除的征象，故不可给其服用桂枝汤，宜给其服用麻黄杏仁甘草石膏汤主治。

◆ 原文

发汗过多，其人叉手自冒心，心下悸，欲得按者，属桂枝甘草汤。方十。

桂枝二两，去皮　甘草二两，炙

上二味，以水三升，煮取一升，去滓，顿服。

〔译文〕

太阳病，发汗过当，病人两手交叉按在自己的胸部，这是其心跳不止，须用手按捺保护的缘故，用桂枝甘草汤主治。

◆ 原文

发汗后，其人脐下悸者，欲作奔豚，属茯苓桂枝甘草大枣汤。方十一。

茯苓半斤　桂枝四两，去皮　甘草一两，炙　大枣十五枚，擘

上四味，以甘澜水一斗，先煮茯苓减二升，内诸药，煮取三升，去滓，温服一升，日三服。

作甘澜水法：取水二斗，置大盆内，以杓扬之，水上有珠子五六千颗相逐，取用之。

〔译文〕

太阳病，因发汗不得当，造成病人发汗后，自觉脐下跳动，这是将要发生奔豚证的征象，用茯苓桂枝甘草大枣汤主治。

◆ 原文

发汗后，腹胀满者，属厚朴生姜半夏甘草人参汤。方十二。

厚朴半斤，炙　生姜半斤　半夏半升，洗　甘草二两，炙　人参一两

上五味，以水一斗，煮取三升，去滓，温服一升，日三服。

〔译文〕

太阳病，使用汗法后，出现腹部胀满症状者，用厚朴生姜半夏甘草人参汤主治。

◆ **原文**

发汗病不解,反恶寒者,虚故也,属芍药甘草附子汤。方十三。

芍药三两　甘草三两，　附子一枚,炮,去皮,破六片

上三味,以水三升,煮取一升二合,去滓,分温三服。疑非仲景方。

〔译文〕

太阳病,使用过汗法后,非但病患未解,反而出现恶寒者,这是营卫虚弱的缘故,用芍药甘草附子汤主治。

◆ **原文**

发汗后,恶寒者,虚故也;不恶寒,但热者,实也,当和胃气,属调胃承气汤证。方十四。用前第五方,一法用小承气汤。

〔译文〕

太阳病,使用不得当的发汗法后,恶寒者,是营卫虚弱的缘故;不恶寒,但发热者,这是汗后转为实证的缘故,应当调和胃气泻其实,宜用调胃承气汤主治。

◆ **原文**

太阳病,发汗后,大汗出,胃中干,烦躁不得眠,欲得饮水者,少少与饮之,令胃气和则愈。若脉浮,小便不利,微热消渴者,属五苓散。方十五。

猪苓十八铢,去皮　　泽泻一两六铢　　白术十八铢　　茯苓十八铢　　桂枝半两,去皮

上五味,捣为散,以白饮和服方寸匕,日三服,多饮暖水,汗出愈。

〔译文〕

太阳病,使用汗法后,由于大汗出而致胃中干燥津液受损,因而烦躁不得入眠,病人想要喝水者,应给其少量的水,使干燥的胃腑得以滋润,而调和胃气,则烦躁就会自愈。若出现脉浮,小便不利,且微微发热,喝饮不止等证,是由于水蓄不通,表证未解所致,用五苓散主治。

◆ **原文**

发汗已,脉浮数,烦渴者,属五苓散证。方十六。用前第十五方。

〔译文〕

太阳病，发汗后，脉象浮数，心烦口渴者，用五苓散主治。

◇ 原文

伤寒汗出而渴者，宜五苓散；不渴者，属茯苓甘草汤。方十七。

茯苓二两　桂枝二两，　甘草一两，炙　生姜一两

上四味，以水四升，煮取二升，去滓，分温三服。

〔译文〕

伤寒病患者，用过汗法后，汗出而口渴者，宜用五苓散主治；不渴者，用茯苓甘草汤主治。

◇ 原文

太阳病发汗，汗出不解，其人仍发热，心下悸，头眩，身𥆧动，振振欲擗一作僻地者，属真武汤。方十八。

茯苓三两　芍药三两　生姜三两，切　附子一枚，炮，去皮，破八片　白术二两

上五味，以水八升，煮取三升，去滓，温服七合，日三服。

〔译文〕

太阳病，使用过汗法后，汗出而病患不解，病人仍发热，且伴有心下悸动，头晕目眩，全身肌肉跳动，站立不稳，欲倒于地症状的，用真武汤主治。

◇ 原文

伤寒汗出解之后，胃中不和，心下痞硬，干噫食臭，胁下有水气，腹中雷鸣下利者，属生姜泻心汤。方十九。

生姜四两　甘草三两,炙　人参三两　干姜一两　黄芩三两　半夏半升,洗　黄连一两　大枣十二枚,擘

上八味，以水一斗，煮取六升，去滓，再煎取三升，温服一升，日三服。生姜泻心汤本云，理中人参黄芩汤去桂枝、白术，加黄连，并泻肝法。

〔译文〕

伤寒病，使用汗法后，汗出表证已解之后，因胃中不和，而致胃脘部痞硬，嗳气上逆且带有馊腐气味，两胁下存有水气，腹中有雷鸣声响且下利者，用生姜泻心汤

主治。

◆ 原文

伤寒发热,汗出不解,心中痞硬,呕吐而下利者,属大柴胡汤。方二十。

柴胡半斤　枳实四枚,炙　生姜五两　黄芩三两　芍药三两　半夏半升,洗　大枣十二枚,擘

上七味,以水一斗二升,煮取六升,去滓,再煎取三升,温服一升,日三服。一方加大黄二两,若不加,恐不名大柴胡汤。

〔译文〕

患有伤寒发热,用汗法后病仍未解,又见胃脘部痞硬,呕吐而腹泻者,用大柴胡汤主治。

◆ 原文

阳明病,自汗出,若发汗,小便自利者,此为津液内竭,虽硬不可攻之。须自欲大便,宜蜜煎导而通之。若土瓜根及大猪胆汁,皆可为导。方二十一。

蜜煎方

食蜜七合

上一味,于铜器内,微火煎,当须凝如饴状,搅之勿令焦著,欲可丸,并手捻作挺,令头锐,大如指许,长二寸。当热时急作,冷则硬。以内谷道中,以手急抱,欲大便时,乃去之。疑非仲景意,已试甚良。

又大猪胆一枚,泻汁,和少许法醋,以灌谷道内,如一食顷,当大便出宿食恶物,甚效。

〔译文〕

阳明病,自身汗出者无须再发汗,若误用发汗法,发后后,小便自利者,这是体内津液必然受损的缘故,此时大便虽干硬,亦不可使用攻下法。须等到病人自己想解大便,而大便不易排出时,用蜜煎导而通其大便,或者土瓜根以及大猪胆汁,皆可做外导之剂。

◆ 原文

太阳病三日,发汗不解,蒸蒸发热者,属胃也,属调胃承气汤证。方二十二。用前第五方。

〔译文〕

患有太阳病已三天,用发汗法仍不愈,症见身上蒸蒸发热,这是邪热已传入胃腑,传变为阳明病的缘故,宜用调胃承气汤主治。

◆ 原文

大汗出,热不去,内拘急,四肢疼,又下利厥逆而恶寒者,属四逆汤证。方二十三。用前第五方。

〔译文〕

病人大发其汗,而热仍不退,更加腹内挛急,四肢疼痛,又出现腹泻、手足厥冷、恶寒等证的,用四逆汤主治。

◆ 原文

发汗后不解,腹满痛者,急下之,宜大承气汤。方二十四。

大黄四两,酒洗　厚朴半斤,炙　枳实五枚,炙　芒硝三合

上四味,以水一斗,先煮二物,取五升,内大黄,更煮取二升,去滓,内芒硝,更一二沸,分再服。得利者,止后服。

〔译文〕

患伤寒,发汗后病症仍不解,且腹满疼痛者,急用大承气汤攻下。

◆ 原文

发汗后,亡阳谵语者,不可下,与柴胡桂枝汤,和其荣卫,以通津液,后自愈。方二十五。

柴胡四两　桂枝一两半,去皮　黄芩一两半　芍药一两半　生姜一两半　大枣六个,擘　人参一两半　半夏二合半,洗　甘草一两,炙

上九味,以水六升,煮取三升,去滓,温服一升,日三服。

〔译文〕

发汗过多，导致阳气外亡而谵语的，不可攻下，可用柴胡桂枝汤，以调和营卫、和解少阳，使邪气得散，经气得畅，且通津液，疾病则可愈。

辨不可吐第十八

合四证

〔题解〕本篇主要重集六经病篇不可吐诸例。

◆ 原文

太阳病，当恶寒发热，今自汗出，反不恶寒发热，关上脉细数者，以医吐之过也。若得病一二日吐之者，腹中饥，口不能食；三四日吐之者，不喜糜粥，欲食冷食，朝食暮吐。以医吐之所致也，此为小逆。

〔译文〕

患有太阳病，应当有恶寒发热的症状，今反见汗出，没有恶寒发热的症状出现，关上脉微弱频数者，这是医生误用吐法的缘故。在得病一两天误用吐法者，腹中饥饿，而不能进食；患病三四日误用吐法者，不喜欢糜烂的稀粥，欲食冰冷食物，早上吃的东西，傍晚就会吐出。这是医生误用吐法所致，此为治疗中的小禁忌。

◆ 原文

太阳病，吐之，但太阳病当恶寒，今反不恶寒，不欲近衣者，此为吐之内烦也。

〔译文〕

患有太阳病，使用吐法后，本应恶寒，今反见不恶寒，不想穿衣服者，这是医生误用吐法而导致的内心烦躁。

◆ 原文

少阴病，饮食入口则吐，心中温温欲吐，复不能吐，始得之，手足寒，脉弦迟者，此胸中实，不可下也。若膈上有寒饮，干呕者，不可吐也，当温之。

〔译文〕

患有少阴病,饮食就会呕吐,心中恶心发热欲吐,而又吐不出来,当初得病时,手脚冰冷,脉弦迟缓者,这是胸中有实邪的症状,不可用攻下法。煴胸膈上有寒饮而发生干呕者,不可用吐法,应当用温法治疗。

◆ 原文

诸四逆厥者,不可吐之,虚家亦然。

〔译文〕

许多四肢厥冷的患者,不可用吐法,身体虚弱者也同样不可用吐法。

辨可吐第十九

合二法,五证

〔题解〕本篇主要论述了吐法的使用原则,并重集六经病篇有关吐法的诸证治。

◆ 原文

大法,春宜吐。

〔译文〕

就一般的治疗规则而言,春季宜使用吐法。

◆ 原文

凡用吐,汤中病便止,不必尽剂也。

〔译文〕

凡是使用涌吐的汤药,病已愈的,服药就应停止,没必要一剂药都服完。

◆ 原文

病如桂枝证,头不痛,项不强,寸脉微浮,胸中痞硬,气上撞咽喉不得息者,此为有寒,当吐之。一云,此以内有久痰,宜吐之。

〔译文〕

患有太阳证，其病如桂枝汤证，头不痛，项部不强直，寸部脉象微浮，胃脘部痞硬，气上撞咽喉而不能喘息者，这是有寒的缘故，当用吐法。

◆ 原文

病胸上诸实，一作寒。胸中郁郁而痛，不能食，欲使人按之，而反有涎唾，下利日十余行，其脉反迟，寸口脉微滑，此可吐之。吐之，利则止。

〔译文〕

症见胸中郁闷疼痛，想让人按压胸部，按后反而有痰涎唾出，一日腹泻十余次，脉象反迟，寸口脉微滑，这是实邪壅塞胸中，治疗可用涌吐法，吐后实邪得去，则腹泻就会停止。

◆ 原文

少阴病，饮食入口则吐，心中温温欲吐，复不能吐者，宜吐之。

〔译文〕

患有少阴病，饮食入口就会呕吐，心中恶心发热难受想要呕吐，而又吐不出来者，宜用吐法。

◆ 原文

宿食在上管①者，当吐之。

〔注释〕

①上管：《注解伤寒论》作"上脘"。

〔译文〕

上脘停滞宿食的，治疗时应当用涌吐法。

◆ 原文

病手足逆冷，脉乍结，以客气②在胸中，心下满而烦，欲食不能食者，病在胸中，当吐之。

〔注释〕

②客气:邪气,此指痰食之邪。

〔译文〕

病人手足厥冷,脉象突然现结的,这是实邪壅塞在胸中。由于实邪结于胸中,所以胸脘满闷、烦躁,想饮食却又吃不进东西的,治疗时应当用吐法。

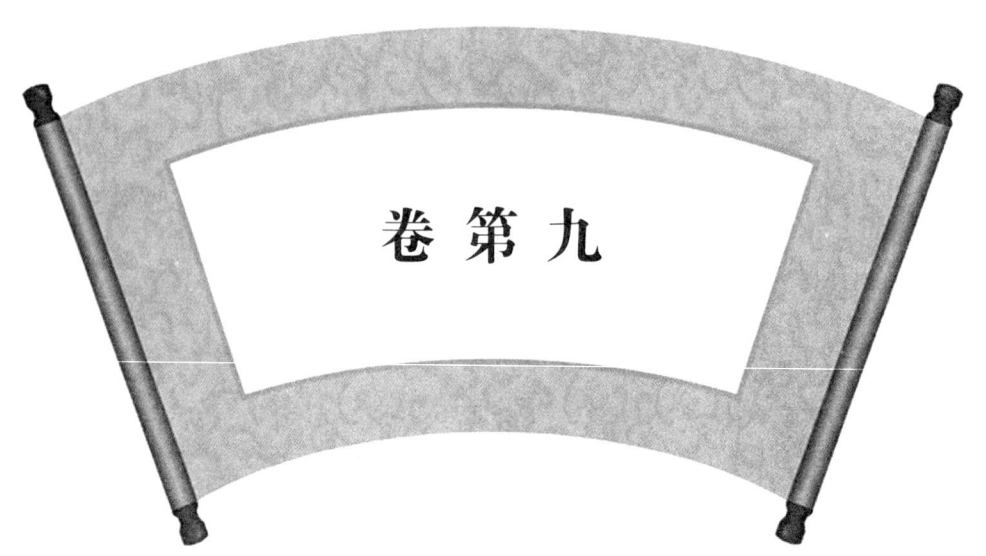

卷第九

辨不可下病脉证并治第二十

合四法,方六首

〔题解〕本篇主要重集和补充了六经病篇中不可下的各种证治。

◆ 原文

脉濡而弱,弱反在关,濡反在巅,微反在上,涩反在下。微则阳气不足,涩则无血,阳气反微,中风汗出,而反躁烦;涩则无血,厥而且寒。阳微则不可下,下之则心下痞硬。

〔译文〕

关脉濡而弱,寸脉反见微,尺脉反见涩。微主阳气不足,涩主阴血亏虚。阳气不足,就容易出现中风多汗,烦躁;阴血不足,就会出现形寒怕冷、四肢厥冷。阳虚不能用攻下法,误用攻下,就会导致心下痞结胀硬的变证。

◆ 原文

动气在右,不可下,下之则津液内竭,咽燥鼻干,头眩心悸也。

〔译文〕

脐右有气筑筑然跳动,是肝气虚,不能用攻下法。若误用攻下,就会导致津液内竭,有咽喉与鼻中干燥、头目昏眩、心慌等证出现。

◆ 原文

动气在左,不可下,下之则腹内拘急,食不下,动气更剧,虽有身热,卧则欲蜷。

〔译文〕

脐左有气筑筑然跳动,是肝气虚,不能攻下。误用攻下,就会形成腹中拘挛疼痛,饮食不进,气筑筑然跳动更加厉害,身体虽发热,却要蜷曲而卧。

◆ 原文

动气在上,不可下,下之则掌握①热烦,身上浮冷②,热汗自泄,欲得水自灌③。

〔注释〕

①掌握:掌心。
②身上浮冷:体表发冷。
③欲得水自灌:想用水浇洗。

〔译文〕

脐上有气筑筑然跳动,是心气虚,不能攻下。若误用攻下,则阴虚内热,就会导致掌心发热、身上体表觉冷,却又发热汗出,想用冷水浇洗。

◆ 原文

动气在下,不可下,下之则腹胀满,卒④起头眩,食则下清谷,心下痞也。

〔注释〕

④卒:同"猝",突然。

〔译文〕

脐下有气筑筑然跳动,是肾气虚,故不能用攻下法。若误用攻下法,则可导致肾阳更虚,阴寒更甚,出现腰部胀满、骤然站起即感头晕、饮食不消化、泻下的全是不消化的食物、心下痞塞等证。

◆ 原文

咽中闭塞,不可下,下之则上轻下重,水浆不下,卧则欲蜷,身急痛,下利日数十行。

〔译文〕

咽喉闭塞的病症,不能用攻下法。若误用攻下,就会导致汤水喝不进,蜷曲而卧,身体拘急疼痛,一天腹泻数十次。

◆ 原文

诸外实者,不可下,下之则发微热,亡脉厥者,当齐握⑤热。

〔注释〕

⑤齐握：齐，通脐。齐握，脐中部位。

〔译文〕

凡是表有实邪的，不能攻下。若误用攻下则会引起身发微热、摸不到脉搏、四肢厥冷、齐腹中部发热等变证。

◆ 原文

诸虚者，不可下，下之则大渴，求水者易愈，恶水者剧。

〔译文〕

凡是虚证，不能用攻下法。若误用攻下，就会导致口渴很甚。若渴而想喝水的，为阳气未竭，其预后较好，容易治愈；若渴又不愿喝水的，为阳气已竭，其病情较为严重。

◆ 原文

脉濡而弱，弱反在关，濡反在巅，弦反在上，微反在下。弦为阳运，微为阴寒，上实下虚，意欲得温。微弦为虚，虚者不可下也。微则为咳，咳则吐涎，下之则咳止，而利因不休，利不休，则胸中如虫啮，粥入则出，小便不利，两胁拘急，喘息为难，颈背相引，臂则不仁，极寒反汗出，身冷若冰，眼睛不慧，语言不休，而谷气多入，此为除中，亦云消中。口虽欲言，舌不得前。

〔译文〕

关部脉濡而弱，寸部脉反弦，尺部脉反微。弦是阳气扰动在上，微是阴寒盛于下，上虽实而下焦虚寒，故病人喜欢温暖。因正气本虚，故不能攻下。脉微而咳嗽、吐痰，是阳气虚弱、水寒犯肺所致，不能攻下。若误用攻下，咳嗽虽止，却引起腹泻不止，胸中疼痛而烦扰不安，有如虫咬，食粥就立即吐出，小便不通畅，两胁拘急疼痛，气喘呼吸困难，颈部及背部拘急牵引不舒，臂部麻木，失去知觉。若虚寒甚极，则反见汗出，身冷如冰，眼睛看不清物体，言语喋喋不休，食欲旺盛，进食很多，即为除中，此时病人虽然想说话，却舌体缩短、强硬，不能运转。

◆ 原文

脉濡而弱，弱反在关，濡反在巅，浮反在上，数反在下。浮为阳虚，数为无血。浮为虚，数生热，浮为虚，自汗出而恶寒；数为痛，振而寒栗。微弱在关,胸下为急,喘汗而不得呼吸,呼吸之中,痛在于胁,振寒相搏,形如疟状。医反下之,故令脉数发热,狂走见鬼,心下为痞,小便淋漓,少腹甚硬,小便则尿血也。

〔译文〕

关脉濡弱,寸脉浮,尺脉数。浮为阳虚,数是阴血少。阳气虚弱不能固外,故自汗出而怕冷;阴血少,不能濡润温养,故身体疼痛、振战寒栗。若关脉微弱,为中气虚衰,故胸中憋闷难受,喘息、出汗,呼吸困难,呼吸牵引胸胁疼痛,时发寒战,似疟疾般。若误用攻下,就会出现脉数、发热、发狂奔走、如见鬼状、胃脘部痞塞、小便淋漓不畅、小腹部坚硬、尿血等变证。

◇ 原文

脉濡而紧,濡则卫气微,紧则荣中寒,阳微卫中风,发热而恶寒,荣紧胃气冷,微呕心内烦。医谓有大热,解肌而发汗,亡阳虚烦躁,心下苦痞坚,表里俱虚竭,卒起而头眩,客热在皮肤,怅怏⑥不得眠。不知胃气冷,紧寒在关元,技巧无所施,汲水灌其身。客热应时罢,栗栗而振寒,重被而覆之,汗出而冒巅⑦,体惕而又振,小便为微难。寒气因水发,清谷不容闲⑧,呕变反肠出⑨,颠倒不得安,手足为微逆,身冷而内烦,迟欲从后救,安可复追还。

〔注释〕

⑥怅怏:失意不乐貌。
⑦冒巅:头目昏眩昏晕。
⑧闲:通"间"。
⑨反肠出:直肠脱出,即脱肛。

〔译文〕

脉象濡而紧,濡是卫气虚弱,紧是营中受寒。阳气不足,卫中风邪,故发热、怕冷;营受寒邪,胃中虚冷,故微微呕吐、心烦不安。证属阳虚兼表,治当扶阳解表。医生却认为肌表热甚,治疗时单用解肌发表药,致汗出亡阳,故烦躁不安,胃脘部痞胀硬结;表里皆虚,故骤然站起即感头晕,自觉肌表发热,苦闷不能安眠。医生仍不知道胃中寒、下焦寒甚,不循辨证论治规律,反而误用冷水浇灌病人身上,体表之热虽然可立即消退,却又引起寒栗振战,须盖几床棉被。结果又导致汗出、头目昏晕、全身筋肉跳动、身体振颤。里寒因用冷水浇灌治疗而更甚,故出现腹泻不止,腹泻完谷不化、脱肛、呕吐,起卧不安,手足微有厥冷,身上发冷而心中烦躁。若治疗

稍迟,后果不堪设想。

◆ 原文

脉浮而大,浮为气实,大为血虚。血虚为无阴,孤阳独下阴部者,小便当赤而难,胞中⑩当虚,今反小便利,而大汗出,法应卫家当微,今反更实,津液四射,荣竭血尽,干烦而不眠,血薄肉消,而成暴—云黑。液⑪。医复以毒药攻其胃,此为重虚,客阳去有期,必下如瘀泥而死。

〔注释〕

⑩胞中:此处指膀胱。

⑪暴液:指汗液暴出,津液外泄。

〔译文〕

脉象浮而大,浮是气实,大为血虚。血虚则阴亏,阴虚则阳亢。若膀胱空虚,阳热乘虚下乘,小便应当黄赤短涩,现反见小便通畅而大汗出,照理阳气应虚衰,现阳气反而盛实,致使津液大量外泄,营血受到煎熬而虚竭,则口干、心烦不能安睡、肉消形瘦等证就会出现。医生若再用峻猛药攻下,必更伤阴液,阴竭而阳脱,势必出现大便泻下如污泥的变证,预后不良。

◆ 原文

脉浮而紧,浮则为风,紧则为寒,风则伤卫,寒则伤荣,荣卫俱病,骨节烦疼,当发其汗,而不可下也。

〔译文〕

脉象浮而紧,浮为感受风邪,紧为感受寒邪。感受风邪则损伤卫阳,感受寒邪则损伤营阴。风寒之邪同时感受,则营卫皆病,故有骨节疼痛等症,治疗应当用发汗法,而不能用攻下。

◆ 原文

趺阳脉迟而缓,胃气如经也。趺阳脉浮而数,浮则伤胃,数则动脾,此非本病,医特下之所为也。荣卫内陷,其数先微,脉反但浮,其人必大便硬,气噫而除。何以言之,本以数脉动脾,其数先微,故知脾气不治,大便硬,气噫而除。今脉反浮,其数改微,邪气独留,心中则饥,邪热不杀谷,潮热发渴,数脉当迟缓,脉因前后度数如法,病者则饥。数脉不时,则生恶疮也。

〔译文〕

趺阳部的脉象迟而缓，表明胃的功能如常。趺阳部的脉象，今忽见浮数，胃伤而脾动，这不是胃家本病，而是医特下之所为也。若下之而营卫内陷，先为浮而微，也其人必大便坚硬气噫而除。这是胃气之弱，约结不舒下，则粪粒坚小，上则气化凝滞而脾气未动，则中脘一通上下皆愈。以其上通则下达也，今者脉反浮而数，改其微是不浮微而浮数则脾气动矣，脉浮数则邪热独留薰灼脾，阴心液消耗心中，则饥心中，虽饥却不消食，缘此为邪热不杀谷，但觉潮热发渴，见迟缓脉乃前后复数如法，病者则谷消而觉饥。此中气之复非邪气独留之饥也，若数脉动脾，精血消亡，其害非小，不止热渴，而已当不时，而生恶疮也。

◆ 原文

脉数者，久数不止。止则邪结，正气不能复，正气却结于藏，故邪气浮之，与皮毛相得。脉数者不可下，下之必烦，利不止。

〔译文〕

脉象数的，一般主热，表现为长时间跳的快而不歇止。若数脉中而见歇止，是邪气结滞、正气郁结。脉数的，治疗时不宜用攻下法，若误用攻下，就会引起心烦、下利不止的变证。

◆ 原文

少阴病，脉微，不可发汗，亡阳故也。阳已虚，尺中弱涩者，复不可下之。

〔译文〕

患有少阴病，脉象微弱，不可用发汗法，这是其亡阳的缘故。阳已虚，而尺部脉象亦弱涩者，也同样不可用下法。

◆ 原文

脉浮大，应发汗，医反下之，此为大逆也。

〔译文〕

脉象浮大，为表实邪盛，治疗时医生当用发汗法。却反而用攻下法治疗，这是严重的治疗错误。

◆ 原文

脉浮而大,心下反硬,有热属藏者,攻之,不令发汗;属府者,不令溲数,溲数则大便硬。汗多则热愈,汗少则便难。脉迟尚未可攻。

〔译文〕

脉象浮而大,心下部反而硬满,如有属热结于里者,用攻下法,不可令其发汗;邪热炽盛者,不可用利小便法,因为小便多,大便则会干硬。汗出较多则热邪就会有出路,邪去而病愈,汗少则小便难,病邪则不便随小便而出,这时可用下法。但脉象迟缓者,尚不可用攻下法。

◆ 原文

二阳并病,太阳初得病时,而发其汗,汗先出不彻,因转属阳明,续自微汗出,不恶寒。若太阳证不罢者,不可下,下之为逆。

〔译文〕

太阳与阳明证候相继出现,初得太阳病时,由于使用汗法不当,汗出不透彻,因而病邪转入阳明经,继而微微出汗,已经不恶寒了。若太阳的表证没有解除者,不可用下法,此时用下法是治疗中的大忌。

◆ 原文

结胸证,脉浮大者,不可下,下之即死。

〔译文〕

患有结胸证,脉象浮大者,不可攻下,若误用,病人必死。

◆ 原文

太阳与阳明合病,喘而胸满者,不可下。

〔译文〕

同时出现太阳与阳明证候,喘息而腹部胀满者,不可用攻下的方法。

◆ 原文

太阳与少阳合病者,心下硬,颈项强而眩者,不可下。

〔译文〕

太阳与少阳同时病者,必见胃脘部坚硬,颈项强直而双目昏眩,不可使用下法。

◆ 原文

诸四逆厥者,不可下之,虚家亦然。

〔译文〕

许多四肢厥冷的患者,都不可使用下法,因身体虚弱而四肢厥冷者,也是同样不可使用下法。

◆ 原文

病欲吐者,不可下。

〔译文〕

想要呕吐的病人,不宜用攻下法治疗。

◆ 原文

太阳病,有外证未解,不可下,下之为逆。

〔译文〕

患有太阳病,其外邪未解者,不可施用下法,若误施之,这是治疗中的大忌,必会导致病情加剧。

◆ 原文

病发于阳,而反下之,热入因作结胸;病发于阴,而反下之,因作痞。

〔译文〕

发病为太阳中风证者,若反用下法,使热邪下陷,而称为结胸证;病发于里,本正气不足,而误用下法,故成为痞证。

◆ 原文

病脉浮而紧,而复下之,紧反入里,则作痞。

〔译文〕

病人脉象浮而紧的,是邪在表的太阳表证,若误用下法后,使表邪因误下而陷入里,进而成为痞证。

◆ 原文

夫病阳多者热,下之则硬。

〔译文〕

凡病属阳气亢盛的发热,不能攻下。若误用攻下,则会引起心下痞结胀硬的变证。

◆ 原文

本虚,攻其热必哕。

〔译文〕

病人脾胃本来虚弱,若误攻其邪热,则导致呃逆的变证。

◆ 原文

无阳阴强,大便硬者,下之必清谷腹满。

〔译文〕

阳虚阴盛的大便硬结,不能攻下。若误用攻下,则会引起腹泻完谷不化、腹部胀满的变证。

◆ 原文

太阴之为病,腹满而吐,食不下,自利益甚,时腹自痛,下之,必胸下结硬。

〔译文〕

太阴病,症见腹部胀满而呕吐,进食不下,自由严重下利,时而腹自痛,若误施下法,势必导致胃脘部痞结胀硬。

◆ 原文

厥阴之为病,消渴,气上撞心,心中疼热,饥而不欲食,食则吐蛔。下之利不止。

〔译文〕

厥阴病所表现的证候，饮水多依然渴，有逆气上冲撞心之感，自觉心胸部疼热，似乎很饥饿而没有食欲，进食则吐出蛔虫。若误用下法，就会导致下利不止。

◆ 原文

少阴病，饮食入口则吐，心中温温欲吐，复不能吐，始得之，手足寒，脉弦迟者，此胸中实，不可下也。

〔译文〕

少阴病，进食就会呕吐，心中恶心发热难受欲吐，而又吐不出来，起初得病时，四肢寒冷，脉弦迟缓者，这是胸中有实邪的症状，不可攻下，应用吐法。

◆ 原文

伤寒五六日，不结胸，腹濡，脉虚，复厥者，不可下。此亡血，下之死。

〔译文〕

患伤寒五六日，无结胸症状，腹部按之柔软，脉象虚而无力，而又四肢厥冷者，万万不可攻下。这是血虚的症状，若误施下法，必会致患者于死地。

◆ 原文

伤寒发热头痛，微汗出，发汗则不识人；熏之则喘，不得小便，心腹满；下之则短气，小便难，头痛背强；加温针则衄。

〔译文〕

患伤寒病，头痛发热，微微出汗，属阳明里热证。若误用发汗，则里热更甚，引起神昏不识人的变证；治疗时若误用火熏法，则火邪内迫，出现喘气、小便不通、胃脘及腹部胀闷等变证；误用攻下，则使津液耗伤，出现短气、小便解出困难、头痛、项背强急不舒等变证；误用温针，则致热盛动血，出现鼻衄等变证。

◆ 原文

伤寒脉阴阳俱紧，恶寒发热，则脉欲厥。厥者，脉初来大，渐渐小，更来渐大，是其候也。如此者恶寒，甚者翕翕汗出，喉中痛，若热多者，目赤脉多，睛不慧。医复发之，咽中则伤；若复下之，则两目闭，寒多便清谷，热多便脓血；若熏之，则身发黄；

若熨之,则咽燥。若小便利者,可救之;若小便难者,为危殆。

〔译文〕

患伤寒病,寸关尺三部脉俱紧,发热怕冷的,属太阳表实,若少阴阳气内虚的,则将出现厥脉。所谓厥脉,即脉象初来时大,渐渐变小,再来又渐渐变大。出现这种证候的病人,即严重怕冷的,就会见身体翕翕然汗出,咽喉中疼痛;若发热重的,就会有目睛发红、脉络多、视物不清。此时,若医生再用发汗法治疗,就会损伤咽中、破溃;若再行攻下,就会出现两目难睁,寒多的,就腹泻完谷不化,热多的,就泻下脓血便;若误用火熏法治疗,就会出现肌肤发黄;若用火熨法治疗,就会出现咽喉干燥。此类变证,若小便通利的,尚可治疗;若小便不易出的,则属于危候。

◆ 原文

伤寒发热,口中勃勃⑫气出,头痛目黄,衄不可制,贪水者,必呕,恶水者厥。若下之,咽中生疮,假令手足温者,必下重便脓血。头痛目黄者,若下之,则目闭。贪水者,若下之,其脉必厥,其声嘤⑬,咽喉塞;若发汗,则战栗,阴阳俱虚。恶水者,若下之,则里冷不嗜食,大便完谷出;若发汗,则口中伤,舌上白胎,烦躁。脉数实,不大便六七日,后必便血;若发汗,则小便自利也。

〔注释〕

⑫勃勃:出气粗盛貌。
⑬声嘤:声音不明了。

〔译文〕

外感病,发热,口中热气勃勃而出,头痛,眼睛发黄,衄血不止,若想要喝水的,喝水后就一定呕吐,不愿喝水的,就会产生手足厥冷。若误用攻下,就会引起咽中溃烂生疮,其手足温暖的,还会出现泻下脓血、里急后重的症状。病人头痛目黄的,若误用攻下,就会导致双目紧闭懒睁。病人想喝水的,若误用攻下,就会引起脉厥、声音不清晰、咽喉闭塞疼痛;误用发汗,就会导致阴阳皆虚,出现畏寒战栗。病人不愿喝水的,若误用攻下,致阴寒内感,就会出现不思饮食、大便完谷不化;误用发汗,就会引起口中生疮、烦躁不安、舌生白苔等变证。若脉象数实,六七天不解大便的,是热郁于内,以后可能出现便血;倘若治疗时再用发汗法,则会引起小便自遗的变证。

◆ 原文

得病二三日,脉弱,无太阳柴胡证,烦躁,心下痞。至四日,虽能食,以承气汤,少少与微和之,令小安,至六日,与承气汤一升。若不大便六七日,小便少,虽不大便,但头硬,后必溏,未定成硬,攻之必溏;须小便利,屎定硬,乃可攻之。

〔译文〕

得病二三天,脉象微弱,没有太阳柴胡证,有烦躁,胃脘部痞硬症状。至第四日时,虽能进食,然而已属于阳明胃实之证,可以给病人少许的承气汤,以调和胃气,令其略得安静。至第六日时,可给病人饮下一升的承气汤。如六七日无大便,但小便少量,虽不大便,也必时起初大便坚硬,后必稀溏,未成燥屎,故不可攻之,若误攻下,必使大便溏稀;须待小便自利,大便硬结形成之际,方可使用攻下法,以攻之。

◆ 原文

藏结无阳证,不往来寒热,其人反静,舌上胎滑者,不可攻也。

〔译文〕

脏结无阳性的见证,没有寒热往复,若为阴证,应有燥象,今病人反而安静,舌上有苔滑的,慎用或不用攻下法。

◆ 原文

伤寒呕多,虽有阳明证,不可攻之。

〔译文〕

患有伤寒,如有呕吐严重现象的,虽有阳明里实证者,亦不可用攻下法。

◆ 原文

阳明病,潮热,大便微硬者,可与大承气汤,不硬者,不可与之。若不大便六七日,恐有燥屎,欲知之法,少与小承气汤,汤入腹中,转失气者,此有燥屎也,乃可攻之。若不转失气者,此但初头硬后必溏,不可攻之,攻之必胀满不能食也,欲饮水者,与水则哕。其后发热者,大便必复硬而少也,宜小承气汤和之。不转失气者,慎不可攻也。大承气汤。方一。

大黄四两　厚朴八两,炙　枳实五枚,炙　芒硝三合

上四味,以水一斗,先煮二味,取五升,下大黄,煮取二升,去滓,下芒硝,再煮一二沸,分二服,利则止后服。

小承气汤方

大黄四两,酒洗　厚朴二两,炙,去皮　枳实三枚,炙

上三味,以水四升,煮取一升二合,去滓,分温再服。

〔译文〕

黄阳明病,发潮热,大便微微发硬者,硬给与大承气汤,不硬者,则不可给予大承气汤。若六七日不大便,恐怕肠中结有燥屎,可用探测的方法,给病人少许的小承气汤,汤入腹中,转气不趋者,为肠中有燥屎的征象,即可使用攻下法。若没有转为失气者,这仅仅是起初大便干硬后必稀溏,故不可使用攻下法,若误用下法,必导致腹部胀满不能饮食,想饮水者,饮则呃逆。若气候重又发热者,大便必重新干硬且量少,宜用小承气汤主治。而不转失气者,慎用峻烈的大承气汤攻下。

◆ 原文

伤寒中风,医反下之,其人下利日数十行,谷不化,腹中雷鸣,心下痞硬而满,干呕,心烦不得安。医见心下痞,谓病不尽,复下之,其痞益甚。此非结热,但以胃中虚,客气上逆,故使硬也,属甘草泻心汤。方二。

甘草四两,炙　黄芩三两　干姜三两　大枣十二枚,擘　半夏半升,洗　黄连一两

上六味,以水一斗,煮取六升,去滓,再煎取三升,温服一升,日三服。有人参,见第四卷中。

〔译文〕

患有伤寒或中风证,医生误用下法,以至于病人每日腹泻十余次,饮食不能消化,腹中鸣响如雷,胃脘部痞硬胀满,干呕,心烦不得安宁。医生见胃脘部痞硬,以为是病未痊愈的缘故,复用下法,使其痞硬更加严重。这不是单纯的热结,而是因为胃中虚,病气上逆的缘故,故造成心下痞硬而胀满,宜用甘草泻心主治。

◆ 原文

下利脉大者,虚也,以强下之故也。设脉浮革,因尔肠鸣者,属当归四逆汤。方三。

当归三两　桂枝三两,去皮　细辛三两　甘草二两,炙　通草二两　芍药三两　大枣二十五枚,擘

上七味,以水八升,煮取三升,去滓,温服一升,半日三服。

〔译文〕
腹泻而脉象大的,属正气虚弱,这是强行攻下所造成的。若脉象浮革,并见肠鸣的,为血虚里寒,治疗时宜用当归四逆汤。

◆ 原文
阳明病,身合色赤,不可攻之。必发热,色黄者,小便不利也。

〔译文〕
阳明病患者,身体发红者,不可使用攻下法,若误施攻下,身体必会出现发热,面部赤黄,小便不利的症状。

◆ 原文
阳明病,心下硬满者,不可攻之。攻之,利遂不止者,死,利止者愈。

〔译文〕
患阳明病,症见心下痞应胀满者,万万不可使用攻下法,若误施攻下法,导致腹泻不止者,为死候,若腹泻可止者,则可治愈,还有生还的希望。

◆ 原文
阳明病,自汗出,若发汗,小便自利者,此为津液内竭,虽硬不可攻之。须自欲大便,宜蜜煎导而通之,若土瓜根及猪胆汁,皆可为导。方四。

食蜜七合

上一味,于铜器内,微火煎,当须凝如饴状,搅之勿令焦著,欲可丸,并手捻作挺,令头锐,大如指,长二寸许。当热时急作,冷则硬。以内谷道中,以手急抱,欲大便时,乃去之。疑非仲景意,已试甚良。又大猪胆一枚,泻汁,和少许法醋,以灌谷道内。如一食顷,当大便出宿食恶物,甚效。

〔译文〕
患阳明病,本来已汗出,若再用发汗法,小便自利者,这是体内津液受到亏耗的确缘故,此时虽大便干硬,也不可使用泻下法。须待病人欲解大便而难以排出的时候,用蜜煎导而通大便,或者用土瓜根以及猪胆汁,皆可做外导之剂。

辨可下病脉证并治第二十一

合四十四法,方一十一首

〔题解〕本篇主要论述了下法的使用原则,重集和补充了六经病篇可以攻下的各种证治。

◆ 原文

大法,秋宜下。

〔译文〕

就一般的治疗原则而言,秋季适宜使用攻下法。

◆ 原文

凡可下者,用汤胜丸散,中病便止,不必尽剂也。

〔译文〕

凡是可以攻下的病症,使用汤剂的疗效要好于丸剂、散剂,但要注意邪去病愈即应停止服药,没必要非服完一剂药。

◆ 原文

阳明病,发热,汗多者,急下之,宜大柴胡汤。方一。一法用小承气汤。

柴胡八两　枳实四枚,炙　生姜五两　黄芩三两　芍药三两　大枣十二枚,擘　半夏半升,洗

上七味,以水一斗二升,煮取六升,去滓,更煎取三升,温服一升,日三服。上方云,加大黄二两。若不加,恐不成大柴胡汤。

〔译文〕

阳明腑实证,发热出汗多的,应急以攻下,可用大柴胡汤主治。

◆ 原文

少阴病,得之二三日,口燥咽干者,急下之,宜大承气汤。方二。

大黄四两,酒洗　厚朴半斤,炙,去皮　枳实五枚,炙　芒硝三合

上四味,以水一斗,先煮二物,取五升,内大黄,更煮取二升,去滓,内芒硝,更上微火一两沸,分温再服。得下余勿服。

〔译文〕

患少阴病二三天,出现口燥咽喉干者,应急用攻下法,用大承气汤主治。

◆ 原文

少阴病,六七日,腹满不大便者,急下之,宜大承气汤。方三。用前第二方。

〔译文〕

患少阴病六七日,腹部胀满不大便者,应急用泻下法,宜用大承气汤。

◆ 原文

少阴病,下利清水,色纯青,心下必痛,口干燥者,可下之,宜大柴胡、大承气汤。方四。用前第二方。

〔译文〕

患少阴病,自下利而便清水,大便呈黑、绿色,胃脘部必会疼痛,若口干燥者,可用攻下法,宜用大柴胡、大承气汤主治。

◆ 原文

下利,三部脉皆平,按之心下硬者,急下之,宜大承气汤。方五。用前第二方。

〔译文〕

腹泻,寸关尺三部脉象皆平实有力,脘腹部按之坚硬的,是内结阳明燥屎、热结旁流之证,应当急下,可用大承气汤主治。

◆ 原文

下利,脉迟而滑者,内实也,利未欲止,当下之,宜大承气汤。方六。用前第二方。

〔译文〕

腹泻、脉象迟而滑的,属里有实邪、热结旁流之证,实邪不去,则腹泻不会停止,应当攻下,宜用大承气汤主治。

◆ 原文

阳明少阴合病,必下利,其脉不负者,为顺也。负者,失也,互相克贼,名为负也。脉滑而数者,有宿食,当下之,宜大承气汤。方七。用前第二方。

〔译文〕

阳明与少阴同时生病,必然下利,其脉象与症状合者未见木邪克土的征象,为顺证。有克贼征象的,则是逆证。表现负者,必使正气有失。因为肝脾二脏互相有克制义,故名为负。脉象滑而数者,这是胃肠有积滞食物的缘故,应用下法,宜用大承气汤主治。

◆ 原文

问曰:人病有宿食,何以别之?师曰:寸口脉浮而大,按之反涩,尺中亦微而涩,故知有宿食。当下之,宜大承气汤。方八。用前第二方。

〔译文〕

问:病人内停宿食者,怎样判断呢?老师答:病人寸口脉浮大,按之反现涩象的,尺部脉也微微见涩的,为宿食内停之征象,应当攻下,主治宜用大承气汤。

◆ 原文

下利,不欲食者,以有宿食故也,当下之,宜大承气汤。方九。用前第二方。

〔译文〕

腹泻,不想饮食的,这是宿食内停的表现,应当攻下,宜用大承气汤。

◆ 原文

下利差,至其年月日时复发者,以病不尽故也,当下之,宜大承气汤。方十。用前第二方。

〔译文〕

腹泻愈后,到了次年的同一时间又复发的,这是病邪未除尽的缘故,应当攻下,宜用大承气汤。

◆ 原文

病腹中满痛者,此为实也,当下之,宜大承气、大柴胡汤。方十一。用前第一、第二方。

〔译文〕

有腹中胀满疼痛症状的,这是内有实邪的征象,应当攻下,宜用大承气汤或大柴胡汤,二者皆可。

◆ 原文

下利,脉反滑,当有所去,下乃愈,宜大承气汤。方十二。用前第二方。

〔译文〕

腹泻,脉反见滑的,为宿食停滞于内的征象,攻下宿食就可痊愈,宜用大承气汤。

◆ 原文

腹满不减,减不足言,当下之,宜大柴胡、大承气汤。方十三。用前第一、第二方。

〔译文〕

腹部胀满持续不减轻,即使减轻也无济于事的,这是内有实邪的征象,应当攻下,可用大柴胡汤、大承气汤。

◆ 原文

伤寒后脉沉,沉者,内实也,下之解,宜大柴胡汤。方十四。用前第一方。

〔译文〕

伤寒病后,脉象沉实有力,是内有实邪的表现,攻下则可除实邪,宜大柴胡汤主治。

◆ 原文

伤寒六七日，目中不了了，睛不和，无表里证，大便难，身微热者，此为实也，急下之，宜大承气、大柴胡汤。方十五。用前第一、第二方。

〔译文〕

患有伤寒已六七天，症见视物不清晰，眼珠转动不灵活，没有明显的表里证，大便艰难，身体微热，这是内有燥屎里实的征象，应当即用攻下法，宜用大承气汤、大柴胡汤主治。

◆ 原文

太阳病未解，脉阴阳俱停，一作微。必先振栗汗出而解。但阴脉微一作尺脉实者，下之而解，宜大柴胡汤。方十六。用前第一方。一法，用调胃承气汤。

〔译文〕

太阳病邪还没有解除，阴、阳脉皆停，必先使用汗法使表邪解除，而阴脉微弱，尺部脉实者，用下法则可解除病邪，用大柴胡汤主治。

◆ 原文

脉双弦而迟者，必心下硬，脉大而紧者，阳中有阴也，可下之，宜大承气汤。方十七。用前第二方。

〔译文〕

脉象左右都弦而迟的，是寒饮内停的征象，病人多有心下痞胀硬结。脉象大而紧的，是阳盛邪实的征象，可以攻下，适宜用大承气汤主治。

◆ 原文

结胸者，项亦强，如柔痉状，下之则和。方十八。结胸门用大陷胸丸。

〔译文〕

患有结胸证者，项部也会强直，如同柔痉般，用攻下法治疗，强直则可转为柔和，宜用大陷胸丸主治。

◆ 原文

病人无表里证,发热七八日,虽脉浮数者,可下之,宜大柴胡汤。方十九。用前第一方。

〔译文〕

病人无典型的太阳表证,也没有阳明里证表现,只是患发热七八天的,虽脉象浮数,也可以用攻下法。

◆ 原文

太阳病六七日,表证仍在,脉微而沉,反不结胸,其人发狂者,以热在下焦,少腹当硬满,而小便自利者,下血乃愈。所以然者,以太阳随经,郁热在里故也,宜下之,以抵当汤。方二十。

水蛭三十枚,熬　桃仁二十枚,去皮尖　虻虫三十枚,去翅足,熬　大黄三两,去皮,破六片

上四味,以水五升,煮取三升,去滓,温服一升。不下者,更服。

〔译文〕

病人患太阳病六七天时,仍然存在表证,但脉象微沉,表证仍在,而见沉脉,则表邪入里,应当出先结胸证的症状。而今并无"结胸"症状出现,病人精神狂乱,这是下焦蓄热的缘故。郁热停滞下焦,小腹部应当坚硬胀满,而小便自利者,属蓄血症,须下血才可痊愈。之所以这样,是太阳本经邪热入里与血郁结的缘故,主治用抵当汤方即可。

◆ 原文

太阳病,身黄,脉沉结,少腹硬满,小便不利者,为无血也;小便自利,其人如狂者,血证谛,属抵当汤证。方二十一。用前第二十方。

〔译文〕

太阳病,出现皮肤泛黄,脉象沉结征象的,其若见少腹硬满,入小便不通利的,不属蓄血证;若小便自利者,病人且伴有狂乱若狂的,是蓄血症的症状,用抵当汤主治。

◆ 原文

伤寒有热,少腹满,应小便不利,今反利者,为有血也。当下之,宜抵当丸。方

二十二。

大黄三两　桃仁二十五个,去皮尖　虻虫去翅足,熬　水蛭各二十个,熬

上四味,捣筛,为四丸,以水一升,煮一丸,取七合,服之。晬时当下血,若不下者,更服。

〔译文〕

患伤寒的病人,若身上有热,小腹胀满者,从此症状推断,似膀胱蓄水证,但是膀胱蓄水证理应小便不利,今反而见小便通利,故并非膀胱蓄水症,而是下焦蓄血症状,治应下其瘀血,宜用抵当丸主治。

◆ 原文

阳明病,发热汗出者,此为热越,不能发黄也;但头汗出,身无汗,剂颈而还,小便不利,渴引水浆者,以郁热在里,身必发黄,宜下之,以茵陈蒿汤。方二十三。

茵陈蒿六两　栀子十四个,擘　大黄二两,破

上三味,以水一斗二升,先煮茵陈,减六升,内二味,煮取三升,去滓,分温三服。小便当利,尿如皂荚汁状,色正赤,一宿腹减,黄从小便去也。

〔译文〕

阳明病患者,出现发热汗出症状的,者是里热向外蔓延的缘故,肌肤就不会发黄。若只有头部出汗,而身体无汗,且小便不利,口渴欲饮水浆的,这是邪热郁滞在里的缘故,皮肤就会泛黄,可以用攻下法,用茵陈蒿汤主治。

◆ 原文

阳明证,其人喜忘者,必有蓄血。所以然者,本有久瘀血,故令喜忘。屎虽硬,大便反易,其色必黑,宜抵当汤下之。方二十四。用前第二十方。

〔译文〕

阴明证患者,健忘的,是体内有蓄血的缘故。之所以这样,是因为很早前就患有陈旧性瘀血,而导致的健忘,其症还伴随着大便硬但排便频数是症状,且大便的颜色必呈现黑色,宜用攻下法,主治用抵当汤主治。

◆ 原文

汗一作卧。出谵语者,以有燥屎在胃中,此为风也。须下者,过经乃可下之。下

之若早者,语言必乱,以表虚里实故也。下之愈,宜大柴胡、大承气汤。方二十五。用前第一方、第二方。

[译文]

病人汗出且谵语者,是肠中阻结燥屎,为感受风邪的表证。若须使用下法的,也要等风邪愈后,若过早地就使用下法,就必导致语言错乱的症状发生,这是因为表虚里实的缘故。使用下法皆可痊愈者,宜用大柴胡、大承气汤主治。

◆ 原文

病人烦热,汗出则解,又如疟状,日晡所发热者,属阳明也。脉实者,可下之,宜大柴胡、大承气汤。方二十六。用前第一、第二方。

[译文]

病人出现烦热症状的,汗出则病解,现又发作如疟疾般的,每到午后就定时发热的,属阳明里证。若其脉相实而有力者,可用下法,用大柴胡、大承气汤主治。

◆ 原文

阳明病,谵语有潮热,反不能食者,胃中有燥屎五六枚也;若能食者,但硬耳,属大承气汤证。方二十七。用前第二方。

[译文]

阳明病,谵语有潮热,本因胃中有热理应能食,今反而不能进食者,是肠中大约有燥屎五六枚的缘故;若能食,只是大便硬者,用大承气汤主治。

◆ 原文

下利谵语者,有燥屎也,属小承气汤。方二十八。

大黄四两　厚朴二两,炙,去皮　枳实三枚,炙

上三味,以水四升,煮取一升二合,去滓,分温再服。若更衣者,勿服之。

[译文]

病人下利且谵语者,是肠中有燥屎的缘故,宜用小承气汤主治。

◇ 原文

得病二三日，脉弱，无太阳、柴胡证，烦躁，心下痞，至四五日，虽能食，以小承气汤，少少与微和之，令小安，至六日，与承气汤一升。若不大便六七日，小便少者，虽不大便，但初头硬，后必溏，此未定成硬也，攻之必溏。须小便利，屎定硬，乃可攻之，宜大承气汤。方二十九。用前第二方。一云大柴胡汤。

〔译文〕

病人得病两三天，脉象微弱，没有太阳、柴胡症状，烦躁不安，胃脘部胀硬，至四五天时，虽可进食，可给病人少量的小承气汤，以微和胃气，使病人得到小安。若至六七天时，仍不大便，小便少，虽不可进食，也不能大剂攻下，仅是初头硬，后比溏薄，还不能确定大便成硬的症状，不可以攻下，若误用之，必使大便溏薄。须待小便自利，确定大便燥硬时，方可攻下，宜用大承气汤主治。

◇ 原文

太阳病中风，下利呕逆，表解者，乃可攻之。其人漐漐汗出，发作有时，头痛，心下痞硬满，引胁下痛，干呕则短气，汗出不恶寒者，此表解里未和也，属十枣汤。方三十。

芫花熬赤　甘遂　大戟各等分

上三味，各异捣筛，秤已，合治之。以水一升半，煮大肥枣十枚，取八合，去枣，内药末，强人服重一钱匕，羸人半钱，温服之，平旦服。若下少，病不除者，明日更服，加半钱。得快下利后，糜粥自养。

〔译文〕

太阳中风病，出现下利呕逆症状的，若想使用攻下法，必须待表邪解除后方可。其人若肢体微微发汗，且会定时发作，头痛，胃脘部痞硬胀满，而牵引胁下痛者，干呕呼吸短促，汗出不恶寒者，表明表邪已解而里邪未解，用十枣汤主治。

◇ 原文

太阳病不解，热结膀胱，其人如狂，血自下，下者愈。其外未解者，尚未可攻，当先解其外；外解已，但少腹急结者，乃可攻之，宜桃核承气汤。方三十一。

桃仁五十枚，去皮尖　大黄四两　甘草二两，炙　芒硝二两　桂枝二两，去皮

上五味，以水七升，煮四物，取二升半，去滓，内芒硝，更上火煎微沸，先食温服五合，日三服，当微利。

[译文]

太阳表证不解,热邪结于膀胱,病人狂乱不安,若有血自下者,病就会痊愈。其外邪未解者,还不可用攻下法;外邪已解,而小腹拘急郁结者,即可使用功下法,宜用核桃承气塘汤主治。

◆ 原文

伤寒七八日,身黄如橘子色,小便不利,腹微满者,属茵陈蒿汤证。方三十二。用前第二十三方。

[译文]

患伤寒七八天,身体如橘子黄色,小便不利,腹部微有胀满者,用茵陈蒿汤主治。

◆ 原文

伤寒发热,汗出不解,心中痞硬,呕吐而下利者,属大柴胡汤证。方三十三。用前第一方。

[译文]

患伤寒发热,汗出不得解,胃脘不痞硬,且伴有呕吐腹泻症状的,用大柴胡汤主治。

◆ 原文

伤寒十余日,热结在里,复往来寒热者,属大柴胡汤证。方三十四。用前第一方。

[译文]

患伤寒十来天,就会出现热结在里的症状,而寒热又反反复复者,用大柴胡汤主治。

◆ 原文

但结胸,无大热者,此为水结在胸胁也,但头微汗出者,属大陷胸汤。方三十五。

大黄六两　芒硝一升　甘遂末一钱匕

上三味,以水六升,先煮大黄,取二升,去滓,内芒硝,更煮一二沸,内甘遂末,温服一升。

〔译文〕

虽有结胸症状,但未出现大热者,是水在胸胁停结的缘故,且头部微微出汗的,用大陷胸汤主治。

◆ 原文

伤寒六七日,结胸热实,脉沉而紧,心下痛,按之石硬者,属大陷胸汤证。方三十六。用前第三十五方。

〔译文〕

患伤寒六七日,出现表热盛实的结胸证,且脉象沉而紧,胸脘部疼痛,用手按之硬如石,这是大结胸证,用大陷胸汤主治。

◆ 原文

阳明病,其人多汗,以津液外出,胃中燥,大便必硬,硬则谵语,属小承气汤证。方三十七。用前第二十八方。

〔译文〕

阴明病患者,必有多汗症状,以致津液外泻,胃中干燥,大便必燥硬,大便硬,则会谵语,属小承气汤证,用小承气汤主治。

◆ 原文

阳明病,不吐不下,心烦者,属调胃承气汤。方三十八。

大黄四两,酒洗　甘草二两,炙　芒硝半升

上三味,以水三升,煮取一升,去滓,内芒硝,更上火微煮令沸,温顿服之。

〔译文〕

病人患阴明病,未经催吐和泻下法治疗,而心烦躁者,用承气汤下郁热,以调理胃腑。

◆ 原文

阳明病,脉迟,虽汗出不恶寒者,其身必重,短气腹满而喘,有潮热者,此外欲解,可攻里也。手足濈然汗出者,此大便已硬也,大承气汤主之;若汗出多,微发热恶寒者,外未解也,桂枝汤主之。其热不潮,未可与承气汤;若腹大满不通者,与小承气汤,微和胃气,勿令至大泄下。方三十九。大承气汤用前第二方,小承气用前第二十八方。

桂枝汤方

桂枝去皮　芍药　生姜切,各三两　甘草二两,炙　大枣十二枚,擘

上五味,以水七升,煮取三升,去滓,温服一升。服汤后,饮热稀粥一升余,以助药力,取微似汗。

〔译文〕

阳明病患者,脉象迟,虽有汗出但不恶寒,不可用承气汤攻其里,待患者身体必定沉重,短气腹部胀满而喘气,出现潮热的,表明外证已解,此时可用攻下法,攻下其里实。手足不断出汗者,是大便已燥硬的确凿证据,可用大承气汤主治;若出汗过多,微微发热而惧寒者,说明外邪未解,用桂枝汤主治。其热不潮,不可用承气汤攻之;若腹部胀满且大便不通者,可用小承气汤,微调其胃气,切忌过分泻下,以免伤其正气。

◆ 原文

阳明病潮热,大便微硬者,可与大承气汤;不硬者,不可与之。若不大便六七日,恐有燥屎,欲知之法,少与小承气汤,汤入腹中,转失气者,此有燥屎也,乃可攻之。若不转失气者,此但初头硬,后必溏,不可攻之,攻之必胀满不能食也,欲饮水者,与水则哕。其后发热者,大便必复硬而少也,宜以小承气汤和之。不转失气者,慎不可攻也。方四十。并用前方。

〔译文〕

患有阳明病者,大便微硬者,可给予其大承气汤;若不便不硬者,不可给予大承气汤。若六七日过后仍未大便者,唯恐肠中有燥屎,可用探测的方法,先给予少量的小承气汤,服用后腹中转气不趋的,为有燥硬屎的征象,即可使用攻下的方法。若服用小承气汤后,未转失气的,这只是大便起初硬,后比溏薄的征象,不可用攻下法,若误攻之不腹部胀满不可进食,想要喝水者,喝下去就会发生呃逆。若后来又有发热症状,大便必又出现燥硬且少量的症状,宜用小承气汤和下。总而言之,

未转失气者,要慎用攻下法。

◆ 原文

阳明病,谵语,发潮热,脉滑而疾者,小承气汤主之。因与承气汤一升,腹中转气者,更服一升;若不转气者,勿更与之。明日又不大便,脉反微涩者,里虚也,为难治,不可更与承气汤。方四十一。用前第二十八方。

〔译文〕

患阳明病者,谵语,出现潮热,脉滑而疾的,可用小承气汤主治。因服承气汤一升,腹中出现转气者,可再服一升承气汤;若没有转气者,就不要再续服了。待次日,仍不大便的,脉反而微瑟者,这是里虚的症状,较难治,不可再给其服承气汤。

◆ 原文

二阳并病,太阳证罢,但发潮热,手足漐漐汗出,大便难,而谵语者,下之则愈,宜大承气汤。方四十二。用前第二方。

〔译文〕

二阳并病,太阳证已解,只是法潮热,手足不断地汗出,大便艰难,且出现谵语者,用攻下法则可愈,宜用大承气汤主治。

◆ 原文

病人小便不利,大便乍难乍易,时有微热,喘冒不能卧者,有燥屎也,属大承气汤证。方四十三。用前第二方。

〔译文〕

病人小便不利,大便忽而困难,忽而容易,时不时就会有微热,喘息昏冒而不能安卧者,是有燥屎的缘故,属大承气汤证,用大承气汤主治。

◆ 原文

大下后,六七日不大便,烦不解,腹满痛者,此有燥屎也。所以然者,本有宿食故也,属大承气汤证。方四十四。用前第二方。

〔译文〕

使用攻下法,大剂攻下后,若六七日大便仍不解,且烦躁不解,腹部胀满疼痛者,是肠中有燥屎的缘故。之所以出现这种症状,是肠中停滞有不消化的食物的缘故,属于大承气汤证,仍可攻下,主治宜用大承气汤。

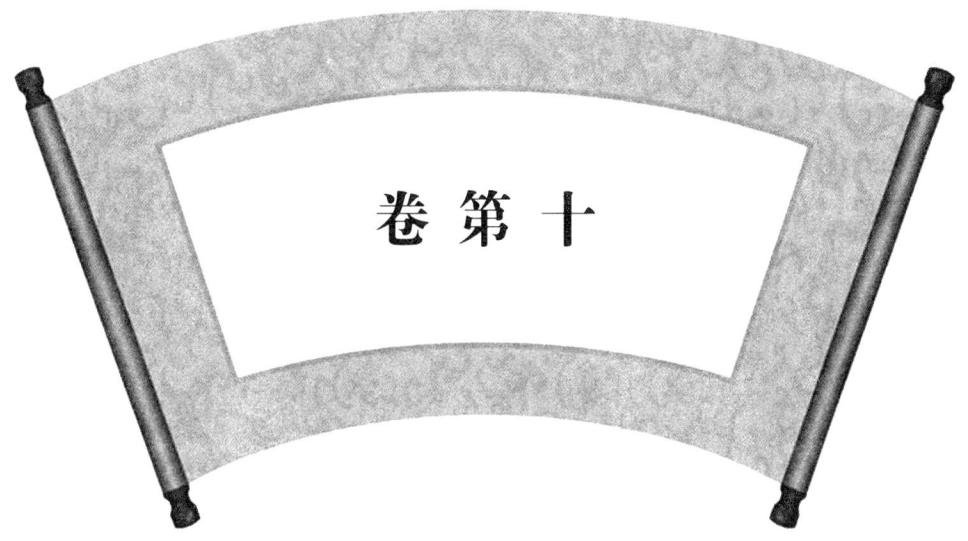

辨发汗吐下后病脉证并治第二十二

合四十八法,方三十九首

〔题解〕本篇主要为重集六经病篇汗吐下后的各种变证。

◆ 原文

师曰:病人脉微而涩者,此为医所病也。大发其汗,又数大下之,其人亡血,病当恶寒,后乃发热,无休止时。夏月盛热,欲著复衣,冬月盛寒,欲裸其身。所以然者,阳微则恶寒,阴弱则发热,此医发其汗,使阳气微,又大下之,令阴气弱。五月之时,阳气在表,胃中虚冷,以阳气内微,不能胜冷,故欲著复衣;十一月之时,阳气在里,胃中烦热,以阴气内弱,不能胜热,故欲裸其身。又阴脉迟涩,故知亡血也。

〔译文〕

老师说:病人脉象微弱且不流利者,这是医生所造成的病变。因医生给病人误施大发汗法,又屡次地给病人大泻下,使其大大地亏耗血液,本来病恶寒,后来有转变为发热,周而复始,没有终止的时候。盛夏时节,却想多穿些衣服,而冬月盛寒的时节,却想脱衣裸体。之所以造成这样的原因,是因为阳气微就会怕冷,阴气弱就会发热,医生若发其汗,使阳气微弱,又误用大泻法,使阴气弱。五月的时节,阳气在表,胃中虚冷,导致内在的阳气微弱,不能抵挡寒冷,所以想多穿些衣服;而十一月的时节,阳气在里,胃中烦热,导致内在阴气微弱,不能抵御烦热,所以想脱衣裸体。此外,根据尺部脉象的迟涩不利,可断定为荣血虚弱。

◆ 原文

寸口脉浮大,而医反下之,此为大逆。浮则无血,大则为寒,寒气相搏,则为肠鸣。医乃不知,而反饮冷水,令汗大出,水得寒气,冷必相搏,其人则噎。

〔译文〕

病人寸口脉象浮而大的,医生反而误用攻下法,这是治疗中的大忌。因为脉浮是血虚而气浮在外的征象,脉大则是中寒而阳外浮的迹象,实际上是中焦虚寒,与外浮的阳气相搏击,而引起的肠鸣。医者不懂得其中的道理,反而给病人以饮冷水,使其汗大出,冷水遇上寒气,必致冷寒相搏,故病人必噎塞。

◆ 原文

太阳病三日,已发汗,若吐,若下,若温针,仍不解者,此为坏病,桂枝不中与之也。观其脉证,知犯何逆,随证治之。

〔译文〕

病人患太阳病已三天,已经使用过发汗的方法,又使用催吐,攻下,温针的方法,病情仍无好转者,是因医生的治疗不当,而发生病变的缘故,此时,桂枝汤于其病已经不适用。应观察其脉证,查明导致病变的根本原因,而随症制定治疗方案。

◆ 原文

脉浮数者,法当汗出而愈,若下之,身重,心悸者,不可发汗,当自汗出乃解。所以然者,尺中脉微,此里虚,须表里实,津液和,便自汗出愈。

〔译文〕

脉象浮而数的,理应适用汗法使其出汗后,而病自愈,若误用攻下法,使身体沉重、心悸动者,治疗时不可再发其汗,当是自动汗出,而病解。之所以这样,是尺中脉微弱,是里虚的征象,待表里之气趋于恢复,津液通和,则汗自出而病自愈。

◆ 原文

凡病若发汗,若吐,若下,若亡血,无津液,阴阳脉自和者,必自愈。

〔译文〕

大凡疾病,如果经过发汗、催吐、泻下的方法治疗后,致使血液、津液受到损伤的,若阴阳脉能够日趋调和的,病则可自愈。

◆ 原文

大下之后,复发汗,小便不利者,亡津液故也,勿治之,得小便利,必自愈。

〔译文〕

大凡疾病,经过猛烈地泻下之后,重新发汗,而致小便不利,这是津液受损的缘故,这时就不要再用利小便的方式实施治疗了,得等到小便自利时,病则自愈。

◆ **原文**

下之后,复发汗,必振寒,脉微细。所以然者,以内外俱虚故也。

〔译文〕

大用下法之后,又发其汗,必会振颤畏寒,脉象微弱。之所以这样,是内外皆虚的缘故。

◆ **原文**

本发汗,而复下之,此为逆也;若先发汗,治不为逆。本先下之,而反汗之,为逆;若先下之,治不为逆。

〔译文〕

今病属表证,本应发汗,而医者却大用下法,这在医学上是错误的疗法。若先法其汗,解表邪后,再用下法,就是正确的疗法了;今病属里证,本应先用下法,而医者反而使用汗法的,这在医学上也是错误的疗法,如果先使用下法,再发其汗,就不错误了。

◆ **原文**

太阳病,先下而不愈,因复发汗,以此表里俱虚,其人因致冒,冒家汗出自愈。所以然者,汗出表和故也。得表和,然后复下之。

〔译文〕

患有太阳病,先使用下法而不愈的,因又使用发汗法,导致表里皆虚,病人因此而感冒者,若汗出则病自愈,之所以这样,是汗出使表邪调和的缘故。表邪去后,再使用下法攻里即可。

◆ **原文**

得病六七日,脉迟浮弱,恶风寒,手足温,医二三下之,不能食,而胁下满痛,面目及身黄,颈项强,小便难者,与柴胡汤,后必下重。本渴饮水而呕者,柴胡不中与也,食谷者哕。

〔译文〕

病人得病已经六七天了,脉象迟且浮弱,有恶风寒,手脚温暖的症状,医生反复两三次用下法,而导致不能进食,胁下胀满疼痛,面目及全身发黄,颈项强急,小便困难等症状,此时若用柴胡汤治之,必会感到肛坠重。本来口渴而饮水出现呕吐者,或进食后发生呃逆的,柴胡汤亦不适治。

◆ 原文

太阳病,二三日,不能卧,但欲起,心下必结,脉微弱者,此本有寒分也。反下之,若利止,必作结胸;未止者,四日复下之,此作协热利也。

〔译文〕

患太阳病两三天,不可安静地躺卧,欲起身,其胸脘之间必有痞结,脉象微弱者,这是平素有寒饮积于心下部的缘故。医生反而误用下法,若下利已止,必将出现结胸;若下利未止者,四日时再重新使用泻下法,此必形成协热利。

◆ 原文

太阳病,下之,其脉促,一作纵。不结胸者,此为欲解也。脉浮者,必结胸;脉紧者,必咽痛;脉弦者,必两胁拘急;脉细数者,头痛未止;脉沉紧者,必欲呕;脉沉滑者,协热利;脉浮滑者,必下血。

〔译文〕

太阳病,使用了下法后,病人的脉象急促,不出现结胸症状的,这是邪未入里而欲外解的征象。脉浮者,必会出现结胸;脉紧者,必会咽喉疼痛;脉弦者,必会两胁拘急;脉微细且数者,表明头痛还未停止;脉沉紧者,必将作呕;脉沉滑者,出现协热利;脉浮滑者,必见大便下血。

◆ 原文

太阳少阳并病,而反下之,成结胸,心下硬,下利不止,水浆不下,其人心烦。

〔译文〕

太阳病又并发少阳病者,若反用下法,必会形成结胸的变证,胃脘部满硬,下利不止,汤水不下,病人必见心烦意乱。

◆ 原文

脉浮而紧,而复下之,紧反入里,则作痞,按之自濡,但气痞耳。

〔译文〕

脉象浮且紧,这是太阳表证的缘故,若表证已用汗法解之,此时又复用下法,使脉浮紧变为脉沉紧,随之使病传变为痞,按其柔软,其痞部不硬不痛,这仅是气分的痞结。

◆ 原文

伤寒吐下发汗后,虚烦,脉甚微,八九日心下痞硬,胁下痛,气上冲咽喉,眩冒,经脉动惕者,久而成痿。

〔译文〕

伤寒病,经过涌吐、泻下、发汗法后,致使虚烦不安,脉象非常微弱,到八九日时,又出现胃脘部痞塞硬满,胁下部疼痛,并有气上冲咽喉,使人晕眩,全身经脉跳动症状者,时间久了,此证可转变为痿证。

◆ 原文

阳明病,不能食,若攻其热必哕。所以然者,胃中虚冷故也,以其人本虚,攻其热必哕。

〔译文〕

阳明病患者,不能进食者,若实攻下其热必会出现呃逆。之所以这样,是胃中虚冷的缘故,其病人本来中气虚,故误用攻热法必会导致呃逆。

◆ 原文

阳明病,脉迟,食难用饱,饱则发烦,头眩,必小便难,此欲作谷疸。

〔译文〕

患阳明病,脉象微迟,进食不能过饱,食饱就会出现微烦不适,头晕眩的症状,必然引起小便困难,这是即将发生谷疸病的征兆。

卷第十

◆ 原文

夫病阳多者热，下之则硬；汗多，极发其汗亦硬。

〔译文〕

凡病属阳气亢盛的发热，用攻下法则会引起大便硬结；出汗多的，用峻药发汗的亦会引起大便硬结。

◆ 原文

太阳病，寸缓关浮尺弱，其人发热，汗出，复恶寒，不呕，但心下痞者，此以医下之也。

〔译文〕

太阳病，寸脉缓、关脉浮、尺脉弱，其病人有发热，汗出症状，又见恶寒，不呕，仅觉心下痞硬症状者，这是医生误用下法所致。

◆ 原文

太阴之为病，腹满而吐，食不下，自利益甚，时腹自痛。若下之，必胸中结硬。

〔译文〕

太阴病，症见腹部胀满而呕吐，饮食不下，有自下利证，腹中时不时会自发疼痛。若误用攻下，势必导致胃脘部硬结。

◆ 原文

伤寒大吐大下之，极虚，复极汗者，其人外气怫郁，复与之水，以发其汗，因得哕。所以然者，胃中寒冷故也。

〔译文〕

患有伤寒者，经过大吐大下后，胃气已经及其虚弱，又复极大汗出者，其体表之气必遏郁不舒，医生误认为表邪未解，反给予饮水发汗的方法，必会引起呃逆。之所以会这样，是其人胃中寒冷的缘故。

◆ 原文

吐利发汗后，脉平，小烦者，以新虚不胜谷气故也。

〔译文〕

霍乱病人,呕吐下利汗出等证已经解除后,脉象平和如常,至少微微心烦者,这是霍乱之后胃气尚虚,消化功能未复,不能胜水谷之气的缘故。

◆ 原文

太阳病,医发汗,遂发热恶寒,因复下之,心下痞。表里俱虚,阴阳气并竭,无阳则阴独。复加烧针,因胸烦、面色青黄、肤瞤者,难治。今色微黄、手足温者,易愈。

〔译文〕

太阳病,医生发汗后,由于发汗不当,随之导致发热恶寒,因病未解而又复使攻下法,导致心下痞塞。因使用汗下法失当,以致表的阳气与里的阴气都受到损害而亏虚,同时因误下邪陷,表证反得解除,邪结承痞而里证独具。失去阳气则阴寒独盛,再用烧针治之,因而又增加了胸中烦热。对其预后来说,若面部颜色青黄,肌肤跳动的,较难医治;紧面部颜色微黄,手足温暖的,还较易治愈。

◆ 原文

太阳病,得之八九日,如疟状,发热恶寒,热多寒少,其人不呕,清便欲自可,一日二三度发。脉微缓者,为欲愈也;脉微而恶寒者,此阴阳俱虚,不可更发汗、更下、更吐;面色反有热色者,未欲解也,以其不能得小汗出,身必痒,属桂枝麻黄各半汤。方一。

桂枝一两十六铢　芍药一两　生姜一两,切　甘草一两,炙　麻黄一两,去节　大枣四枚,擘　杏仁二十四个,汤浸,去皮尖及两仁者

上七味,以水五升,先煮麻黄一二沸,去上沫,内诸药,煮取一升八合,去滓,温服六合。本云,桂枝汤三合,麻黄汤三合,并为六合,顿服。

〔译文〕

患太阳病大约八九日,出现如疟疾一样的症状,恶寒,发热的时间较多,恶寒的时间较少,病人并不呕吐,大小便也还算正常。脉象微缓者,是病魔将除的征象;脉象微弱而恶寒者,这是阴阳皆虚的征兆,此时不可再发汗、或者攻下、涌吐的办法;病人面色反出现红色的,表明表证还未解除,因为其连轻微的汗出都没有,故身体瘙痒,用桂枝麻黄各半汤主治。

卷第十

◆ 原文

服桂枝汤，或下之，仍头项强痛，翕翕发热，无汗，心下满微痛，小便不利者，属桂枝去桂加茯苓白术汤。方二。

芍药三两　甘草二两,炙　生姜三两,切　白术三两　茯苓三两　大枣十二枚,擘

上六味，以水八升，煮取三升，去滓，温服一升，小便利则愈。本云，桂枝汤，今去桂枝，加茯苓白术。

〔译文〕

太阳中风后，复用了桂枝汤，或使用了下法后，仍觉头、颈部仍觉剧烈疼痛的，翕翕发热，没有汗出，胃脘部胀满且微微作痛，小便不利的，用桂枝去桂加茯苓白术汤主治。

◆ 原文

太阳病，先发汗不解，而下之，脉浮者不愈。浮为在外，而反下之，故令不愈。今脉浮，故在外，当须解外则愈，宜桂枝汤。方三。

桂枝三两,去皮　芍药三两　生姜三两,切　甘草二两,炙　大枣十二枚,擘

上五味，以水七升，煮取三升，去滓，温服一升，须臾歠热稀粥一升，以助药力，取汗。

〔译文〕

患太阳病，起初用发汗法未解的，随之用攻下法，脉象为浮者不能痊愈。脉象浮，表明病邪在外，而反用攻下法，故使其病不愈。今呈现脉浮，可得知病邪在表，外邪解则病就会痊愈，用桂枝汤主治即可。

◆ 原文

下之后，复发汗，昼日烦躁不得眠，夜而安静，不呕，不渴，无表证，脉沉微，身无大热者，属干姜附子汤。方四。

干姜一两　附子一枚,生用,去皮,破八片

上二味，以水三升，煮取一升，去滓，顿服。

〔译文〕

病人泻下之后，又使用了发汗的方法，使得病人白天心烦燥乱不安而不得安宁，夜里反而可以安静入睡，没有呕吐、口渴的症状，也没有表证，脉沉微，身表没有

大热现象,此种病候宜用干姜附子汤主治。

◆ 原文

伤寒若吐若下后,心下逆满,气上冲胸,起则头眩,脉沉紧,发汗则动经,身为振振摇者,属茯苓桂枝白术甘草汤。方五。

茯苓四两　桂枝三两,去皮　白术二两　甘草二两,炙

上四味,以水六升,煮取三升,去滓,分温三服。

〔译文〕

患伤寒的病人,使用了涌吐、攻下的方法后,感觉胃脘部气逆闷满,气上冲胸部,且站立就觉得头部晕眩,脉象沉紧,此时使用发汗法就会影响于经脉,使身体发生振动摇摆的,用茯苓桂枝白术甘草汤主治。

◆ 原文

发汗若下之后,病仍不解,烦躁者,属茯苓四逆汤。方六。

茯苓四两　人参一两　附子一枚,生用,去皮,破八片　甘草二两,炙　干姜一两半

上五味,以水五升,煮取二升,去滓,温服七合,日三服。

〔译文〕

患太阳病患者,经过发汗或攻下法之后,病仍未解除,且伴有烦躁不安者,用茯苓四逆汤主治。

◆ 原文

发汗吐下后,虚烦不得眠,若剧者,必反覆颠倒,心中懊憹,属栀子豉汤;若少气者,栀子甘草豉汤;若呕者,栀子生姜豉汤。方七。

肥栀子十四枚,擘　香豉四合,绵裹

上二味,以水四升,先煮栀子,得二升半,内豉,煮取一升半,去滓,分为二服,温进一服。得吐者,止后服。

栀子甘草豉汤方

肥栀子十四个,擘　甘草二两,炙　香豉四合,绵裹

上三味,以水四升,先煮二味,取二升半,内豉,煮取一升半,去滓,分二服,温进

一服。得吐者,止后服。

栀子生姜豉汤方

肥栀子十四个,擘　生姜五两,切　香豉四合,绵裹

上三味,以水四升,先煮二味,取二升半,内豉,煮取一升半,去滓,分二服,温进一服。得吐者,止后服。

〔译文〕

太阳病,经过发汗、催吐的方法后,出现虚烦不能入眠的现象,若此现象剧烈者,一定会烦躁的翻来覆去,用栀子豉汤主治;若胸中气息不足的,用栀子甘草豉汤主治;若出现呕吐的,用栀子生姜豉汤主治。

◇ 原文

发汗若下之,而烦热胸中窒者,属栀子豉汤证。方八。用前初方。

〔译文〕

太阳病患者,使用过泻下法后,而出现烦热,胸中有闭塞感者,属于栀子豉汤症,用栀子豉汤主治之。

◇ 原文

太阳病,过经十余日,心下温温欲吐,而胸中痛,大便反溏,腹微满,郁郁微烦,先此时极吐下者,与调胃承气汤。若不尔者,不可与。但欲呕,胸中痛,微溏者,此非柴胡汤证。以呕故知极吐下也,调胃承气汤。方九。

大黄四两,酒洗　甘草二两,炙　芒硝半升

上三味,以水三升,煮取一升,去滓,内芒硝,更上火令沸,顿服之。

〔译文〕

太阳病患者,经过了十余天,病人仍旧感觉胃脘部泛泛欲呕吐,而胸中疼痛,大便反而溏薄,腹部微感胀满,胸中郁郁微烦不舒。在此之前若已经使用了大吐大下的方法,可用承气汤以调和胃腑。若不是这样的情况,就不可用承气汤了。单是想呕吐,胸中疼痛,大便微微溏稀者,这并不是柴胡汤证。根据心中泛泛欲吐之状,知道这是大吐大下所致,可用承气汤以调理胃腑。

◆ 原文

太阳病,重发汗,而复下之,不大便五六日,舌上燥而渴,日晡所小有潮热,(一云,日晡所发心胸大烦)从心下至少腹硬满而痛,不可近者,属大陷胸汤。方十。

大黄六两,去皮,酒洗　芒硝一升　甘遂末一钱匕

上三味,以水六升,煮大黄,取二升,去滓,内芒硝,煮两沸,内甘遂末,温服一升,得快利,止后服。

〔译文〕

太阳病患者,经过多次发汗后,又用攻下法,致五六日不大便,舌干口燥,午后至傍晚这段时间,体内微有潮热者,感觉从心下至小腹部硬满作痛,不可用手触碰,用大陷胸汤主治。

◆ 原文

伤寒五六日,已发汗,而复下之,胸胁满微结,小便不利,渴而不呕,但头汗出,往来寒热,心烦者,此为未解也,属柴胡桂枝干姜汤。方十一。

柴胡半斤　桂枝三两,去皮　干姜二两　栝楼根四两　黄芩三两　甘草二两,炙　牡蛎二两,熬

上七味,以水一斗二升,煮取六升,去滓,再煎取三升,温服一升,日三服。初服微烦,后汗出便愈。

〔译文〕

患伤寒已有五六日,已用过发汗法,且也用过下法,病患未见好转,现在感觉胸满微结,小便不利,口渴但不呕吐,而头部汗出,寒热往来无常,且心烦意乱者,这是病邪未解的征象,用柴胡桂枝干姜汤主治。

◆ 原文

伤寒发汗,若吐若下,解后,心下痞硬,噫气不除者,属旋覆代赭汤。方十二。

旋覆花三两　人参二两　生姜五两　代赭一两　甘草三两,炙　半夏半升,洗　大枣十二枚,擘

上七味,以水一斗,煮取六升,去滓,再煎取三升,温服一升,日三服。

〔译文〕

患伤寒病者,经过发汗,或用过催吐、攻下等疗法后,外邪已解,唯独感到胃脘

部痞硬,噫气未除者,用旋覆代赭汤主治。

◆ 原文

伤寒大下之,复发汗,心下痞,恶寒者,表未解也,不可攻痞,当先解表,表解乃攻痞,解表宜桂枝汤,用前方;攻痞宜大黄黄连泻心汤。方十三。

大黄二两,酒洗　黄连一两

上二味,以麻沸汤二升渍之,须臾绞去滓,分温再服。有黄芩,见第四卷中。

〔译文〕

患伤寒,使用下法大攻下后,重又发汗,致使胃脘部痞硬,恶寒者,是表邪未解的征象,此时万万不可攻痞,当先解表邪,待表邪解除后,在解里,攻其痞。解表宜用桂枝汤;而解里攻痞宜用大黄黄连泻心汤。

◆ 原文

伤寒若吐下后,七八日不解,热结在里,表里俱热,时时恶风,大渴,舌上干燥而烦,欲饮水数升者,属白虎加人参汤。方十四。

知母六两　石膏一斤,碎　甘草二两,炙　粳米六合　人参三两

上五味,以水一斗,煮米熟汤成,去滓,温服一升,日三服。

〔译文〕

患伤寒,使用涌吐、下法七八日后,病邪仍未除,这是热邪结积在里的症状,出现体外体内皆热,时时恶风寒,口渴严重,舌苔干燥而心烦不安,有喝几升水欲望者,用白虎加人参汤主治。

◆ 原文

伤寒若吐若下后,不解,不大便五六日,上至十余日,日晡所发潮热,不恶寒,独语如见鬼状。若剧者,发则不识人,循衣摸床,惕而不安,(一云顺衣妄撮,怵惕不安)微喘直视,脉弦者生,涩者死。微者,但发热,谵语者,属大承气汤。方十五。

大黄四两,去皮,酒洗　厚朴半斤,炙　枳实五枚,炙　芒硝三合

上四味,以水一斗,先煮二味,取五升,内大黄,煮取二升,去滓,内芒硝,更煮令一沸,分温再服。得利者,止后服。

〔译文〕

患伤寒者,使用了涌吐、攻下法后,病魔仍未消除,且五六天乃至十余天不大便者,午后至傍晚时分,微微发生潮热,没有恶寒症状,独自言语如见鬼神般。倘若病情严重者,病发作时不认识身边的人,捻衣摸床,警惕不安,气促微喘,双目直视,脉象弦的,可以通过治愈生还,而脉象涩的,必死无疑。病情轻微的,只是发热谵语者,用大承气汤主治即可。

◆ 原文

三阳合病,腹满身重,难以转侧,口不仁,面垢。(又作枯,一云向经)

〔译文〕

三阳合病,即太阳、阳明、少阳三经同时出现病症,导致腹部胀满身体沉重,不变转侧,且言语不利,而面部油垢污浊。

◆ 原文

谵语遗尿,发汗则谵语,下之则额上生汗,若手足逆冷,自汗出者,属白虎汤。方十六。

知母六两　石膏一斤,碎　甘草二两,炙　粳米六合

上四味,以水一斗,煮米熟汤成,去滓,温服一升,日三服。

〔译文〕

三阳合病,出现谵语遗尿,若使用发汗法就出现谵语,而使用下法又导致额上出汗,如果手脚厥冷,汗自出者,用白虎汤主治。

◆ 原文

阳明病,脉浮而紧,咽燥口苦,腹满而喘,发热汗出,不恶寒,反恶热,身重。若发汗则躁,心愦愦而反谵语;若加温针,必怵惕烦躁不得眠;若下之,则胃中空虚,客气动膈,心中懊憹,舌上胎者,属栀子豉汤证。方十七。用前第七方

〔译文〕

患阳明病,脉象浮而紧,证见咽喉干燥,口中甚觉苦味,腹部胀满而喘息,发热汗出,不畏无汗,反而畏惧炎热,身体沉重。若误用发汗法,就会致心中烦乱不安,且见谵语;若误用温针,必惊恐肉跳,烦躁不得入眠;若误用下法,就会导致胃气损

耗,外邪乘虚扰入胸膈间,引起心中懊憹,舌上有黄白薄腻苔者,属栀子鼓汤证,宜用栀子鼓汤主治。

◆ 原文

阳明病,下之,心中懊憹而烦,胃中有燥屎者,可攻。腹微满,初头硬,后必溏,不可攻之。若有燥屎者,宜大承气汤。方十八。用前第十五方。

〔译文〕

阳明病患者,使用下法后,心中懊憹而烦躁不安,肠中有大便干燥硬结者,可用攻下法。若只是腹部胀满,大便只是起初硬结,后必溏泻者,不可用攻下法。若大便干燥硬结者,宜用大承气汤主治。

◆ 原文

太阳病,若吐若下若发汗后,微烦,小便数,大便因硬者,与小承气汤和之愈。方十九。

大黄四两,酒洗　厚朴二两,炙　枳实三枚,炙

上三味,以水四升,煮取一升二合,去滓,分温二服。

〔译文〕

患太阳病,若使用过催吐、泻下、发汗的方法后,出现微微烦躁不安、小便频数症状,而致大便干硬者,用小承气调和胃腑,方可痊愈。

◆ 原文

大汗,若大下而厥冷者,属四逆汤。方二十。

甘草二两,炙　干姜一两半　附子一枚,生用,去皮,破八片

上三味,以水三升,煮取一升二合,去滓,分温再服,强人可大附子一枚,干姜四两。

〔译文〕

病人因大汗出,或者严重泻下而导致的手足厥冷者,用四逆汤主治。

◆ 原文

太阳病,下之后,其气上冲者,可与桂枝汤;若不上冲者,不得与之。方二十一。

用前第三方。

〔译文〕
　　太阳病患者,使用下法后,若感觉胸中有气息上逆者,可给予桂枝汤以治之;若胸中没有气息上逆者,则不可给予桂枝汤。

◆ 原文
　　太阳病,下之后,脉促胸满者,属桂枝去芍药汤。方二十二。促,一作纵。
　　桂枝三两,去皮　甘草二两,炙　生姜三两　大枣十二枚,擘
　　上四味,以水七升,煮取三升,去滓,温服一升。本云,桂枝汤,今去芍药。

〔译文〕
　　患太阳病,使用下法后,脉象急促有力且胸满烦闷者,用桂枝去芍药汤主治。

◆ 原文
　　若微寒者,属桂枝去芍药加附子汤。方二十三。
　　桂枝三两,去皮　甘草二两,炙　生姜三两,切　大枣十二枚,擘　附子一枚,炮
　　上五味,以水七升,煮取三升,去滓,温服一升。本云,桂枝汤,今去芍药加附子。

〔译文〕
　　太阳病,若微微恶寒者,应用桂枝去芍药加附子汤主治。

◆ 原文
　　太阳病桂枝证,医反下之,利遂不止,脉促者,表未解也;喘而汗出者,属葛根黄芩黄连汤。方二十四。促,一作纵。
　　葛根半斤　甘草二两,炙　黄芩三两　黄连三两
　　上四味,以水八升,先煮葛根,减二升,内诸药,煮取二升,去滓,温分再服。

〔译文〕
　　患有太阳病,出现脉浮缓自汗出的桂枝证,若医生误用下法,导致肠胃受伤而下利不止,脉象急促者,是表邪未解的征象;喘息而汗出者,用属葛根黄芩黄连汤主治。

◆ 原文

太阳病,下之微喘者,表未解故也,属桂枝加厚朴杏子汤。方二十五。

桂枝三两,去皮　芍药三两　生姜三两,切　甘草二两,炙　厚朴二两,炙去皮　大枣十二枚,擘　杏仁五十个,去皮尖

上七味,以水七升,煮取三升,去滓,温服一升。

〔译文〕

患太阳病,医生若误用下法导致脉象微弱喘息者,这是表邪未解的缘故,宜用桂枝加厚朴杏子汤主治。

◆ 原文

伤寒,不大便六七日,头痛有热者,与承气汤。其小便清者,一云大便青。知不在里,仍在表也,当须发汗;若头痛者,必衄。宜桂枝汤。方二十六。用前第三方。

〔译文〕

患伤寒病,六七天不大便,伴有头痛发热者,用承气汤主治。若其小便清白者,这是病邪在里而非在表的征象,须用发汗法;若头痛不愈而导致鼻子出血者,宜用桂枝汤主治。

◆ 原文

伤寒五六日,大下之后,身热不去,心中结痛者,未欲解也,属栀子豉汤证。方二十七。用前第七方。

〔译文〕

患有伤寒五六日,使用大剂泻下药后,若身体仍然发热,心中硬结作痛者,这是病邪未解的征象,属栀子豉汤证,须用栀子豉汤主治。

◆ 原文

伤寒下后,心烦腹满,卧起不安,属栀子厚朴汤。方二十八。

栀子十四枚,擘　厚朴四两,炙　枳实四个,水浸,炙令赤。

上三味,以水三升半,煮取一升半,去滓,分二服,温进一服。得吐者,止后服。

〔译文〕
　　患有伤寒病,使用下法后,伤其津液,出现心烦意乱,腹部胀满,起卧不安者,用栀子厚朴汤主治。

◇ 原文
　　伤寒,医以丸药大下之,身热不去,微烦者,属栀子干姜汤。方二十九。
　　栀子十四个,擘　干姜二两
　　上二味,以水三升半,煮取一升半,去滓,分二服。一服得吐者,止后服。

〔译文〕
　　患有伤寒病人,医生使用峻烈的丸药泻下后,身热不退,心中微微烦躁者,用栀子干姜汤主治。

◇ 原文
　　凡用栀子汤,病人旧微溏者,不可与服之。

〔译文〕
　　大凡使用栀子汤时,若病人平素患者大便稀溏的,就要慎用或者不用。

◇ 原文
　　伤寒医下之,续得下利,清谷不止,身疼痛者,急当救里;后身疼痛,清便自调者,急当救表。救里宜四逆汤,救表宜桂枝汤。方三十。并用前方。

〔译文〕
　　患伤寒的病人,若医生误用泻下法,使得病人断续下利不止,且不断地泻下不消化的食物,身体疼痛,此时即使表邪未除,也应先去里邪;里邪去后,大便恢复正常,身体仍感疼痛者,此时当急救表。救里宜用四逆汤,而救表宜用桂枝汤。

◇ 原文
　　太阳病,过经十余日,反二三下之,后四五日,柴胡证仍在者,先与小柴胡。呕不止,心下急,一云,呕止小安。郁郁微烦者,为未解也,可与大柴胡汤,下之则愈。方三十一。
　　柴胡半斤　黄芩三两　芍药三两　半夏半升,洗　生姜五两　枳实四枚,炙　大枣十二

枚,擘

上七味,以水一斗二升,煮取六升,去滓,再煎取三升,温服一升,日三服。一方加大黄二两,若不加,恐不为大柴胡汤。

〔译文〕

太阳病,传入阳经已经十余天,反复数次地攻下,使用攻下法后四五天,柴胡证仍未解除的,可先给予小柴胡汤。若呕吐不止,胃脘部有拘急紧迫感,郁郁微烦者,这是太阳病症未解除的征象,可给予大柴胡汤,下其实邪,方可痊愈。

◆ 原文

伤寒十三日不解,胸胁满而呕,日晡所发潮热,已而微利,此本柴胡证,下之不得利,今反利者,知医以丸药下之,此非其治也。潮热者,实也,先服小柴胡汤以解外,后以柴胡加芒硝汤主之。方三十二。

柴胡二两十六铢　黄芩一两　人参一两　甘草一两,炙　生姜一两　半夏二十铢,旧云,五枚,洗　大枣四枚,擘　芒硝二两

上八味,以水四升,煮取二升,去滓,内芒硝,更煮微沸,温分再服,不解更作。

〔译文〕

患伤寒证,已经十三天仍不解,胸胁胀满而呕吐,在午后三至五时这段时间里发作潮热,不久又发生轻微的下利,这本来属于柴胡证,使用下法本不致下利,今反而有下利出现者,可以得知这是医生误用丸药攻下的结果,此非正确的疗法。潮热,为里实的主证,应先浮小柴胡汤解表邪,再服柴胡加芒硝汤攻里证。

◆ 原文

伤寒十三日,过经谵语者,以有热也,当以汤下之。若小便利者,大便当硬,而反下利,脉调和者,知医以丸药下之,非其治也。若自下利者,脉当微厥,今反和者,此为内实也,属调胃承气汤证。方三十三。用前第九方。

〔译文〕

以患有伤寒十三天,病邪已传入阳经且出现谵语者,这是里热熏蒸的缘故,当服攻下的汤药。若小便自利,大便应当坚硬,今反下利,脉象调和者,可得知这是医生误以丸药攻下的缘故,为错误的疗法;若不是因为误治而自动下利者,脉象应呈现微厥状,今反调和者,属于里实的症状,应用调胃承气汤主治。

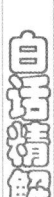

◆ 原文

伤寒八九日,下之胸满烦惊,小便不利,谵语,一身尽重,不可转侧者,属柴胡加龙骨牡蛎汤。方三十四。

柴胡四两　龙骨一两半　黄芩一两半　生姜一两半,切　铅丹一两半　人参一两半　桂枝一两半,去皮　茯苓一两半　半夏二合半,洗　大黄二两　牡蛎一两半,熬　大枣六枚,擘

上十二味,以水八升,煮取四升,内大黄,切如棋子,更煮一两沸,去滓,温服一升。本云柴胡汤,今加龙骨等。

〔译文〕

已患伤寒八九日,使用下法后,出现胸部胀满,烦扰惊惕,小便不利,谵语,浑身沉重,不可转侧的症状,用柴胡加龙骨牡蛎汤主治。

◆ 原文

火逆下之,因烧针烦躁者,属桂枝甘草龙骨牡蛎汤。方三十五。

桂枝一两,去皮　甘草二两,炙　龙骨二两　牡蛎二两,熬

上四味,以水五升,煮取二升半,去滓,温服八合,日三服。

〔译文〕

病已由火法误治,形成火逆证,下后又复用烧针,因而引起烦躁不安的,用桂枝甘草龙骨牡蛎汤主治。

◆ 原文

太阳病,脉浮而动数,浮则为风,数则为热,动则为痛,数则为虚。头痛发热,微盗汗出,而反恶寒者,表未解也。医反下之,动数变迟,膈内拒痛,一云,头痛即眩。胃中空虚,客气动膈,短气躁烦,心中懊憹,阳气内陷,心下因硬,则为结胸,属大陷胸汤证。若不结胸,但头汗出,余处无汗,剂颈而还,小便不利,身必发黄。方三十六。用前第十方。

〔译文〕

患太阳病,脉象呈浮而动数之象,浮主风邪在表,数主身体有热邪,动为痛的征象,数为脉虚的征象。头痛发热,微出盗汗,反而恶寒者,是表邪未解的征象。表邪未解,本不该用下法,若医生误用之,就会导致动数脉变为迟脉,胸膈内疼痛拒绝按

压,这是胃气因下攻而空,邪气隐于胸膈部位,故呼吸短促,躁乱不安,心中懊憹,由于外邪内陷,而致胃脘部硬结,从而形成结胸证,用大陷胸汤主治。若未形成结胸,但头部有汗出,其他部位无汗者,小便不利,身体必发黄,此为湿热郁蒸的黄疸病。

◆ 原文

伤寒五六日,呕而发热者,柴胡汤证具,而以他药下之,柴胡证仍在者,复与柴胡汤。此虽已下之,不为逆,必蒸蒸而振,却发热汗出而解。若心下满而硬痛者,此为结胸也,大陷胸汤主之,用前方。但满而不痛者,此为痞,柴胡不中与之,属半夏泻心汤。方三十七。

半夏半升,洗　黄芩三两　干姜三两　人参三两　甘草三两,炙　黄连一两　大枣十二枚,擘

上七味,以水一斗,煮取六升,去滓,再煎取三升,温服一升,日三服。

〔译文〕

患伤寒已经五六天,呕吐且发热者,已经具备柴胡汤证的症状,而且用了其他的攻下方药,柴胡证仍不除者,理应复用柴胡汤主治。这虽已误下,但并未成为逆候,服小柴胡汤后,必会发生蒸蒸振战,然后发热汗出而病解。若胃脘部胀满而硬痛者,这是结胸证的症状,用大陷胸汤主治。但如果胀满而不痛者,这是痞证,不应用柴胡主之,而应用半夏泻心汤主治。

◆ 原文

本以下之,故心下痞,与泻心汤。痞不解,其人渴而口燥烦,小便不利者,属五苓散。方三十八。一方云,忍之一日乃愈。

猪苓十八铢,去黑皮　白术十八铢　茯苓十八铢　泽泻一两六铢　桂心半两,去皮

上五味,为散,白饮和服方寸匕,日三服。多饮暖水,汗出愈。

〔译文〕

本来是因误施下法,造成心下痞证,给其服用了泻心汤。服用了泻心汤后,痞证仍未解者,患者必渴而口燥心烦,小便不利,用五苓散主治。另有一说法,忍耐不饮,坚持一日即可痊愈。

◆ 原文

伤寒中风,医反下之,其人下利日数十行,谷不化,腹中雷鸣,心下痞硬而满,干

呕,心烦不得安。医见心下痞,谓病不尽,复下之,其痞益甚,此非结热,但以胃中虚,客气上逆,故使硬也。属甘草泻心汤。方三十九。

甘草四两,炙　黄芩三两　干姜三两　半夏半升,洗　大枣十二枚,擘　黄连一两

上六味,以水一斗,煮取六升,去滓,再煎取三升,温服一升,日三服。有人参。见第四卷中

〔译文〕
伤寒中风者,医生反用下法,导致其人一日下利十余次,饮食不化,腹中有雷鸣的声响,胃脘痞硬而胀满,干呕,心烦不得安宁。医生见心下痞证,以为病邪未除尽,再次使用攻下法,使其痞证加剧,此非单纯的热结证,而是因为胃中虚,外邪上逆,而使得心下痞硬而胀满。用甘草泻心汤主治。

◆ 原文
伤寒服汤药,下利不止,心下痞硬。服泻心汤已,复以他药下之,利不止。医以理中与之,利益甚。理中,理中焦,此利在下焦,属赤石脂禹余粮汤。复不止者,当利其小便。方四十。

赤石脂一斤,碎　太一禹余粮一斤,碎。

上二味,以水六升,煮取二升,去滓,分温三服。

〔译文〕
伤寒患者,服用汤药后,而致表邪内陷,下利不止,胃脘部痞硬。已经服过泻心汤,又服其他的攻下药,下利仍不止。医生则改用理中汤治疗,而使下利更加严重。这是因为,理中汤,只能调理中焦,而本证下利是下焦滑脱不禁,故应用赤石脂禹余粮汤。若下利仍不止者,则当利其小便。

◆ 原文
太阳病,外证未除,而数下之,遂协热而利,利下不止,心下痞硬,表里不解者,属桂枝人参汤。方四十一。

桂枝四两,加切,去皮　甘草四两,炙　白术三两　人参三两　干姜三两

上五味,以水九升,先煮四味,取五升,内桂,更煮取三升,去滓,温服一升,日再夜一服。

〔译文〕

太阳病，表证未解，而医生却屡次使用下法，于是出现表热而兼下利的症状，若下利持续不断，胃脘部痞硬，这是表里皆不解之证，应用桂枝人参汤主治。

◆ 原文

下后，不可更行桂枝汤，汗出而喘，无大热者，属麻黄杏子甘草石膏汤。方四十二。

麻黄四两，去节　杏仁五十个，去皮尖。　甘草二两，炙　石膏半斤，碎

上四味，以水七升，先煮麻黄，减二升，去上沫，内诸药，煮取三升，去滓，温服一升。本云，黄耳杯。

〔译文〕

使用攻下法后，不可再服桂枝汤，若汗出而喘息，肌表无大热者，用麻黄杏仁甘草石膏汤主治。

◆ 原文

阳明病，下之，其外有热，手足温，不结胸，心中懊憹，饥不能食，但头汗出者，属栀子豉汤证。方四十三。用前第七初方。

〔译文〕

阳明病，经过下法后，病人其体表有邪热，手足温暖，没有结胸证，心中懊憹，饥恶而不能进食，唯独头部汗出者，用栀子豉汤证主治。

◆ 原文

伤寒吐后，腹胀满者，属调胃承气汤证。方四十四。用前第九方。

〔译文〕

伤寒，使用催吐法后，腹部胀满者，用调胃承气汤主治。

◆ 原文

病人无表里证，发热七八日，脉虽浮数者，可下之。假令已下，脉数不解，今热则消谷喜饥，至六七日，不大便者，有瘀血，属抵当汤。方四十五。

大黄三两，酒洗　桃仁二十枚，去皮尖　水蛭三十枚，熬　虻虫去翅足，三十枚，熬

上四味,以水五升,煮取三升,去滓,温服一升。不下更服。

〔译文〕
病人没有典型的表里证,已发热七八天,脉象虽浮数,也可用攻下法。若使用泻下法后,脉数不解,且消谷善饥,这是邪不在胃腑而热合于血分,至六七天,不大便者,且出现瘀血,主治宜用抵当汤。

◆ 原文
本太阳病,医反下之,因尔腹满时痛者,属太阴也,属桂枝加芍药汤。方四十六。

桂枝三两,去皮　芍药六两　甘草二两,炙　大枣十二枚,擘　生姜三两,切

上五味,以水七升,煮取三升,去滓,分温三服。本云,桂枝汤,今加芍药。

〔译文〕
本为太阳病症状,医生却误用下法,而导致腹部胀满时有疼痛者,这是因误下而使邪陷太阴,用桂枝加芍药汤主治。

◆ 原文
伤寒六七日,大下,寸脉沉而迟,手足厥逆,下部脉不至,喉咽不利,唾脓血,泄利不止者,为难治,属麻黄升麻汤。方四十七。

麻黄二两半,支节　升麻一两六铢　当归一两六铢　知母十八铢　黄芩十八铢　萎蕤十八铢,一作菖蒲　芍药六铢　天门冬六铢,去心　桂枝六铢,去皮　茯苓六铢　甘草六铢,炙　石膏六铢,碎,绵裹　白术六铢　干姜六铢

上十四味,以水一斗,先煮麻黄一两沸,去上沫,内诸药,煮取三升,去滓,分温三服。相去如炊三斗米顷令尽,汗出愈。

〔译文〕
患有伤寒六七日,经过使用峻下药后,寸部脉沉而迟缓,手脚厥冷,而摸不到尺部的脉搏,咽喉吞咽困难,吐出脓血,而又腹泻不止的,为难治的证候,用麻黄升麻汤主治。

◆ 原文
伤寒本自寒下,医复吐下之,寒格更逆吐下,若食入口即吐,属干姜黄芩黄连人

参汤。方四十八。

　　干姜　黄芩　黄连　人参各三两

　　上四味,以水六升,煮取二升,去滓,分温再服。

[译文]

　　伤寒病,本因自身里虚寒盛而下利,医生误用吐、下的方法治疗,以致中焦虚寒更剧,反而格热于上,因而使之吐泻更加严重。若饮食入口即吐者,用干姜黄芩黄连人参汤主治。

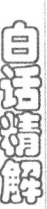